Der steile, undurchdringliche Weg schlängelt sich durch Felsen und Gletscherspalten hinauf zum Hinteren Seelenkogel. Er verbindet zwei Grenzgebiete. Nacht für Nacht suchen Menschen nach Übergängen auf den Höhenzügen. Seit jeher hat der Berg die Schmuggler auf ihren Pfaden beschützt. Unter ihnen auch Frauen, für die die gefährlichen Grenzgänge die einzige Möglichkeit bieten, unabhängig zu sein.

1978: In der fünfzehnjährigen Luce erwacht eine Sehnsucht. Pa und ihr Bruder haben ihr beigebracht, dass die Berge nichts für Mädchen sind. Dass Luces Aufgabe darin besteht, zu Hause auf ihre Rückkehr zu warten. Aber nun ist sie bereit, das Verbot anzufechten. Zur gleichen Zeit kommt eine Junge ohne Vergangenheit und Zuhause in den Wald, an seiner Seite nur ein halbwilder Hund. Was ist mit ihnen geschehen?

Heute: Jan und Wilma sind Menschen der Berge, sie sind hier tief verwurzelt. Als bei einem Ausflug ein Kind verlorengeht, sucht die Bergwacht verzweifelt das Gebiet ab. Jan geht allein los, in eine andere Richtung. Nur Wilma vertraut ihm. Was hat er vor?

Romina Casagrande, geboren 1977, lebt in Meran in der Provinz Bozen in Südtirol. Ihre Mutter ist deutsch, ihr Vater Italiener. Mit ihrem Roman »Als wir uns die Welt versprachen« gelang ihr auf Anhieb der Durchbruch als Autorin; auch ihr zweiter Roman »Feuer auf den Bergen« wird in viele Sprachen übersetzt. Romina Casagrande hat klassische Literatur und Geschichte studiert, für Museen in Südtirol gearbeitet und unterrichtet als Mittelstufen-Lehrerin. Sie liebt die Natur, besonders die Berge; ihr Zuhause teilt sie mit ihrem Mann, drei Papageien und zwei Hunden.

Weitere Informationen finden Sie auf www.fischerverlage.de

ROMINA
CASAGRANDE

FEUER AUF DEN BERGEN

Roman

Aus dem Italienischen
von Teresa Englert

FISCHER Taschenbuch

MIX
Papier | Fördert gute Waldnutzung
FSC® C083411

Erschienen bei FISCHER Taschenbuch
Frankfurt am Main, Mai 2024

Die italienische Originalausgabe erschien 2021 unter dem Titel
»I bambini del bosco« im Verlag Garzanti, Mailand

Redaktion: Silke Reutler
Karte: Peter Palm, Berlin

Satz: Dörlemann Satz, Lemförde
Druck und Bindung: CPI books GmbH, Leck
ISBN 978-3-596-70057-8

Der hellste Weg zum Universum führt
durch eine Wald-Wildnis.

John Muir

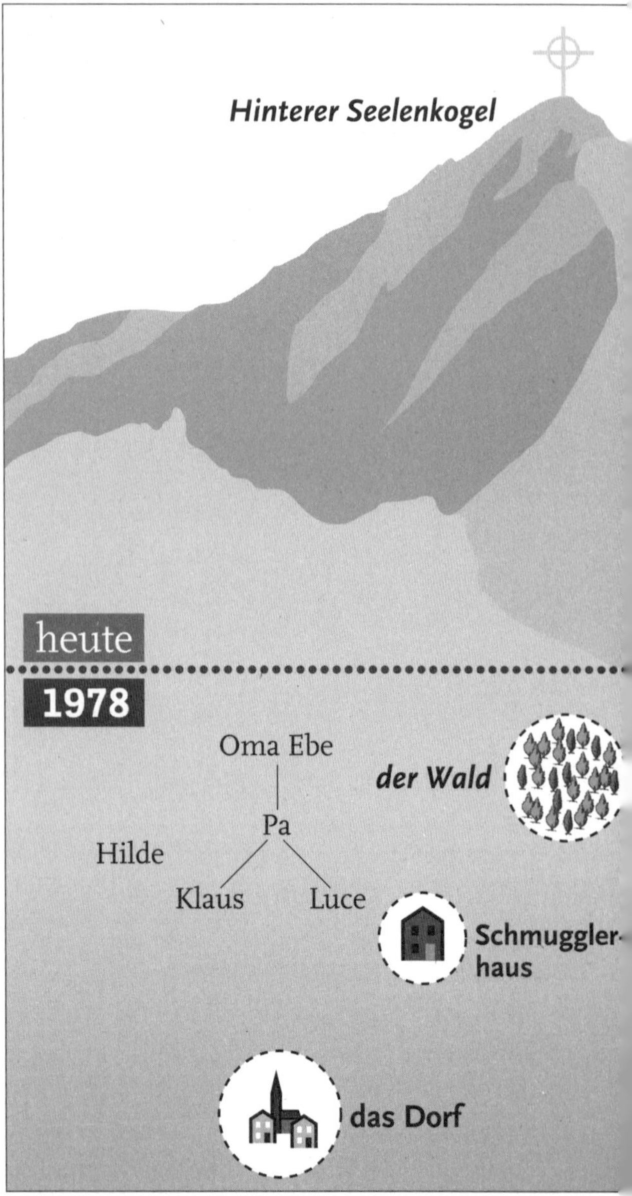
Hinterer Seelenkogel
heute
1978
Oma Ebe
Pa
Hilde
Klaus
Luce
der Wald
Schmuggler-
haus
das Dorf

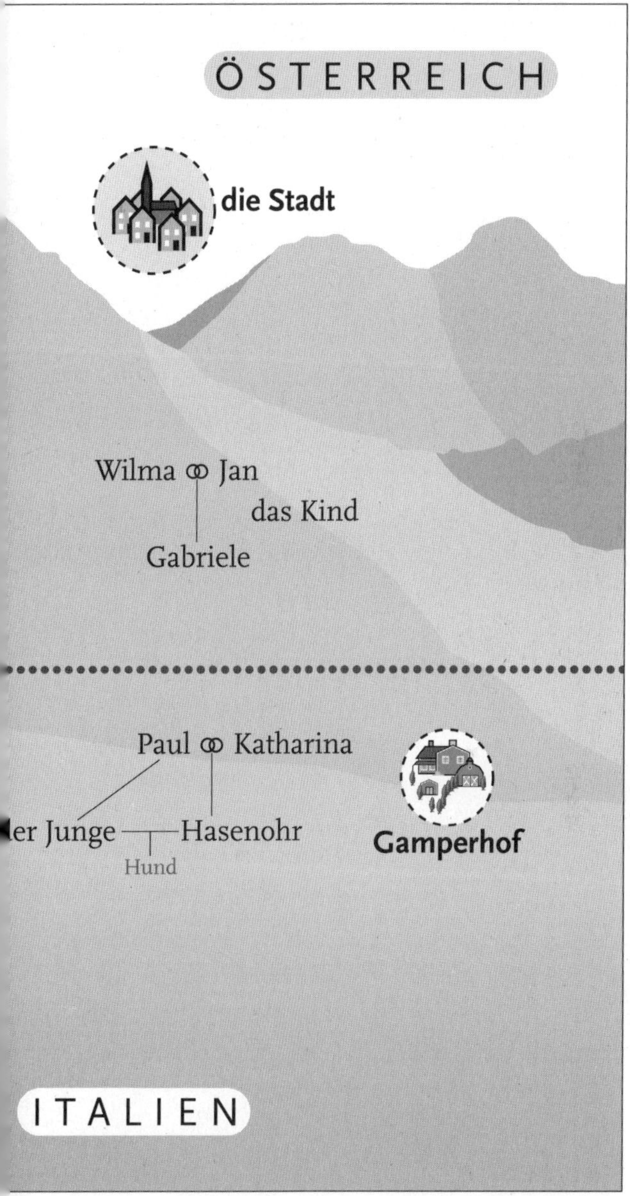

ÖSTERREICH
die Stadt
Wilma ⚭ Jan
das Kind
Gabriele
Paul ⚭ Katharina
er Junge
Hasenohr
Hund
Gamperhof
ITALIEN

Die beiden nebelverhangenen Gipfel ragten bis in den Himmel über der Hochebene, die von einem dichten Moosteppich überzogen war und nur von einem Bach durchbrochen wurde. Der Junge lief den steinigen Abhang hinunter, breitete die Arme aus, als wären es Flügel, ließ sich von seinem Gewicht nach unten ziehen und spürte den Wind, der ihm durch die Haare wehte und den Geruch von Harz mit sich trug.

Die Wärme, die sich in seiner Brust ausbreitete, musste so etwas wie Glück sein. Ein Gefühl von Freiheit ließ ihn die Schuhe ausziehen und barfuß ins weißschäumende Wasser laufen, das über die Kieselsteine sprang und unaufhaltsam in Richtung Tal floss.

Er war am Leben!

Ein Schauer durchfuhr seine Waden, die von den nervösen Wellen der Strömung gekitzelt wurden, und zog sich bis hoch in seinen Rücken. Sein Körper entwickelte sich, und auch wenn seine Stimme immer noch so hoch war wie der Ruf der Schwalben und seine Freunde ihn damit aufzogen, befeuerte das Adrenalin seine Muskeln, die allmählich Form annahmen. Seine Sinne vibrierten wie die Saiten eines Instruments.

Er atmete ein und ließ seine Gedanken mit den Wolken ziehen.

Die Sonne brannte zu heiß, um zurückzugehen. Und der Schatten war wohltuend, er ruhte sich darunter aus, bis sich das goldene Licht des Sonnenuntergangs im umherwirbelnden Blütenstaub spiegelte.

Die Langeweile der Tage im Dorf, der Weg, den er hinter sich gebracht hatte, die Schritte, die bereits im sich wiederaufrichtenden Gras verschwanden, zählten nicht mehr.

Vor ihm lagen Felder mit weißen Blumen, deren Namen er nicht kannte. Und weiter hinten, wo der Blick endete und die ersten Schatten des Abends aufzogen, war der Wald. Schwarze Bäume mit Wipfeln wie Speerspitzen. Unbewegt, geheimnisvoll, verführerisch wie alles Verbotene.

1

Jan blickte Richtung Gipfel, er hielt den Rand seiner Kapuze fest, damit sie nicht nach hinten flog. Er hätte den strömenden Regen verfluchen können, den der Wind auf ihn herabpeitschte und der ihn trotz der Wachsjacke bis auf die Haut durchnässte. Oder dieses Stück Land am Rande der Rätischen Alpen zwischen Wasserfällen und Flüssen, Felswänden und ewigem Eis. Eine Gegend, die er, stur, wie er war, nie verlassen hatte, um dort hinzugehen, wo der Sommer wirklich warm war und sich nicht nur auf zwei schwüle Wochen mit Stechmücken beschränkte, die im Frost des zehnmal so langen Winters zur blassen Erinnerung wurden. Und das, obwohl er die Kälte mit jedem Jahr mehr spürte, in den Knochen, in der Lunge. Auch seine Frau hatte ihm gesagt, dass sie ihren Ruhestand, mit Kokosöl eingerieben, an einem weißen Sandstrand verbringen wolle.

Die Spitze seines Stocks versank im Matsch. Birkenholz, gut zum Sammeln von Pilzen unter den Blättern, aber wenig hilfreich, um auf einem Pfad durch Tannen- und Kiefernwälder voranzukommen, der immer schmaler wurde und sich dann zwischen den Gesteinsbrocken auf der Gebirgswiese verlor.

Im Herbst würde noch mehr Regen fallen und den Boden weiter durchweichen, das war absehbar. Und dieses Stück Erde würde sich nicht weiter nach Süden drehen, den Beginn eines neuen Erdzeitalters oder die Verschiebung der Erdachsen einmal ausgeschlossen. Es gelang ihm nicht, den Gedanken zu vertreiben, der ihm seit mehreren Stunden im Kopf herumschwirrte: Wer brach mit einer Gruppe von Kindern und Erwachsenen, allesamt undiszipliniert und leichtsinnig, zu einer Wanderung auf, ohne die Wetteraussichten im Blick zu haben?

Die Antwort führte auf direktem Wege zu ihm, Jan Fein: einem Mann um die fünfzig Jahre, der gerade inmitten des Unwetters auf einen Schlammberg stieg, um das im Wald verlorengegangene Kind nach Hause zu bringen. Er hatte seinen Rucksack, einen Schlafsack und die alten Bergschuhe dabei, die er im letzten Moment vor der Mülltonne gerettet hatte. Er hatte sie seiner Frau aus den Händen gerissen, die einfach nicht verstehen wollte, wie sehr er an ihnen hing, obwohl er sie in der Garage verstauben ließ.

Eigentlich sollte er gar nicht hier sein. Während ihn der rauschende Regen den Schritt beschleunigen ließ, dachte Jan daran, dass ihm nur noch wenige Stunden Tageslicht blieben. Im Basislager unten im Tal hatten sie inzwischen die ersten Scheinwerfer eingeschaltet. Zwei waren auf einem großen Laster angebracht, den sie auf die Straße gestellt hatten.

Begonnen hatte alles an einem sonnigen Morgen mit einer fröhlichen Gruppe von Kindern, gefolgt von Eltern und Verwandten, Rucksäcken und Zelten. Vor dem Aufbruch zum Pfarrausflug hatten sie ein Foto geschossen, das nur wenige Stunden später von Hand zu Hand gereicht werden würde, markiert mit einem roten Kreis um das Gesicht des Jungen mit dem Superhelden-T-Shirt. Sie hatten den ganzen Nachmittag auf der Schneidalm verbracht, gespielt und gesungen. Danach waren sie in Fünfergruppen abgestiegen. »Schön hintereinander«, hatte Clara, eine der Mütter, gesagt.

Diszipliniert, in Reih und Glied. *Wie eine Büffelherde.* Er verzog das Gesicht, als er sich an das Gespräch mit Kepler erinnerte, dem Koordinator der Einsatzkräfte.

Er, Wilma und die anderen Eltern hatten gebannt nach oben zum gewaltigen Schatten des Hubschraubers geblickt, als der plötzlich abdrehte. Seine Flughöhe war wie ihre Hoffnung gesunken.

Dem Regen und den Windböen konnte der Helikopter standhalten, aber die herabsinkenden Nebelbänke zwangen ihn umzukehren, während sich der Bodentrupp auf rutschigen Pfaden weiter voranschleppte, hinter den Hunden her, die vom vielen Wasser und all den Gerüchen, die sich in ihren schwarzen Nasen verfingen, verwirrt waren – sie rochen Wald, Wasserfälle, Felshöhlen, Tiere und Wurzeln, Moos, Bergschuhe, Gummi.

»Wie kann man bloß ein Kind verlieren, wenn sich alle zusammen auf den Rückweg gemacht haben?«, war es seiner Frau herausgerutscht.

»Wilma, die Kinder sind zurück ins Tal gelaufen wie eine Büffelherde.« Kepler war nicht gerade feinfühlig, und in einer anderen Situation hätte Jan über den passenden Vergleich schmunzeln müssen.

»Da waren Erwachsene dabei«, setzte sie nach.

»Die haben Fotos mit ihren Handys gemacht und Rezepte ausgetauscht, während die Kinder vorausgelaufen sind und sich dabei gegenseitig mit ihren Trinkflaschen abgeworfen und mit ihren Regenschirmen bekämpft haben.« Kepler musste zurück auf seinen Posten. »Die beste Gelegenheit, zum Wildbach zu laufen, die Flasche aufzufüllen und zurückzubleiben.«

»Oder auf einem Felsen auszurutschen und abzustürzen.« Das ganze Tal lag auf erdrutschgefährdetem Gestein und war durchzogen von Gebirgsbächen und Wasserfällen, die von den Gletschern herunterkamen und die Erde aushöhlten. Eine natürliche Festung, die auf Treibsand ruhte.

Kepler war stehen geblieben: »Jan, was zum Teufel soll passiert sein? Meinst du, ein Bär hat ihn gefressen?« Er hatte gelacht und den Schirm seiner Mütze zurechtgerückt, während die Gruppe von Eltern ihn erschrocken angestarrt hatte.

»Das ist alles nicht auszuschließen.« Dann, nachdem Jan noch mal darüber nachgedacht hatte: »Außer das mit dem Bären.«

Kepler hatte sich in die Mitte gestellt, er hatte jetzt die volle Aufmerksamkeit: »Von der Almhütte führen zwei fast parallele Wege ins Tal.« Er hatte die Strecke mit der Hand in die Luft gezeichnet. »Einer führt am Bach entlang, der andere ist der alte Saumpfad der Schmuggler, der verläuft westlicher und geht bis hier oben.«

Niemand nannte ihn mehr so, *Schmugglerpfad.* Das erinnerte an Legenden, die keine waren und die mit den Geschichten der Alten verlorengegangen waren. »Wir glauben, dass er unaufmerksam war und den falschen Weg genommen hat. Dann hat er gemerkt, dass er allein ist, und es hat angefangen zu regnen. Ihr wisst besser als ich, wie Kinder sind. Aber ihm war klar, dass er runter muss. Und wir werden ihn im Tal finden.«

Kepler hatte sich von der Gruppe der Eltern verabschiedet und ihm bedeutet mitzukommen.

Als sie allein waren, verdunkelte sich seine Miene.

»Das Kind wird runterkommen, das ist unsere einzige Gewissheit. Da draußen ist die Hölle los, und ich kann das Leben meiner Männer nicht riskieren. Du hast sie gesehen, Jan. Sie sind halbe Kinder.«

Unerfahren. »Aber gut ausgerüstet.«

»Kannst du dich daran erinnern, als wir bei der Bergrettung waren und hochgegangen sind?«

Jan hatte sich zwingen müssen, nicht auf die Hüfte des Freundes zu starren. Das *bionische Ersatzteil*, wie er es scherzhaft nannte. Ein tiefer Sturz von einer Felswand und vier eingesetzte Stahlplatten hatten ihn für immer zum hinkenden Krüppel gemacht. Aber das hatte ihn keinen Tag von den Bergen ferngehalten, er war dort geboren, sein Blut war aus feuchter Erde, und Jan wusste, was das bedeutete.

»Wir haben vierundzwanzig Stunden, um ihn zu finden. Wenn er Wasser und ein Brötchen im Rucksack hat, könnte er wie lange ausharren? Drei Tage? Vorausgesetzt, er ist keinen Abgrund hinuntergestürzt und wirklich keinem Bären begegnet. Du weißt besser als ich, dass mit jeder Stunde, die vergeht, die Wahrscheinlichkeit steigt, ihn in einer Felsspalte zu finden.« Er musste das nicht weiter ausführen. Kepler scherzte nicht mehr. Jan ebenso wenig.

»Du kennst diese Berge. Du weißt, wozu sie imstande sind.«

Jan fühlte, wie sein Herz schneller schlug. »Ich gehe da schon ewig nicht mehr rauf.«

»Du kennst die Bauern. Sie vertrauen dir. Jedes Frühjahr, bevor sie das Gras mähen, holen sie dich wegen der Hirsche. Dachtest du, ich wüsste das nicht?« Es gefiel ihm, im Vorteil zu sein und die Schwächen seines Freundes zu kennen, für die er ihn immer geschätzt hatte.

Jan senkte den Kopf. Die Hirschkälber blieben zusammengekauert im hohen Gras, während die Mütter loszogen, um Nahrung zu suchen. Der Instinkt befahl den Kälbern, reglos im sicheren Versteck ihre Rückkehr abzuwarten. Als Schutz vor Raubtieren hatte das lange ihr Überleben gesichert – bis zum Aufkommen der Mähmaschinen. Die Messer zerfetzten ihre wehrlosen kleinen Körper. Jan spürte sie auf, bevor es zu spät war.

»Jedes Kind könnte sie ganz einfach von oben mit einer Spielzeugdrohne ausfindig machen.«

»Aber du brauchst keine Drohne.«

»Willst du mir sagen, dass ich hochsteigen soll?«

Kepler hatte den Kopf geschüttelt. »Ich könnte dich jetzt niemals rausschicken, nicht offiziell«, sein tiefer Seufzer entließ eine Atemwolke in die Luft. »Aber ich bin mir sicher, dass der Junge hier irgendwo ist, viel näher, als wir glauben. Man braucht einfach den richtigen Riecher, und den hast du. Und wir bräuchten jemanden, der diese verfluchten Wolken wegbläst, damit wir keine Zeit verlieren.«

Sie waren von Gabriele überrascht worden, der ihnen entgegenrannte.

Jan erinnerte sich gut an seine Worte. »Sie finden ihn, stimmt's Papa? Er war bei mir, weißt du.«

Sie hatten ihm gesagt, dass es nicht seine Schuld war, dass er nichts hätte tun können. Weil Dinge passieren. Aber das hatten sie ihm nicht gesagt. Dass manchmal etwas kaputtgeht, auch wenn wir überzeugt sind, dass es in unseren Händen sicher ist.

»Es ist noch viel komplizierter als das, Gabriele«, flüsterte Jan dem Felsen zu, während er sich das Gesicht seines Sohnes vorstellte, den Glanz seiner Augen, der sich einstellte, wenn man die richtigen Saiten anschlug.

Das Blätterdach der Lärchen verdeckte den grauen Himmel und warf dunkle Schatten ins Unterholz, wo es schon Nacht geworden war.

Jan erinnerte sich an jeden Schritt, der ihn bis hierher gebracht hatte. Nachdem er mit Kepler gesprochen und einen letzten Blick auf das Foto des verschwundenen Jungen geworfen hatte, war er Richtung Parkplatz gelaufen. Im Kofferraum seines Autos lagen der Rucksack und die Bergschuhe, die er dort an diesem Morgen für sein Junggesellenwochenende verstaut hatte. Mit einem Sohn, der nicht zu Hause war, und einer Frau, die den Alten besuchte, hätte er zwei Tage im Wald verbracht, allein mit seinem Hund. Ohne Gesang, Geschrei, Geplapper. Nur Stille. Aber die Dinge hatten sich anders entwickelt. Burt war im Laden geblieben, eine Nachbarin passte auf ihn auf, und er war in Windeseile aufgebrochen, um Gabriele zu holen. Wilma war später dazugekommen.

Er hatte Keplers Worten geglaubt: Das Kind würde herunterkommen. Was wir verloren haben, ist meistens viel näher, als wo wir es suchen. Im Grunde, hatte er gedacht, wäre es so, wie Hirschkälber aufzuspüren. Eine Frage der Zeit. Wie der Leiter der Einsatzkräfte hörte er das laute Ticken einer imaginären Uhr, die über den Bergen hing wie der Mond, die verrinnenden Minuten und Sekunden anzeigte und mit ihrem dröhnenden Schlag das Tal erschauern ließ.

Jan war um sein Auto gelaufen und hatte nachgedacht. Er hatte den Kofferraum geöffnet und trotz der Dunkelheit und der vielen leeren Kartons aus dem Laden mühelos Rucksack und Schlafsack gefunden. Vom Rücksitz hatte er sich den Fleecepullover gegriffen und ihn unter die Goretexjacke gezogen. Obwohl eine Stimme ihm sagte, nicht zu gehen, und die Narbe auf seinem Brustkorb zu pulsieren begann, dachte er an das Kind und daran, was ihm wohl durch den Kopf ging. So ganz allein und verängstigt.

Es ist nur eine Frage der Zeit, wiederholte er für sich, während er den Berg hinter dem Vorhang aus Wasser, dessen feine Silberfäden an den Wolken zu hängen schienen, mit den Augen absuchte. Er würde mit dem Kind zurückkommen, noch bevor der Regen aufgehört hatte, und während sie ausgiebig frühstückten, würde der Himmel sich wieder aufheitern.

Er hatte den Schlafsack an den Rucksack gebunden, und als er ihn aufsetzte und die Träger zurechtzog, stellte sich das gute Gefühl ein, mit sich im Reinen zu sein, das ihm während der Tage zwischen Bauernhof und Laden gefehlt hatte. Die Erinnerung lebte nicht in den Gedanken. Sie war hier, in jeden Muskel des Körpers eingebrannt. In Bewegungsabläufen, die sich in sein Fleisch bohrten wie das Relief der Brailleschrift. Um sie lesen zu können, musste man die Augen schließen.

Ein Schatten, nicht weit von ihm entfernt, beobachtete ihn bewegungslos. Es war Wilma, die Abschiede nicht mochte, die keine Küsse verschwendete. Sie schauten sich an, ohne etwas zu sagen. Jan genügte es, das Flüstern ihrer Lippen zu erahnen, die hinter einem stolzen Lächeln stille Wörter bildeten. »Ich vertraue dir.«

Dann war der Blick seiner Frau allerdings auf seine Schuhe gefallen. Und sie hatte voller Hingabe und Verzweiflung genickt.

Vielleicht hatte Wilma recht. Die Schuhe waren alt und liefen voll mit Wasser, schon jetzt, wo der Weg noch vor ihm lag. Doch sie ahnte nicht, was es ihn gekostet hatte, sie an diesem Abend zu schnüren, um auf den Hinteren Seelenkogel zu steigen. Und wie viele Geister sich in seinem Herzen regten.

1978

Luce fühlte den Wald von ihren Schultern gleiten wie eine Hand, die sie sanft streichelte, bevor sie sie gehen ließ. Das hier war nicht länger ihr Reich.

Doch der Geruch des Holzes, das von der Spätsommersonne erwärmt worden war, haftete noch an ihr. Normalerweise achtete sie immer ganz besonders auf den Rand der Straße, den Asphaltstreifen, auf den sich nachts ab und zu ein Fuchs verirrte, von den Lichtern der Autos geblendet. *Sie hat uns nichts Gutes gebracht*, die Straße, sagte Pa immer – und dann lief ihr ein Schauer über den Rücken bei dem Gedanken, so weit weg von zu Hause zu sein. Doch an diesem Morgen sah sie nur das Auto, das zwischen den Bäumen eingeklemmt war, den Kühler gegen den Stamm einer jungen Tanne gedrückt. Wobei das alte Auto wohl schon schrottreif gewesen war, bevor es aus der Kurve geflogen und verunglückt war. Darauf hätte das Mädchen sogar seinen guten Strohhut verwettet. Sie hatte ihn nicht bei sich. Und das brachte Unglück, wie wenn man bei Gewitter Holzschuhe mit Eisensohlen trug.

In diesem Sommer war eine ganze Schafherde, die auf den Hochwiesen weidete, vom Blitz erschlagen worden. Dreißig Tiere.

So war das mit dem Unglück. Es hatte dich fest im Blick, und du hörst es nicht einmal kommen. Manchmal verwechselte es dich auch, wie der Tod. Sie hatte es sich immer schmutzig und stinkend vorgestellt, verwest und voller Würmer. Aber die Schafe hatten ausgesehen, als schliefen sie, die weichen Rücken aneinandergelehnt, die Schnauzen in Richtung der Felsen, ihres natürlichen Schutzes. Ihr Fell musste wohl wie ein Leiter für den Stromschlag gewirkt haben, und es hatte kein Entkommen gegeben. Es bereitete Luce ein mulmiges Gefühl, wie trügerisch die Wahrnehmung sein konnte. Etwas, was dich schützen sollte, ein freundliches Herz, eine warme Umarmung, konnte dein trauriges Ende bedeuten.

Liebe macht dich verletzlich. Vertrauen kann dich brechen.

Sie bückte sich und berührte das dunkle Gras, auf dem sich zähflüssige braune Flecken abzeichneten. Sie wusste gleich, was das war: Blut, das an der Luft geronnen war. Die Blutspur an der Karosserie, die an der Unterseite des Kofferraums begann, ließ vermuten, dass, wer auch immer da rausgekommen war, sich in keinem guten Zustand befand. Vielleicht hatte ihr Vater recht, und die Straße war wirklich böse und tötete nicht nur Füchse, deren rote Schwänze im Gebüsch auf loderten. Wie viel Zeit konnte vergangen sein seit dem Unfall? Vielleicht eine Nacht, wenige Stunden, dem üblen Geruch nach zu urteilen, der aus den offenen Fenstern kam: Urin, Schweiß. Um sie herum lag alles verstreut, wie das aufgeplatzte Fruchtfleisch eines Apfels: Karosserieteile, ein einzelner Reifen, die Windschutzscheibe, überzogen von kristallenen Spinnennetzen.

Sie lugte in den Wagen. Noch mehr dunkle Spritzer auf dem Lenkrad und dem Fahrersitz. Unwahrscheinlich, dass der Fahrer über die Sitze und aus dem Kofferraum geklettert war: Die Tür ließ sich öffnen, wenn auch mühsam. Sie atmete gleichmäßig, um alle Eindrücke zu erfassen. Genau wie in den Nächten, in denen sie versuchte, die Gerüche des Windes aufzunehmen, wenn sie auf Klaus und Pa wartete, die auf dem Berg die Grenze jenseits der Sterne suchten, und sie nichts anderes tun konnte, als vom Balkon ihres Zimmers aus den Hinteren Seelenkogel zu betrachten.

Was nahm sie jetzt wahr?

Angst: die vorherrschende Note. Dunkelheit. Die weit aufgerissenen Augen eines durchgehenden Pferdes, blind vor Panik sieht es die Straße nicht mehr und verheddert sich in den Brombeerhecken. Fleischwunden, die Anstrengung der Muskeln, vom Adrenalin angespannt. Feuer.

Sie ging um das Auto herum, berührte die Gummiverkleidung des Kofferraums. Ihre Finger verharrten auf einem Stoff, rau wie Wolle, was sie an die eng beieinanderliegenden Schafe denken ließ.

Es war ein verschlissener Pullover, schlicht gestrickt. Sie stellte sich die unerfahrenen Hände vor, die geduldig den Faden knüpften und sich lange mit dem Rautenmuster aufhielten, damit ihn derjenige, der ihn tragen sollte, auch schön fand, trotz der ungleichmäßigen Maschen. Luce musste nicht genauer hinsehen, um zu wissen, was den Kragen und die Ärmel verkrustete, die ihr vielleicht etwas zu kurz gewesen wären. In dem Auto hatte wohl nicht nur der Fahrer gesessen, der von der Straße abgekommen war wie ein Betrunkener. Vielleicht hatte ein Kind auf dem Rücksitz gesessen und war dann aus dem Kofferraum geschleudert worden? Sie verstand nicht viel von Autos und Motoren. Der Experte für solche Dinge war Klaus, ihr Bruder. Sie hatte dagegen das Klöppeln, musste die Taschen ordnen, wenn er und Pa zurückkamen, das Leder der Schuhe fetten und die Sohlen vom Schlamm der Berge befreien.

Als sie auf dem Nachhauseweg war, dachte sie unablässig an den Pullover, an das Auto am Abgrund – viel hatte nicht gefehlt, vielleicht nur ein Meter, dann wäre es dort unten gelandet.

Es war keine richtige Straße, denn im Wald gab es keine Straßen, auch keine Wege. Zumindest nicht in dem Wald, in dem sie mit Pa und Klaus lebte. Aber der Wald schien in ein Herz aus Geranien zu münden, die von den windschiefen Holzbalkonen hingen: ihr zusammengezimmertes Häuschen. Wo sie auch immer war, an einem unsichtbaren Faden fand sie hierher zurück.

Sie schlich die Treppe hoch und suchte ihren Hut. Das Zimmer unter dem Dach hatte sich den Geruch des Waldes bewahrt, die Kirschholzdielen und die großen Balken, die das Dach trugen, verströmten den Duft von Harz.

Es hatte etwas Tröstliches, gerade an diesem Morgen nach dem Fund des Autos.

Sie hatten überlebt, der Mann und das Kind, sie waren aus dem Wagen geklettert und hatten am Straßenrand gestanden, bis zwei Scheinwerfer die Szene und die beiden engumschlungenen Gestalten erleuchteten. Sie waren gerettet worden. So musste es gewesen sein, dachte Luce und atmete so tief ein, dass sie die Kiefern roch, die um das Haus standen, und die süße Note der Geranien, die sie an ihre Mutter erinnerten. Sie war aufmerksam gewesen, hatte sich umgesehen; keine Leiche, kein Körper. Wer auch immer im Auto gewesen war, er gehörte nicht mehr dem Wald.

Auch der geblümte Schal, der über dem Stuhl hing, der neben dem Tisch auf der Wiese stand und den Duft von Amber und verqualmten Straßen der Stadt verströmte, gehörte nicht dem Wald.

Pa kam aus dem Schuppen mit seinem bärenhaften Gang, den Blick auf die Schuhspitzen geheftet, als läge dort die Antwort auf alle Fragen.

Außer der auf die Frage, die ihm gerade ins Gesicht geschrieben stand.

»Wo kommst du denn her, Luce? Ich dachte, du würdest heute Morgen auf das Haus aufpassen.« Er war vor Sonnenaufgang ins Dorf gegangen, und Luce hatte den Vormittag für sich, bevor Klaus von seinem nächtlichen Ausflug zurückkehrte. Es war nicht klug, dass Haus unbewacht zu lassen, aber warum war immer sie dran?

»Ich habe einen Spaziergang gemacht. Ist es jetzt verboten, früh aufzustehen und sich die Beine zu vertreten?«

Pa kratzte sich die Stirn. Dieses heranwachsende Mädchen bereitete ihm Unbehagen. Sie war noch ein Kind, aber sie erinnerte ihn immer mehr an seine Frau. Das schmaler werdende Gesicht, die Formen ihres Körpers, die ihm nicht länger vertraut waren, so dass er sich vorkam, als stünde er vor einer Landschaft, die er nicht mehr wiedererkannte. Die breiten Wangen gingen in hohe Wangenknochen über. Die gerade Linie des Oberkörpers, die sich rundende Brust, die schlanke Taille, die die Hüften hervortreten ließ. Auch wenn Luce ihren Körper, der sich veränderte, ohne dass sie etwas dagegen tun konnte, unter weiten Pullovern versteckte – Pa sah es und konnte nichts dagegen tun.

Die Hennen erkannten Luce dagegen immer. Sie trippelten um sie herum und bettelten um Futter. Ihnen war es egal, ob sie gute oder schlechte Laune hatte, dünner oder größer wurde. Ob ihr ein drittes Auge wuchs oder ihre Haare über den Sommer die Farbe veränderten. Es waren einfache, gute Geschöpfe.

Und Luce wusste, dass sie sie nicht zu sehr liebgewinnen durfte.

»Kochst du das Mittagessen?«, fragte Pa.

»Für vier nehme ich an«, sagte sie mit einem Seitenblick auf das Tuch.

»Diese Freundin von Klaus ist vorbeigekommen, um ihn zu besuchen.«

Luce fand, dass die Bezeichnung »Freundin« typisch für Pa war, der immer die passenden Namen für Felsen, Wolken und den Wind parat hatte, aber nie für Gefühle.

Klaus und die Frau hatten sich diesen Sommer im Laden unten im Dorf kennengelernt. Sie hatte dort mit ihrem schicken Sportwagen angehalten, um Zigaretten zu kaufen. Er hatte diese Zigaretten gerade hinter dem Tresen aus Stangen in Päckchen zerteilt, nachdem er sie in zehn Stunden Fußmarsch bei Nacht entlang der Felsen hergeschmuggelt hatte.

Luce verstand nicht, was die beiden verband.

Sie war eine Städterin, älter als er, der sich wie ein Kind in einem Männerkörper verhielt. Aber es war wohl eine Gabe von Klaus, sich zu entziehen. Es war nicht möglich, sich ein Bild von ihm zu machen. Er schien niemandem richtig zu ähneln, nicht einmal seiner Schwester.

Die Frau hatte einen Mann, auf der anderen Seite der Berge. Reich. Ein Professor. Einer von denen, die nie ganz in der Welt waren und für die das Leben um sie herum von einer feinen Schicht Langeweile überzogen war. Also blicken sie durch elegante Brillen auf die Wirklichkeit oder verstecken ihre Füße hinter einem Lehrerpult, so dass sie immer eine Stufe über den Dingen stehen. Um ihre eigene Leere nicht mit der der Normalsterblichen zu verwechseln.

»Hast du keine Angst, dass wir auffliegen?«

Pa kramte in seiner Hosentasche nach der Tabakdose.

»Ich vertraue deinem Bruder. Er weiß, was er tut.«

Luce blickte zum Stall. »Geht ihr heute Nacht wieder rauf? Es ist Vollmond und trocken.«

Pa zuckte mit den Schultern. »Vielleicht.«

Lügner. Klaus und er sprachen sich immer einige Tage vorher ab. Die Bestellungen aus den Dorfläden hatte Pa schon eingeholt. An diesem Morgen hatte er die letzten Läden im Tal aufgesucht.

»Und dein Hut?«, wechselte ihr Vater das Thema.

»Den finde ich nicht mehr.« Und das, obwohl sie überall gesucht hatte.

Pa lächelte. »Frauen ... Immer den Kopf in den Wolken.«

»He, mir kannst du vertrauen, das weißt du.«

Pa blickte ihr direkt in die Augen. Er lachte nicht mehr.

»Ihr könntet mich mitnehmen. Ich bin stark und klettere schneller die Felsen hoch als mein Bruder.«

Sie hatte es geschafft, seinen Trübsinn zu vertreiben und ihn zum Lachen zu bringen.

»Du bist ein Hänfling, Luce. Selbst wenn du schnell auf dem Gipfel ankommst, was kannst du schon tragen? Einen Rucksack voller Strohhüte?«

Es traf sie direkt ins Herz, raubte ihr den Atem. Luce bemühte sich zu verbergen, wie sehr Pas Worte sie verletzten.

»Warum nicht? Schließlich putze ich eure Bergschuhe und flicke eure Hosen. Vielleicht braucht auch jemand Strohhüte.«

Während des Mittagessens wechselten sie kein Wort mehr.

Sie beobachtete ihren Vater, den Schnurrbart voller Soße und Butter, und sie sagte sich ein weiteres Mal, dass er seinen Pullover selbst waschen, ihn gegen die Steine im Bach schlagen konnte. Auch wenn es nie dazu gekommen war.

Als Pa sie mit enttäuschter Miene bat, die Teller von Klaus und seiner Freundin zurück in die Küche zu bringen, weil klar war, dass sie nicht mehr zum Essen kommen würden, hoffte sie, etwas Boden gutgemacht zu haben. Was konnte Klaus sich denn noch alles leisten, bis Pa verstand, dass er ein Schaumschläger war?

Es brannte ihr auf der Zunge, ihm vom Auto zu erzählen. Aber dazu hätte sie gestehen müssen, dass sie an der Straße gewesen war, und sie hätte sich einen Grund dafür ausdenken müssen. Sie hätte gern Pas Gesicht gesehen, wenn er erfahren hätte, was sie gewagt hatte und dass nicht Klaus der Mutige in der Familie war. Aber dann wäre er böse geworden, und sie wollte keinen weiteren Ärger.

Sie würde dieses kleine Geheimnis für sich behalten. Im Verbergen war sie gut, das hatte sie von klein auf gelernt, noch bevor sie in das Alter gekommen war, in dem man mit Puppen spielte – die sie allerdings nie bekommen hatte. Das wäre ihre Rache an Pa und Klaus, die ihr nie von ihren wirklich wichtigen Angelegenheiten erzählten. Wie dem Gipfelaufstieg und dem Schmuggeln, dem Risiko, von der wacheschiebenden Zollpolizei auf den Bergkämmen entdeckt zu werden oder beim Klettern auf vereisten Felswänden in eine Schlucht zu stürzen.

»He, Luce«, ihr Vater stand vor dem Hühnergehege, die Hände in die Hüften gestemmt und mit amüsierter Miene. »Hast du nicht deinen Hut gesucht?«

Luce folgte seinem Blick. Mitten im Staub lag ihr Strohhut, von den Schnäbeln und Krallen der Tiere zerfetzt. Sie riss das Tor auf, verjagte die Hennen mit einer Handbewegung und hob schnell das auf, was von ihrem Hut übrig war.

»Ihr kommt eh alle in die Suppe«, schrie sie, das Gesicht knallrot. Das war die Wahrheit, und vielleicht half ihr die Wut, sie zu akzeptieren.

»Es ist nur ein Hut«, versuchte Pa, sie aufzumuntern.

»Er war von Mama.«

Pas Schweigen löste mehr Schuldgefühle aus als jede Antwort. Niemand sprach über sie, und natürlich wusste Pa, wem der Hut gehört hatte. Schließlich war er es gewesen, der ihn zu den alten Sachen geworfen hatte, die er verbrennen wollte, und Luce hatte ihn gerettet und repariert. Sie hatte ihn geflickt, damit sie ihn immer bei sich haben konnte, anders als ihre Mutter, die sie nicht einmal hatte kennenlernen können, weil sie bei Luces Geburt entschieden hatte, dass ihr dieses Leben nicht länger gefiel. Ihre Mutter hatte sich in diesem Haus fehl am Platz gefühlt wie ein Strohhut, geeignet für den Strand und Spaziergänge am Meer, aber unbrauchbar als Schutz vor Regen und Wind, in dieser Bergregion, die dem Wüten der Jahreszeiten ausgeliefert war. Und doch hatte sie ihn zurückgelassen. So wie sie auch ihre Tochter zurückgelassen hatte.

»Es ist mir egal, dass es ihrer war. Ich setze ihn nur auf, weil er mich vor der Sonne schützt und mir Glück bringt«, log sie. Pa hatte sich hingesetzt, er betrachtete den Himmel, während sie in den Händen hielt, was vom Hut übrig geblieben war, und hoffte, dass es kein schlechtes Omen war. Für sie selbst und für das, was sie an diesem Tag gesehen hatte.

Während die Sonne hinter den Zweigen hervorblitzte, fragte sie sich ein weiteres Mal, was es mit diesem Auto am

Abgrund auf sich hatte. Sie hoffte, dass wer auch immer in seinem eisernen Cockpit bis dorthin gekommen war, gefunden hatte, was er suchte. Und es ihm gelungen war, sich aus der Dunkelheit zu befreien.

1978

Der Geruch von Blut. Der Junge roch es überall. Den metallischen Geschmack im Mund, die gequetschten Knochen, der Hals eingeklemmt zwischen Lenkrad und Tür.

Er war im Auto gefangen, und der Gedanke, eingesperrt zu sein, ließ seinen Geist rasend schnell nach Informationen suchen, Eindrücke verarbeiten, um einen Ausweg zu finden. Sein Bewusstsein brachte ihn immer wieder zum Moment des Aufpralls zurück, so als gäbe es nichts anderes. Aber wie war es dazu gekommen? Was war vorher passiert? Er war vom Hof geflohen, vor seinem Vater Paul und vor dem, was er gesehen hatte, daran erinnerte er sich. Er war in die glänzende alte Dame gestiegen, hatte es geschafft, sie zum Laufen zu bringen, und für einen Augenblick war er ganz euphorisch geworden. Aber er hatte sich nicht in Sicherheit gefühlt, auch wenn das Grauen – sein Verstand weigerte sich, dessen ganze Dimension zu erfassen und zu bewerten – hinter ihm lag – für immer eingeschlossen in dem alten Bauernhof auf dem Felsvorsprung, der einfach keinen Ertrag brachte, selbst wenn man sich die Hände wund und die Seele aus dem Leib grub. Denn das war schwarze Erde, unfruchtbarer Boden. Und aus den Wurzeln der Bäume, die den trockenen Grund wie Venen durchzogen, sprudelte Blut. Dasselbe Blut, das jetzt sein Hemd befleckte, seine Stirn. Das ihm aus der Nase lief und über die Lippen rann.

Der Fiat 127 war angesprungen, wenn auch nur mühsam und murrend. Er hatte es immer gewusst, obwohl er noch keine vierzehn war und für seinen Vater nichts weiter als eine Rotznase mit Mädchenstimme. Der Wagen hatte ihm gehorcht, bis zu seiner Entscheidung, den Kurs zu ändern. Weil er in einem letzten Anflug von Klarheit erkannt hatte, dass der Plan nicht funktionieren konnte – was sollte er im Dorf erzählen? Welche Aussichten hätte er gehabt? Die nächsten Jahre hätte er eingesperrt in einem Heim verbracht. Also wählte er die einzige Option, die ihm sinnvoll erschien: den Wald. Wie ein verletztes Tier, das Zeit brauchte, um sich die Wunden zu lecken. In diesem Moment hatte das Auto ihm einen Streich gespielt, war aus der Kurve geflogen und zwischen den Bäumen aufgeprallt. Dieser Blechhaufen war so eigen und verschroben wie eine alte Dame. So nannten sie das Auto, er und sein kleiner Bruder. Die Nachmittage verbrachten sie auf der verbeulten Karosserie, machten sich die Hände mit Schmierfett schmutzig, bevor sie sich auf den Heuballen ausruhten. Ein stechender Schmerz ließ das Bild verschwinden. Eine Klinge drang in seinen Kopf und schnitt die Erinnerungen an die Vergangenheit heraus, um sie irgendwo zu verstecken, wo niemand sie finden konnte. Nicht einmal er selbst.

Er zog den Pullover mit dem Rautenmuster aus, den Katharina, Pauls Frau, ihm zu Weihnachten geschenkt hatte. Von Anfang an war er ihm zu eng gewesen, und jetzt erstickte er ihn geradezu.

Er versetzte der Tür einen Tritt, worauf das Stück Blech mit einem Quietschen reagierte. Es war absurd, das Auto war zusammengedrückt wie eine leere Dose, und doch leistete es weiter Widerstand, dabei verdankte es ihm das Leben. Ihm und seinem kleinen Bruder Hasenohr.

Die Erinnerung an das Gesicht seines Bruders verlor sich langsam in trübem Wasser, er konnte sie nicht länger festhalten, während er auf die Tür einhämmerte, die sich schließlich mit einem letzten gequälten Kreischen öffnete.

Dann nahm er den Geruch des Waldes wahr. Und das Geheul.

Während er sich aufrappelte und seine Knochen sortierte, fraß es sich in seine Ohren.

Ähnlich wie das Weinen eines Kindes, aber es war ein Jaulen. Er hielt den Atem an.

Hund.

Das Tier war im Kofferraum gefangen, eine üble Angelegenheit, denn die glänzende alte Dame hatte sich durch den Aufprall zusammengefaltet wie ein Akkordeon.

Als es ihm gelang, die Klappe zu öffnen, wobei er sich in die Hand schnitt, ließ ihn das Schnappen des Kiefers einen Satz nach hinten machen. Der ängstlich zusammengekauerte Hund knurrte, zeigte sein rotes Zahnfleisch und eine Reihe von Zähnen, die im Halbdunkel leuchteten.

»Ist gut, Hund«, versicherte er ihm mit brüchiger Stimme, die er kaum wiedererkannte. Behutsam streckte er eine Hand aus, aber das Tier wich zähnefletschend zurück. Es war keine gute Idee einen Mischling, halb Hund, halb Wolf, der sich bedroht fühlte, streicheln zu wollen. Die Ohren waren aufgestellt, das Rückenfell gesträubt, als hätte er ein elektrisches Feld durchquert.

Trotzdem versuchte er es weiter, aus der Ferne, indem er ihm die Handflächen darbot als Zeichen der Unterwerfung. Dabei dachte er daran, wie sein kleiner Bruder Hasenohr mit dem Hund gespielt hatte, als er noch ein Welpe gewesen war.

Aber er war nicht Hasenohr.

Und er spürte einen Hass auf dieses Tier. Warum sollte er es retten? Schließlich war der Hund an allem schuld. In dieser Nacht wäre nichts passiert, er wäre vor keine Entscheidung gestellt gewesen, hätte es dieses undankbare Tier nicht gegeben. Aber so hatte alles angefangen: mit einem Wache haltenden Hund mit gelben Wolfsaugen, rund wie unheilvolle Monde.

Als er geflohen war, hatte er ihn mitgenommen. Trotz allem. Und das war jetzt der Dank?

Um sein Gewissen zu beruhigen, rief er ihn ein letztes Mal. Doch der Hund schnellte wieder nach vorn, und das Geifer spritzende Maul verfehlte das Gesicht des Jungen nur um wenige Zentimeter. Also beschloss er, ihn zurückzulassen. Die Klappe war offen, er konnte raus, wenn er wollte oder der Hunger ihn dazu trieb. Was ihn selbst betraf, war er sich nicht so sicher, ob er laufen, geschweige denn einen klaren Gedanken fassen konnte. Er fühlte sich dem Abgrund nah.

Der Junge blickte in den Himmel, betrachtete die hell leuchtenden Sterne. Bald würde die Sonne aufgehen. Er dachte an den Hof und sah ihn so vor sich, wie er ihn verlassen hatte. Der Mondschein fiel auf die zusammengesunkenen Schatten auf dem Boden, die nie wieder aufstehen würden. Er fragte sich, wie lange die Dorfbewohner wohl brauchten, bis sie die leblosen Körper entdeckten. Bis sie das Ausmaß feststellen, eine Erklärung finden würden. Vielleicht würde die Lehrerin, besorgt, weil keiner die Zeugnisse abgeholt hatte, ihre feinen Stadtschuhe schnüren und hinaufsteigen. Ausgerüstet lediglich mit ihrem Eifer und guten Vorsätzen. Und wohin würden die sie bringen? Mitten hinein in die Nacht, vor der er weggelaufen war. Vielleicht wäre sie es, die den Notruf absetzte. Und die sich seiner annähme, wenn sie ihn aufspürten. Sie würde »die beste Lösung für alle« finden. Aber nicht für ihn, er würde es nicht überleben, in ein Heim gesperrt zu sein wie ein Tier an der Kette.

Hund hatte sich inzwischen im hintersten Teil des Kofferraums zusammengekauert. Der Junge konnte seine gelben Augen sehen. Immer wachsam, sensibel für jede Veränderung, selbst während er sich ausruhte, um wieder zu Kräften zu kommen. Er hatte den unruhigen Schlaf der wilden Tiere und des Waldes ringsum. Die Dunkelheit war hier nie endgültig. Die Stille war tief, aber nie absolut. Auch er hätte sich gerne in einer Höhle zusammengerollt und geschlafen, um seine Gedanken zur Ruhe kommen zu lassen. Aber da war dieser Blutgeruch, der ihn angespannt bleiben ließ und daran erinnerte, dass dies keine gewöhnliche Nacht war und dass es wahrscheinlich auch keine solche mehr geben würde. Der gleiche Geruch, der von seinem Hemd ausging, kam auch aus dem Kofferraum. War Hund verletzt? Es ging ihn jetzt nichts mehr an.

Die Morgendämmerung ließ am Himmel rötliche Strahlen wie Blitze pulsieren, die sich im orangenen Leuchten auflösten und zu reinem, durchsichtigem Licht wurden. Er schloss die Augen, spürte die angenehme Wärme der Sonne auf seinen nackten Armen und atmete den Duft des feuchten Holzes ein.

Aus dem Kofferraum drang kein Geräusch mehr, und im unbarmherzigen Morgenlicht sah er die glänzende alte Dame als das, was sie immer gewesen war: ein Haufen Blech, der längst von Brombeerranken überwuchert wäre, hätte er nicht so stur an das Gute geglaubt. Er hatte zu sehr in seiner Phantasie gelebt.

Der Berg dagegen war real. Und er stieg hinauf. Kiefern und rote Tannen standen neben Flaumeichen, die einen süßen Duft nach sonnengetrocknetem Holz verströmten. Der Wald breitete sich vor ihm aus, bis zum Himmel, von dem man nur noch gelegentlich kleine Ausschnitte sehen konnte. Buchen und Linden hatten Platz gemacht für die robusteren Lärchen, mit ihren Fächern aus Ästen und leuchtend grünen Nadeln, die sich kurz vor dem Herbst gelb färbten.

Während er tiefer in den Wald vordrang, dachte er immer noch an den Wolfhund. Er hatte darauf geachtet, dass die Klappe des Kofferraums offen blieb, aber er fühlte sich trotzdem noch verantwortlich für das Tier. Die Anstrengung und die Müdigkeit benebelten sein Gehirn und ließen ihn weich wie Grießpudding werden. Er sagte sich, dass der Hund viel besser zurechtkommen würde als er selbst, und tatsächlich glühte seine Stirn, und seine Kehle brannte vor Durst.

Das leuchtende Grün der Ranunkeln und der Brunnenkresse zwischen den gefiederten Farnblättern, die durch seine Schritte sanft hin und her wippten, sagte ihm, dass unter den Wurzeln eine Wasserader verlaufen musste. Eine Brise aus östlicher Richtung umspielte ihn und brachte Feuchtigkeit mit. Er folgte ihr, und schon hörte er das Rauschen des Wassers. In diesem Abschnitt breitete sich der Fluss in großzügigen Biegungen zwischen Büschen und Felsen aus, bevor er schmaler wurde, sich durch Felsspalten zwängte und schäumend die Schluchten hinabtoste.

Der Junge zog die Schuhe und Socken aus. Die Berührung mit dem kühlen Gras ließ ihn erschaudern. Sein Blick wanderte zu den Büschen, durch die Sonnenstrahlen drangen, und er fühlte sich wie der erste Mensch auf Erden. Allein inmitten dieses Waldes, der ihn mit einem Licht empfing, so leuchtend, dass sein Herzschlag sich beruhigte. Seine Füße ließen das kitzelnde, feuchte Gras hinter sich und überquerten einen Streifen aus Sand und Kieselsteinen, die sich zwischen seine Zehen drückten. Aber es tat nicht weh. Es fühlte sich an wie Insektenstiche, deren leichtes Gift belebend wirkte. Er spürte seinen Körper wieder, blickte auf seine nackten Arme, die Hände blut- und schmutzverkrustet. Dann berührte er seine Haare, die Stirn, streifte die Ohren, legte die Hände über den Mund, als würde er einen Schrei ersticken und schloss die Augen. Nachdem er sie wieder geöffnet hatte, um erneut das Grün in sich aufzusaugen, zog er seine Hose aus und warf sie zusammen mit seinem Hemd und seinem Unterhemd hinter sich ins Gras. Ein Schauer durchfuhr ihn, als er in den Fluss stieg. Das Wasser umfing seine Waden, ging ihm bis zu seinem mageren Oberkörper, bedeckte seine Schultern und war auf einmal über ihm. Es bewegte sich in langsamen, gleichmäßigen Wellen, in denen er schwerelos trieb wie die Flusspflanzen, die sich am Ufer verwurzelt hatten, um der Strömung standzuhalten.

Er hielt die Luft an, bis kleine Blitze die Dunkelheit durchzogen und ihm der Herzschlag in den Ohren dröhnte. Mit der ganzen Kraft seiner Beine stieß er sich ab und verließ das Dunkel, um die Lungen wieder mit Luft zu füllen.

Zwei gelbe Augen beobachteten ihn, überwachten jede seiner Bewegungen. Hund war ihm bis hierher gefolgt, und er hatte es nicht einmal bemerkt. Entgegen jeder Vernunft war er erleichtert, ihn am Ufer liegen zu sehen.

Als er ihm ein Zeichen gab, näher zu kommen, wich das Tier weder zurück, noch lief es davon. Stattdessen wagte es einen Schritt in Richtung Wasser. Es neigte den Kopf und trank gierig, ohne ihn dabei aus den Augen zu lassen. So lange, dass der Junge dachte, die Läufe des Tieres wären im Kiesbett stecken geblieben.

Hund reagierte auch dann nicht, als der Junge in seine Richtung schwamm und ihm so nahe kam, dass er den Abdruck der Kette am Hals des Tieres sehen konnte und die silberne Farbe seines Felles, das von einer dunklen Blutkruste überzogen war. Bevor er ihn berührte, wartete er auf eine Reaktion, blickte in die gelben Augen, die zu ihm aufschauten, während der restliche Körper bewegungslos blieb. Das Tier wollte nur trinken, seinen Durst stillen, ein Feuer löschen, das der Junge glaubte wiederzuerkennen. Dasselbe Feuer, das ihn wachgehalten hatte und das immer wieder aufloderte, wenn seine Gedanken, ohne dass er es wollte, zur vergangenen Nacht zurückkehrten.

Als er ihn vorsichtig streichelte, spürte er die unwillkürliche Kontraktion der Muskeln, die den Widerrist umgaben. Aber Hund blieb weiterhin reglos. Nachdem er genug getrunken hatte, streckte er seine langen Vorderläufe, die er von seiner Wolfsseite geerbt hatte, und erst als der Junge ihn neckte, indem er spielerisch sein Maul mit Wasser bespritzte, schüttelte er sich und machte den Jungen klatschnass. Er ließ zu, dass er ihn umarmte, ohne auch nur einen Schritt zurückzuweichen.

»Du hast also beschlossen, die Höhle zu verlassen.«

Der Hund war stark, obwohl er nur Haut und Knochen war.

Und er stank. Beim Versuch, ihn ins Wasser zu ziehen, fiel der Junge hintenüber. Aber er hing immer noch an seinem Hals, und Hund ließ es geschehen.

»Du hast ein Bad nötig«, lachte er.

Das Tier war zeitlebens angekettet gewesen, der Wald war

ihm genauso fremd wie dem Jungen. Aber all die Geräusche, die Gerüche, die sich in der Nase sammelten, regten seinen Instinkt an. Durch das Tier fühlte der Junge die starke Anziehungskraft des Waldes noch heftiger.

Der Fluss hatte den Geruch des Blutes fortgespült. Trotzdem schrubbte er seine Haut noch lange, bis wirklich jede Spur beseitigt war. Mit dem Tier verfuhr er genauso und sah zu, wie die Strömung das schmutzige Wasser ins Tal trug. Hund war nicht verletzt. Das Blut auf seinem Fell hatte einen anderen Ursprung. Aber das zählte jetzt nicht mehr, es war sowieso zu spät, um zurückzukehren.

Der Junge und der Hund blieben noch im Wasser, jagten sich spielerisch. Wie groß er geworden war, dachte der Junge. In den wenigen Monaten vom Beginn des Frühlings bis zum Sommer war er gewachsen, sein Fell dichter geworden. Die weichen Züge des Welpen waren dem scharfen Ausdruck eines wilden Tieres gewichen. Er war stärker geworden, während er die Welt außerhalb des Zwingers beobachtet hatte, die ihm Geschichten darbot, denen er nicht nachjagen konnte. Er war gewachsen, obwohl er eingesperrt und an einer so kurzen Kette gewesen war, dass er sich kaum hatte bewegen können.

»Jetzt müssen wir lernen, allein zu leben«, flüsterte der Junge und streichelte das von der Sonne getrocknete Fell. Sie hatten sich ans Ufer gelegt, zwischen die hohen Büschel von Schafgarbe und Löwenzahn. Keiner der beiden hatte eine Ahnung von der Freiheit und welche Verantwortung sie mit sich brachte. Noch war Sommer, und der Wald empfing sie mit offenen Armen. Selbst die Schatten schienen unter der starken Sonne zu verblassen.

Hund hörte es zuerst. Er stellte die spitzen Ohren in Richtung der Geräusche auf, die der Junge noch nicht wahrnahm.

Ein wildes Tier? Die Nase des Hundes witterte etwas, das auf sie zukam und das reichte, um ihn in Alarmbereitschaft zu versetzen.

Er duckte sich ins Gras und zog Hund hinter sich her.

Das Paar, das den Abhang hinunterkam und den Weg verließ, schien, im Gegensatz zu ihm, keine Angst zu haben, entdeckt zu werden. Erst als die Frau in lautes Lachen ausbrach, bedeutete der Mann ihr, leiser zu sein. Sie hielten sich an den Händen, tauchten ein in das hohe Gras, das sie umschloss. Sie verströmte einen Duft von Amber, den Geruch von tausend Blüten in der Sonne.

Lautlos kauerte er im Gras. Er hörte sie immer noch lachen und leise reden. Die Stimmen verflüchtigten sich zu einem Wispern. Ihr Atem ging schwerer, wurde zu einem Keuchen und blähte sich dann zu einem animalischen Grunzen auf.

Er hatte keine Angst vor ihnen, und doch gelang es ihm nicht, seine zitternden Hände zu kontrollieren. Es war noch einmal gutgegangen, er hatte Glück gehabt, aber wenn ihm diese zwei so nah gekommen waren, könnten auch andere ihn aufspüren. Oder sie würden die glänzende rote Karosserie des Autos entdecken, sich fragen, wie es dort hingekommen war, und Spuren finden. Mindestens eine Stunde war er von dort gelaufen. Zunächst dachte er, das würde reichen, aber gesunde Beine bewältigten die Strecke sicher schneller. Die glänzende alte Dame musste für immer verschwinden.

Er wartete den Abend ab, der mit dicken Regenwolken und eisigem Wind hereinbrach.

Über dieselben unbefestigten Wege, über die er auch gekommen war, ging er zurück, dabei orientierte er sich am Verlauf des Flusses und den Felsen. Als er das Auto gefunden und die Tür geöffnet hatte, sah er zufällig sein Spiegelbild im Rückspiegel. Nur eine dunkle Silhouette, die Konturen unscharf und leicht verbeult, er erkannte sich nicht wieder. Und das lächelnde Gesicht neben ihm gehörte zu einem Geist, den er nicht mitnehmen konnte. Er sah ihm ähnlich, aber seine Ohren waren spitz und abstehend wie die eines Hasen.

Es fiel ihm schwer, sich von dem Wrack zu verabschieden, es wie einen wertlosen Gegenstand die Böschung hinabgleiten zu lassen.

Er dachte an den vergangenen Frühling, als das warme Wetter die Gedanken zum Schmelzen brachte, sie so träge werden ließ, wie eine laue Brise die nach Tannenharz roch. Und Motorschmiere.

Sie flätzten auf goldgelben Strohballen, einen Getreidehalm im Mund, der alte rote Fiat zu ihren Füßen. Ab und zu schielte sein Bruder zu der rostigen Schrottlaube, an der sie seit Wochen herumschraubten. Er hatte alte Lackreste, Zündkerzen und Öl aufgetrieben und das Auto mit Zeitungspapier poliert, so als wäre es eine der Skulpturen von denen ihre Lehrerin, Fräulein Ziller, immer sprach und die man nur hinter Glasvitrinen betrachten konnte. Für einige Zeit würde es so bleiben. Obwohl er der Ältere von beiden war, musste auch er noch fast fünf Finger abwarten, bis er achtzehn wurde. Bis dahin sollte die alte Dame hergerichtet sein.

»Sie ist einfach wunderschön«, sagte der Kleine. »Meinst du, sie springt wirklich an?«

»Klar. Ich muss sie nur ein bisschen aufmöbeln, Hasenohr.«

Der Welpe kroch in die Arme des kleinen Bruders, knabberte am Saum seines Hemdes und kitzelte ihn mit dem Schwanz. »Papa wird ihn wegjagen«, sagte er, während er die lustigen Sprünge des Hundes beobachtete und bereits den stechenden Abschiedsschmerz spürte.

»Nein, Papa wird ihn mögen. Er ist halb Hund, halb Wolf. Ein Bastard wie er.«

»Ich hätte mich nie getraut, ihn mit nach Hause zu bringen. Du bist echt mutig!« Der kleine Bruder hatte ihn angelächelt, bewundernd zu ihm aufgeblickt, der grelle Sonnenschein ließ ihn die Augen zusammenkneifen. »Ich will so sein wie du. Groß und stark.« Seine Worte tanzten zwischen den Ähren, sie schwebten eine Zeitlang in der Luft, bis der Wind sie forttrug.

»Wo hast du ihn gefunden?«

»Das bleibt ein Geheimnis, Hasenohr.«

»Verrätst du es mir irgendwann?«

»Mal sehen, vielleicht wenn du ein bisschen gewachsen bist.« Er machte eine Pause und sagte lachend: »Aber nicht, dass deine Ohren noch weiterwachsen. Ich wüsste gern, was man mit solchen Lauschern so alles hört«, sagte er und zupfte am Ohr des Bruders. Hasenohr wich zurück und hielt seine Hand schützend über das Ohr. Aber er lächelte. Er wusste, dass sie gar nicht so groß waren. Ein bisschen abstehend vielleicht.

»Was hörst du bloß alles, Hasenohr? Was hörst du?«

Das Bild löste sich auf. Der Kontakt mit dem kalten Metall und die Anstrengung halfen ihm, nicht weiter daran zu denken. Das war die Vergangenheit, nicht länger real.

Er versicherte sich, dass die Handbremse nicht angezogen war, und nahm den Gang heraus. Unter den Augen von

Hund drehte er das Lenkrad so, dass es gen Abgrund gerichtet war, und schob mit der letzten Kraft, die er noch hatte. Sobald er spürte, dass sich die Reifen in Bewegung setzten und das Gewicht des Wagens ihn nach vorne zog, hielt er sich an ihm fest. Erst kurz vor dem Abgrund, keinen Schritt zu früh, sprang er mit Schwung zur Seite und landete, so wie er gehofft hatte, im Gebüsch, während die Schrottlaube abhob, gegen den Felsen prallte und unten mit einem Krachen aufschlug.

Der Junge blieb am Abgrund stehen, während der Regen auf ihn herabpeitschte und den Schweiß wegwusch.

Er brauchte einen Unterschlupf. Hund saß unbeweglich neben ihm. Das Tier spürte weder Kälte noch Müdigkeit. Es schien ihm zuzulächeln, so als wollte es ihm etwas mitteilen, was der Junge noch nicht wusste.

2

Jan lief schon seit einer Ewigkeit. Er kam schleppend voran, die Taschenlampe war sein Polarstern. Obwohl es passender wäre, an Deneb zu denken, den hellsten Stern am Spätsommerhimmel, nur weniger sichtbar, weil er so weit entfernt war.

Im Kopf überschlug er den Weg und berechnete die Stunden, die vergangen waren. Kepler zufolge würde er das Kind kurz vor dem nördlichen Ende des Waldes finden. Er hätte seine Spur aufnehmen, seinen Weg spüren müssen. Aber der Berg sprach nicht mit ihm. Er gab lediglich das Echo des Regens und der Stille wieder, und seine Gedanken dehnten sich ins Unendliche aus.

Als der Sturm heftiger wurde und der Regen ihm die Sicht nahm, suchte er Schutz unter einem großen Felsbrocken. Er kauerte sich an die eisige Wand und erlaubte sich eine Pause, um wieder zu Kräften zu kommen. Es war unwahrscheinlich, dass das Kind bei dieser Sintflut vorankam. Während Jan daran dachte, wie durchgefroren und verängstigt es sein musste, sank er in einen ohnmächtigen Schlaf, von Albträumen heimgesucht, die ihn schlagartig wieder aufschrecken ließen.

Er litt unter Schlaflosigkeit und konnte nach schlimmen Träumen oft nicht wieder einschlafen. Wilma hatte sich daran gewöhnt. Die ersten Male war sie schlaftrunken aufgestanden und hatte ihm eine randvolle Tasse mit einem dampfenden Gebräu gebracht. Mittlerweile stellte er sich schlafend, um dem übelschmeckenden Getränk zu entgehen. Für gewöhnlich brummte er dann etwas und drehte sich auf die andere Seite. Wilma überwachte seinen Atem, bis sie sicher war, dass sie sich keine Sorgen machen musste, und er hielt die Augen geschlossen und wartete auf den Morgen.

In dieser Nacht aber würde er nicht warten.

Nach einer Pause weiterzulaufen, fühlte sich an, wie von vorne zu beginnen, und es bedurfte der doppelten Menge an Willenskraft, sich wieder aufzuraffen.

Aber als er die ersten Spuren entdeckte, war er mit einem Mal hellwach. Jan hatte nie daran gezweifelt, früher oder später irgendetwas zu finden. Jetzt betrachtete er die Spuren lange, fragte sich, was sie zu bedeuten hatten und warum das, was er da auf dem aufgewühlten Boden sah, nicht mit seinen Erwartungen übereinstimmte. Das Kind hatte die Nacht im Schutz eines Felsens verbracht, so wie er es erwartet hatte. Aber mit dem Anblick, der sich ihm hier bot, hatte er nicht gerechnet.

Jan beugte sich hinunter, um die Reste von verbranntem Holz und einem Flyer zu begutachten. Das Symbol der hinter den Bergen aufgehenden Sonne war ihm bekannt. Er hatte es auf Broschüren, Infotafeln und Thermoskannen am Campingplatz gesehen. Je länger er sich umsah, und die Einzelteile zusammensetzte, umso mehr war er gezwungen, die Informationen, die er über das Kind hatte, zu überdenken. Bei Regen war es nicht leicht, ein Feuer zu machen. Zumal es ringsum weder Feuersteine noch trockenes Stroh gab. Es musste ein Feuerzeug im Rucksack gehabt haben sowie Zeitungspapier und Wachsreste, die es zwischen die Schuppen eines Tannenzapfens gestopft und als Brennstoff benutzt hatte. Jan rieb die Körnchen, die stark nach Kerosin rochen, zwischen den Fingern und fragte sich, was das Kind vorhatte. Wenn es einfallsreich genug war, auf diese Art ein Feuer zu machen, wie konnte es dann sein, dass es den Weg zurück nicht fand.

Dieses Kind wusste, was es tat. Keplers Urteil war vorschnell gewesen. Der Junge war in der Lage, sich aufzuwärmen, den Wald um Hilfe zu bitten. Die Freiheit schreckte ihn nicht ab.

Jan holte tief Luft und dachte an Keplers Worte. *Was wir verloren haben, ist meist viel näher, als wo wir es suchen*. Bald würde sich die ganze Angelegenheit aufklären. Aber irgendwie war ihm die Zuversicht der ersten Schritte abhandengekommen. Er steckte die Reste des Flyers in seinen Rucksack und hoffte, dass es wirklich so kommen würde.

1978

Ihr war beigebracht worden, zu einem Gott zu beten, der ihr Angst machte, weil er so viele Möglichkeiten hatte, auf die Fragen zu antworten, die man ihm stellte. Manchmal erhörte er die Bitten und schenkte Erlösung. Hin und wieder geschah aber auch genau das Gegenteil. Ein Unglück brach herein, und erst später, wenn es schon zu spät war, stellte sich heraus, dass man einfach einen mühsameren Weg hätte nehmen müssen, um nach oben zu gelangen.

So hatte zum Beispiel keiner von ihnen damit gerechnet, in das Dorf des Vaters zurückzukehren. Und trotzdem war es so gekommen. Den restlichen Herbst bis zum Ende des Winters würden sie hierbleiben. Und Luce hasste es.

Pa und Klaus renovierten den Hof eines Bauern, ein Verwandter, an dessen Namen Pa sich zu erinnern glaubte. Alle im Tal waren Cousins und Cousinen verschiedenen Grades. Der Mann war mit dem Verkauf von Milch reich geworden und hoffte, dass die neue Straße, die etwas oberhalb gebaut worden war, goldgepflastert sein und die Touristen zu ihm bringen würde. Also hatte er die Pferde verkauft, die immerzu gefüttert und gepflegt werden mussten. Die Knechte und Mägde, die mittlerweile für die Arbeit im Stall und auf den Feldern bezahlt werden wollten, fortgeschickt und beschlossen, ein Stockwerk zu renovieren und Fremdenzimmer einzurichten. Pa wurde gerufen, und er konnte es sich nicht leisten, ein sicheres Einkommen abzulehnen.

Nicht diesen Winter. Die Bestellungen waren zurückgegangen und der zunehmende Verkehr auf der Passstraße ließ das Einkommen von Sommer zu Sommer geringer werden. Während Pa von früher träumte, wurde Klaus mit jedem Tag schweigsamer und nachdenklicher. Für Luce war die einzige Gewissheit, dass sie diese Monate nicht in ihrem warmen Haus verbringen und dem Schnee dabei zusehen würde, wie er die Bäume weiß färbte, den Wald verwandelte und die Geräusche dämpfte. Sie würde nicht in ihrem Zimmer sein mit ihrer Musik, den Träumen an der Zimmerdecke und der Nacht, die gegen das Fenster drückte. Nicht durch den Wald streifen, den Wollschal bis unter die Nase gezogen, durch Äste spähen und das Kitzeln der eisigen Luft zwischen den Wimpern spüren. Sicher war außerdem, dass weder die Arbeiten an irgendeinem Stall eines nahe gelegenen Hofes ausreichen würden noch der Getreidevorrat vom Sommer, der, zu Mehl verwandelt, wertvoller war als Gold, das man schließlich nicht essen konnte.

Klaus gewöhnte sich schnell an die neue Situation. Neben der Arbeit als Maurer zusammen mit Pa half er, die Passstraße nach den Erdrutschen im Sommer wieder zu befestigen. Es war ein Pass, der schon zu Kriegszeiten geöffnet worden war, an dem aber erst mit Unterzeichnung der Friedensverträge weitergearbeitet werden würde. Sie selbst hielten sich von ihm fern, weil man Waren nicht in Autos über Straßen schmuggelte, sondern über alte Maultierpfade, die nur wenigen bekannt waren, die sich trauten, sie nachts in der Dunkelheit zu benutzen. Während Pa und Klaus arbeiteten, verbrachte Luce die Zeit mit ihrer Oma und den Bäuerinnen. Eine der Frauen befreite die Felder von großen Steinen und hievte sie auf einen Laster. Sie hatte die Kraft und die harten Gesichtszüge eines Mannes. Mit ihren starken Armen hatte sie einen Stein auf die Ladefläche geworfen und Luce zugelächelt, bevor sie sich umgedreht und zurück aufs Feld gegangen war. Die Art, wie sie ihr mit geradezu herausfordernder Selbstsicherheit in die Augen geblickt hatte, ließ etwas Wildes aufblitzen. Luce war neugierig geworden und wollte wissen, warum sich die Frau nicht wie die anderen um den Gemüsegarten oder die Wäsche kümmerte.

»Sie kennt die Pfade«, raunte ihre Oma, die Luces Gedanken zu spüren schien.

»Was meinst du damit?«

Aber als Antwort hatte sie nur das Knirschen ihrer Schuhe auf dem Schotter vernommen und war hinter ihrer Oma den Weg herabgeeilt.

Die alte Frau war von einer Bäuerin gerufen worden. Ein Lamm steckte im Bauch der Mutter fest, und sie brauchten sie, weil sie die Kräuter kannte, um die Geburt einzuleiten und das Kleine zu retten. Nachdem sie die Luft mit Salbeizweigen gereinigt, einen Sud aus Pflanzen und Wurzeln zubereitet, gewacht und gewartet hatte bis zum letzten heiseren Blöken, seufzte die Alte und hielt inne. Sie befühlte nicht länger den Bauch des Tieres, unter dem ein Klumpen unbewegten Fleisches lag. Sie streichelte ihm sanft die Schnauze, die auf dem Stroh lag, die Wimpern beschatteten das warme braune, halb geschlossene Auge, in dem Luce einen menschlichen Ausdruck von Schmerz und Leid erkannte.

Die Alte beugte sich über das Tier und flüsterte ihm Worte ins Ohr, die Luce nicht verstehen konnte, aber sie stellte sich vor, dass es die gleichen waren, die man einer Mutter sagt, die ihr Kind verloren hat. Die alte Frau streichelte das Tier noch lange, erzählte ihm vom guten Gras, das ihm irgendwann wieder schmecken würde, auch wenn es jetzt keinen Hunger hatte, und dass es die Sonne eines Tages wieder wärmen würde. Luce wollte näher kommen und zuhören, aber sie wurde zur Seite geschoben.

»Verschwinde, Mädchen«, sagte jetzt der Mann, der ein größeres Lamm auf den Schultern trug, so mager, dass man jeden Knochen sah. Er bedeutete ihrer Oma, Platz zu machen, und sie trat wortlos neben Luce, während er das Lamm mit dem Blut des toten Tiers benetzte und es mit der aufgeplatzten Plazenta abrieb. Dann legte er den von Blut und Körperflüssigkeit besudelten kleinen Körper neben die Mutter, die gerade das tote Lamm geboren hatte.

»Sie erkennt den Geruch.« Oma betrachtete gemeinsam mit Luce die Szene.

»Der Bauer betrügt sie.«

Luce beobachtete das Lamm, das versuchte, sich dem Schaf zu nähern. Mit gesenktem Kopf und auf wackligen Beinen, so fragil, als könnten sie jeden Moment brechen. Ein Schritt in Richtung Leben, denn wenn es liegen bliebe, würde es sterben müssen.

»So ist der Mensch nun mal, Luce. Seit es ihn gibt, treibt er sein Spiel mit der Natur. Aber vielleicht ist nicht alles falsch, wenn es einem guten Zweck dient. Meinst du nicht, dass die beiden jetzt eine neue Chance bekommen?«

Während sie verfolgte, wie das Schaf seinen Kopf langsam von seinem Lager hob, hoffte sie, dass es wirklich so wäre.

»Ihr Frauen wartet doch nur drauf, von einem Mann hinters Licht geführt zu werden, nicht wahr, Oma?«, der Bauer lachte.

Eine der Bäuerinnen, die gerade mit einer Milchkanne vorbeikam, flüsterte ihr lächelnd zu: »Lieber Kälber als einen Mann, Luce. Merk dir das gut.«

»Warum?« Sie glaubte, es zu wissen, wollte es aber von der Frau hören, denn die hatte schon zwei Männer gehabt. Drei Monate nach dem Tod des ersten Mannes hatte sie wieder geheiratet. Sie hatte den Frühling abgewartet, denn erst dann konnte der Sarg, der den ganzen Winter über im Kalten gelagert hatte, zur Dorfkirche auf der anderen Seite der Berge gebracht werden. Ein Pfad aus dem Mittelalter, auf dem die Menschen ihre Spuren hinterlassen hatten, ein Tagesmarsch entlang von Bergkämmen, die von Gletscherseen durchzogen waren.

»Die Kälber sind gutmütiger«, antwortete die Frau. »Und nützlicher.«

An diesem Abend vor dem Schlafengehen, als sie mit Klaus eine Zigarette rauchte, betrachtete Luce den Himmel von ihrem Fenster aus. »Ich will wieder in den Wald und mit euch auf den Hinteren Seelenkogel.«

Klaus lachte und aus seinem Mund stieg eine Rauchwolke auf. »Und in Milcheimern versteckten Tabak schmuggeln?«

Luce nickte, während er ihr die Zigarette reichte. »Und dann vielleicht eine große Stadt sehen.« Dort fühlte man sich bestimmt so frei wie auf den Gipfeln, in dieser unendlichen Weite, wo man niemanden wiedertraf.

»Du bist wie alle Frauen, Schwesterchen. Du änderst deine Meinung wie der Himmel die Farbe.«

»Ich kann genauso schwere Packtaschen tragen wie du. Und ich könnte dir deinen Hintern retten, weil ich weiß, von wo ein Unwetter aufzieht. Ich höre die Felsen ächzen, bevor sie brechen und dir auf deinen leeren Schädel fallen. Ich kenne die sichersten Routen und den Schnee.«

Das war so, seit dem Tag, an dem sie verlorengegangen war. Pa und Klaus hatten im Schuppen gearbeitet, und sie, damals noch ein kleines Mädchen, kaum einen Meter groß, war durch den frischen kniehohen Schnee gestapft. Sie liebte die Rotkehlchen, mit ihren dicken Bäuchen und den dunklen Augen, glänzend wie Stecknadelköpfe, die Beeren des Weißdorns und das Rauschen des Windes. Plötzlich drehte sich der Berg über ihrem Kopf zusammen mit den Wolken und dem Himmel, der mit einem Mal so grau geworden war, dass sie nichts mehr erkennen konnte. Sie blieb stehen und lauschte, aber sie hörte Pa und Klaus nicht mehr. Als sie ihre Namen schrie, antworteten sie nicht. Sie konnte weder das schwarze Dach ihres Hauses sehen noch die Bäume oder den Gemüsegarten mit dem rostigen Zaun. Nicht einmal den Wald. Sie fühlte sich wie in einer Schneekugel gefangen. Es schneite stärker, der Himmel neigte sich, kam der Erde immer näher und drohte sie zu erdrücken. Der Schnee legte sich auf ihren Wollpullover und ihre Mütze, ließ ihre Wangen nass und alles um sie herum kalt und still werden. Mit geschlossenen Augen lauschte sie dem Schnee. Sein lautloses Fallen trug alle Farben und Geräusche fort. Sie fragte sich, wo all die Tiere waren. Wo hatten sie Unterschlupf gefunden? Sie nahm die tropfnasse Mütze ab, Schnee fiel auf ihre Wimpern, rann zwischen ihre Lippen, und sie fand, dass er fast wie Zucker schmeckte. Auf einmal hatte sie keine Angst mehr. Der Schnee leistete ihr Gesellschaft, bis sie gefunden wurde. Als Pas dunkler Umriss über die silberne Grenze schritt, tat es ihr leid, gehen zu müssen. Er bückte sich zu ihr herunter, umarmte sie so fest, dass sie kaum Luft bekam, legte sie sich über die Schulter wie einen seiner Säcke und trug sie nach Hause.

Luce hatte es ihrer Oma erzählt, während sie gemeinsam durch den Wald liefen. Sie war die Einzige, die sie ernst nahm und nicht auslachte.

»Ich dachte, die Geister der Toten hätten dir mit ihrem Glockengeläut den Weg gezeigt«, lachte Klaus. Er konnte dem Volksglauben der Bauern nichts abgewinnen. Das Ritual der Dorfbewohner, Getreide an den Pfarrer abzugeben und sich schon mit einem Bein im Paradies zu wähnen, wenn sie im Pfarrheft den Namen ihres Hofes und daneben die Menge der abgegebenen Scheffel lasen, hielt er für Aberglauben.

Luce boxte ihm gegen die Schulter, woraufhin er entsetzliche Schmerzen simulierte. Er packte sie und warf sich mit ihr aufs Bett.

»Triffst du dich noch mit dieser Frau?«

Klaus war das exakte Ebenbild von Pa. Er sah ihm viel ähnlicher als sie mit ihren – wie sie es gerne beschrieb – cognacfarbenen Haaren, bei denen man auf den ersten Blick nicht sagen konnte, ob sie aschblond waren und mit der Zeit dunkler wurden oder eher kastanienbraun, von der Sommersonne aufgehellt. Es gab keinen vorherrschenden Farbton. Bei Klaus hingegen hatte alles die Farben der Rinde eines Haselnussstrauchs. Seine Haare und seine Haut hatten den gleichen Farbton wie der Holzgriff des Beils. Er war nur etwas größer als Pa. Sein Körper schien aus nichts als Muskeln zu bestehen, angespannt wie die Saiten eines Instrumentes. Inmitten seiner Werkzeuge bewegte er sich leichtfüßig wie eine Katze. Harte Arbeit schreckte ihn nicht ab. Der Wald war für ihn nicht mehr als ein Ort, aus dem man Holz holte, um weitere Werkzeuge herzustellen oder es im Ofen zu verfeuern. Eine Kulisse aus Felsen und Holz, in der er seine Kraft unter Beweis stellen konnte. Er verschränkte die Arme hinter dem Kopf und blickte an die Decke.

»Das ist längst aus und vorbei.«

»Was mochtest du an ihr?«

»Sie war frei.«

Luce wandte sich ihrem Bruder zu, bewaffnet mit einem Kissen. »Sie ist verheiratet«, korrigierte sie ihn.

»Mit frei meine ich, dass sie tat, was sie wollte.«

Das Kissen traf ihn mitten ins Gesicht. »Dann würde ich dir also auch besser gefallen, wenn ich mich nicht wie ein kleines Mädchen behandeln lassen würde?«

Klaus lachte. »Komm schon, Luce. Hast du sie mal angeschaut? Du hast rein gar nichts mit ihr gemeinsam.«

»Du aber auch nicht«, antwortete sie ernst.

»Und ob, viel mehr, als du denkst.«

Klaus hatte immer hier gelebt: das Holzhaus, der Wald, die Jagd und seine Kraftproben ohne jegliches Maß und Ziel. Luce verstand nicht, was er mit dieser eleganten Frau gemein haben konnte. Sie stellte sich vor, wie die Frau mit Lackschuhen die Bergwege hochstieg, in eine Wolke aus süßem Parfüm gehüllt, das die Bienen anzog. Wie sie in ihrer Tasche nach einer Zigarette suchte, die so dünn war, dass man eine Zigarettenspitze brauchte.

»Warum hast du dann Schluss gemacht?«

»Aus dem gleichen Grund, warum ich sie mochte.«

»Eine Frau, die nicht auf deine Hilfe angewiesen ist, macht dir also Angst.« Jetzt war es Luce, die sich amüsierte.

»Kann sein«, er zuckte mit den Schultern. »Aber du wirst nie einen guten Mann finden, wenn du weiter diesen rebellischen Gedanken in deinem kleinen Köpfchen nachhängst.«

»Du wärst bestimmt kein guter Ehemann«, entgegnete sie und verzog das Gesicht. Klaus schien vollkommen einverstanden zu sein.

Aber er konnte hart arbeiten, hielt dem Hunger und dem Durst stand, während er sich beim Asphaltieren der Straße krumm schuftete.

Jahre zuvor hatten Männer aus der Stadt, wie Klaus sie nicht ausstehen konnte, die Straße gebaut. Kerle so alt wie er jetzt und jünger. Selbst um sein Leben auf dem Eis zu riskieren und dreihundert Meter in die Nacht zu stürzen, brauchte man damals einen Passierschein, den Ausweis der Faschisten. Die Bauern, die Einzigen, die die Berge kannten, dachten nicht im Traum daran, sich einen Ausweis ausstellen zu lassen. Und so hatte man fünfzehnjährige Jungs geschickt und Studenten ohne Schwielen an den Händen, die die Berge höchstens von Ansichtskarten kannten. Für eine Lira pro Stunde, also zehn am Tag, im Gegensatz zu den fünf am Tag zusammen mit einer Mahlzeit, die man als Knecht auf dem Haisler-Hof in Pfelders oder im Dorf Rabenstein bekam. Heutzutage machte »die Straße des Friedens«, wie sie von der Propaganda und den Zeitungen genannt worden war und deren Serpentinen sich in mehr als zweitausend Meter Höhe emporwanden, keine Unterscheidung mehr.

Luce war, unter dem Vorwand, Klaus frisch gebackenes Brot zu bringen, zur Baustelle aufgebrochen. Später würden sie sich gemeinsam auf den Heimweg machen, und Klaus würde Geschichten vom Bau und von den Arbeitern erzählen.

Den Vormittag hatte Luce damit verbracht, den Bäuerinnen beim Heuwenden zu helfen, und der Geruch kitzelte sie immer noch in der Nase. Am liebsten hätte sie sich an einen der schweren Ballen binden lassen, die, einmal getrocknet, an Stahlseile, die bis ins Tal gespannt waren, gehängt und abgelassen wurden. Aber da sie weder hinunter noch zurück in ihren Wald gehen konnte, blieb nur Klaus übrig.

Ihr Bruder saß mit den anderen Jungs zusammen. Sie hatten ein Feuer gemacht und tranken Wein. Niemand schien interessiert an ihr oder dem Brot.

»Luce, was machst du hier?«

Sie löste sich aus Klaus' Griff, der ihr entgegengekommen war, während die anderen in ihre Richtung sahen.

»Ich wollte dich nach Hause begleiten«, antwortete sie, als verstünde sie seine Sorge nicht.

Hinter Klaus' Rücken hörte man amüsierte Stimmen.

»Klaus, stell uns deine Schwester vor.«

Luce lächelte ihren Bruder an und setzte sich dazu.

Die Maschinen, wie zum Beispiel der schwere Schaufellader vor ihnen, waren in Einzelteilen hier hochgeschleppt worden. Erst hatte man sie auseinandergebaut, dann in die Seilbahnen verfrachtet und oben zwischen den Felsen wieder aufgebaut. Die Arbeiten schritten schnell voran, alle wollten fertig werden, bevor der Schnee kam.

Luce hörte zu und bewunderte die harte Arbeit dieser Jungs, die schufteten, damit teure Autos wie das von Klaus' Freundin im Frühling wieder über die Straße brausen konnten.

Einer von ihnen hielt sich abseits und redete nicht. Aber jedes Mal wenn Luce aufsah, trafen sich ihre Blicke über dem Feuer. Sie trank Wein, lachte zusammen mit Klaus und fragte sich, warum keine anderen Bauerntöchter da waren.

Der Sonnenuntergang würde ihnen noch eine letzte Stunde Tageslicht spenden. Sie wollten einfach nur ihre Müdigkeit vergessen und den Tag verabschieden, bevor ein neuer, ebenso anstrengender begann, dem vorherigen so ähnlich, dass man sich fragte, warum man ein Kreuz im Kalender machen sollte, wenn die Zeit doch nur verging, um einem das Leben zu nehmen.

»Stimmt es, dass du und dein Bruder in einem Haus mitten im Wald wohnt?«

Luce nickte auf die Frage des gutaussehenden Jungen. Sie verstand nicht, was ihn daran so brennend interessierte.

»Und ihr schlaft in einem Zimmer? In einem Bett?«

Sie zuckte die Achseln, suchte den Blick ihres Bruders und wiegte den Kopf, eine vage Zustimmung andeutend.

Das kam schon vor. Sie machten das, seit sie klein waren, so war es wärmer, und man konnte bis spät in die Nacht reden. Oder rauchen und ein Bier trinken, die Sterne beobachten. Klaus war ihr Zuhause, ihre Familie, ihr bester Freund.

Der Junge schien das sehr lustig zu finden. »Dann weißt du ja, wie es geht«, er streifte ihren Arm, und als sie ihn zurückzog, packte er ihr Handgelenk so schnell, dass sie nicht reagieren konnte.

Luce sah ihm geradewegs in die Augen. Sie lachte nicht mehr. Sein Blick war auch ernst, auf eine Art, die sie frösteln ließ.

»Kommst du mit?«

»Lass mich.«

Der Junge lockerte den Griff nicht, und sie fühlte sich wie in einer Falle. In der Gruppe hatte sich Schweigen ausgebreitet.

»Ich wette, zu deinem Bruder bist du netter.«

Luce fühlte Wut aufsteigen. Sie drehte den Arm mit aller Kraft und befreite sich mit einem Ruck, der Junge geriet ins Straucheln, unter dem Gelächter seiner Freunde. Der Nachteil an einem großen Bruder war, dass man früh lernte einzustecken. Aber man bekam auch Übung im Austeilen.

Um sie herum hatte ein Sprechchor eingesetzt, der sie anfeuerte und den Jungen verhöhnte. Aber sie fand es längst nicht mehr lustig. Er wohl auch nicht. »Warum bist du gekommen, wenn du keinen Spaß haben willst?« Dann wandte er sich an ihren Bruder: »Klaus, du hast uns gar nicht erzählt, dass deine Schwester noch ein kleines Kind ist.« Ihr Gesichtsausdruck hatte sich verändert, war hart geworden, finster.

Sie stand auf, benommen von einer Mischung aus Wut und Scham, und lief in Richtung Wald, während Klaus dem Freund kopfschüttelnd zu verstehen gab, dass er zu weit gegangen war, und versuchte, das Gelächter der Gruppe zu dämpfen. Noch an diesem Abend würde er ihr sagen, was er von ihrem Verhalten hielt.

»Es war deine Schuld, Luce. Man fordert nichts heraus, wenn man nicht den Mumm hat, es wirklich zu tun.«

»Ich wollte nur Spaß haben. So wie du.«

Klaus stand auf der Türschwelle des Zimmers, das die Bäuerin für sie vorbereitet hatte. Seine Worte hingen in der Luft, die nach Seife, frisch bezogenen Betten, mit Gänsedaunen gefüllten Kissen und Arnika duftete. Er schüttelte den Kopf. »Verstehst du jetzt, warum ich dich nie mitnehme?«

»Weil deine Freunde blöd sind?«

Klaus schnaubte verächtlich. »Es wird langsam Zeit, dass du dir eigene Freunde suchst, meinst du nicht?«

Luces Gedanken waren erfüllt vom Duft nach Arnika, warmem Holz und Piniennadeln.

»Ich bin auch so zufrieden.« Sie konnte weiter allein Pfade erkunden und den Bäumen zuhören. Alles war besser, als Kompromisse einzugehen, nur um Gesellschaft zu haben.

Klaus verdrehte die Augen: »Mit deinem Sturkopf kommst du nicht weit.«

»Das werden wir ja sehen.« Aber Klaus hatte recht. Auch wenn sie den Instinkt fortzugehen spürte, ohne Gepäck, mit der Sonne im Haar, blieb sie jedes Mal nach der ersten Biegung stehen, weil es außerhalb des Waldes viel schwieriger war zu atmen.

1978

»Gefällt es dir hier unten nicht?« Der Unterschlupf, eine Felsspalte, die er mit Laub und Zweigen abgedeckt hatte, diente ihm und Hund als Schutz vor dem Herbstwind und den sinkenden Temperaturen der Nacht. Noch reichte es, sich an das Fell des Wolfhunds zu kuscheln, um nicht zu frieren. Doch was würden sie tun, wenn der Schnee die Beeren und die Pilze bedeckte und die Tiere sich in ihre Bauten zurückzogen?

Für einige Zeit war es ihm sogar gelungen, seinen Hunger zu stillen. Aber jetzt fühlte er wieder die schmerzende Leere in seinem Magen und begann zu zittern.

Hund war in den Wald gelaufen. Der Junge ließ ihn gewähren. Er hatte sich an seine Abwesenheiten gewöhnt. Das Tier brach zu Entdeckungstouren auf, während er schon an den nahenden Winter dachte und im Schutz seines Versteckes Fallen austüftelte. Es war nicht sein Zuhause, aber es kam dem nahe. Denn mit der Zeit hatte er angefangen, den Sandboden zu mögen, auf dem er saß, und die Ameisenkolonie, die sich nicht für seine Anwesenheit interessierte und seine Füße kitzelte. Die Spinnennetze, die man erst bemerkte, wenn man in ihr klebriges Netz geriet, und die wunderschön waren, wenn das Morgenlicht über sie tanzte und die silbernen Fäden glänzen ließ. Hier unten gab es nichts, was ihn verraten und von seiner Vergangenheit erzählen würde, außer vielleicht das aus Kiefernzweigen gebundene Kreuz, das er zwischen die Steine gesteckt hatte. Als er die Zweige ausgewählt und sich dabei vorgestellt hatte, was aus ihnen werden würde, hatte er sich besser gefühlt.

Auf dem Hof hatte Katharina, Hasenohrs Mutter, den Alten einen Tabernakel bauen lassen. Nicht viel mehr als ein einfaches Kruzifix mit einem dreieckigen Dach aus alten Latten, auf denen man die Abdrücke verrosteter Nägel sah. Aber ihr genügte es, und wann immer sie nicht damit beschäftigt war, Mehl zu mahlen, Brot zu backen, den Garten zu pflegen, die Fußböden und die schmalen Fenster zu putzen, von denen aus man bis in Tal sehen konnte, verbrachte sie ihre Zeit dort. Schon bei Sonnenaufgang, lange vor dem Alten, stand sie auf und betete vor ihrem Tabernakel, während die ersten Lichtstrahlen die Dunkelheit durchbrachen und auf den weißen Korpus der Christusfigur fielen. Ihre Lippen formten leise Wörter, im Winter zeichneten sie kleine Atemwölkchen in die Luft unter dem schwarzen Kopftuch, mit dem sie ihr Haar bedeckte. Waren sie lang? Glatt? Katharina trug sie nie offen.

Sein Bruder und er hatten sie an einem Abend im Frühsommer durch die Ritzen in der Stallwand beobachtet. Lautlos war sie eingetreten, wie eine *Saliga*, ein nicht menschliches Wesen aus dem Jenseits, das seine Schätze in einem unterirdischen Reich versteckte. Barfuß hatte sie sich auf die Zehenspitzen gestellt und einige Bündel verwelkter Blumen an die Balken gehängt. Es waren die Reste der am Palmsonntag geweihten Kränze. Sie sollten die wichtigsten Bereiche des Hofes schützen, die Stellen, an denen Kraftlinien zusammenliefen, die nur Katharina spüren konnte. Mit Paul sprach sie nie darüber, er hätte sie nur ausgelacht. Auch nicht mit den Kindern. Aber ihm hatte sie von den Geistern der Toten erzählt.

Es war an einem Morgen geschehen, als er vor allen anderen aufgestanden war, seine warme Drillichhose und den Wollpullover angezogen hatte. Es war ein kalter Novembertag, der schon eine Ahnung vom nahen Winter mitbrachte. Der Nebel, der sich von den Gipfeln absenkte, drang zwischen den Bäumen hindurch, umfing den Hof und hielt das Tal verborgen. Blickte man in Richtung des Dorfes, sah man nichts als Wolken, und der Hof glich einer schwebenden Insel. An diesem nebligen Tag hatte er Katharina vor ihrem Tabernakel angetroffen. Vielleicht hatte sie seinen müden Gang bemerkt, denn er hatte sich die ganze Nacht im Bett gewälzt, verfolgt von Albträumen und Bildern, die am Morgen verschwunden waren und ein Gefühl der Leere hinterlassen hatten. So als wäre er stundenlang hinter etwas hergerannt, hätte vergeblich versucht, es zu erreichen, und im letzten Moment, bevor er die Augen geöffnet hatte, war es ihm entglitten. Katharina winkte ihn zu sich. Mit ihrer hellen Haut und den blauen Augen, dem geflochtenen Haarkranz und den zwei langen honigblonden Strähnen, die sich daraus gelöst hatten, erinnerte sie an eine dieser Madonnen, die sich den Erzählungen nach in den weißen Stämmen der Birken versteckten.

Sie forderte ihn auf, niederzuknien und die Hände zu falten. Er gehorchte, mehr aus Neugier als aus Überzeugung. Katharina offenbarte ihm, dass die Geister seiner Vorfahren wütend auf ihn waren – woher sie das wusste, würde er nie erfahren. Es konnte nicht stimmen. Zusammen mit Hasenohr hatte er höchstens ein paarmal die Schule geschwänzt und ab und zu etwas aus Signora Fridas Laden geklaut, in dem man an der Ecke neben dem Milchladen die Zeitung kaufen konnte. Nichts davon war je herausgekommen, und außerdem war es nicht so schlimm, als dass man es nicht mit dem anstrengenden Marsch zur Kirche und einer Beichte wieder hätte gutmachen können.

»Sie hören uns«, flüsterte sie, während er, anstatt zu beten, darüber nachdachte, wie er sich unbemerkt ins Dorf schleichen konnte. »Manchmal helfen sie uns, sie wollen nur unser Bestes. Aber sie werden furchtbar wütend, wenn man sie enttäuscht.«

Eine halbe Stunde später stand er wieder auf, mit schmerzenden Knien und schrecklichem Kopfweh. Er hatte nie richtig verstanden, was Katharina meinte. Doch seither überfiel ihn manchmal, wenn er allein im Zimmer oder auf den Feldern unterwegs war, die törichte Angst, dass seine richtige Mutter ihn beobachtete, jeden seiner Schritte, und selbst seine Gedanken verfolgte.

Natürlich war das lediglich eine dumme Einbildung. Er hätte seine Mutter nicht einmal beschreiben können. Alles, was er von ihr wusste, stammte aus den spärlichen Erzählungen von Paul, der nur selten über sie sprach. Sonst gab es nur das Schwarz-Weiß-Foto von ihrer Hochzeit. Es zeigte die beiden vor einer Kirche aus Stein, die, wie zufällig hingeworfen, mitten auf einem Hügel lag. Sie hielt einen Wiesenblumenstrauß vor der Brust, als Schutzschild für das, was kommen würde, er mit strengem Blick und einem altmodischen Stadtanzug. Auch jetzt, beim Holzsammeln allein auf der Lichtung, dachte er, dass keiner je zurückkehrte oder sehen konnte, wenn der Priester ihm einmal die Augen geschlossen hatte.

Er war nicht einmal davon überzeugt, dass die Geister

der Vorfahren den Lebenden überhaupt helfen würden mit ihrem unheimlichen Gebaren, das einem, obwohl man sie nicht sehen konnte, einen Schauer über den Rücken jagte. Sie waren wie ein giftiger Lufthauch, saugten den Menschen die Lebensfreude aus und labten sich daran. Die Schwermut, die blieb, war in Katharinas Augen gefangen. Obwohl auch das wenig mit den Toten zu tun hatte.

Vielleicht war es die Erinnerung an ihre Worte, die ihn dazu gebracht hatte, das Kreuz zu basteln und am Eingang seines Verstecks aufzuhängen. Man konnte schließlich nie wissen, und welches Andenken an den Hof hätte er sonst gehabt? Außer der schrecklichen Erinnerung, die die samtweiche Nacht verbarg und vor der ihn die Bäume abschirmten. Ein Bild, das er nicht sehen wollte, eine Erinnerung, die am besten tief im Inneren des Berges begraben werden sollte.

Als der Halbwolf mit einem Satz aus dem Wald sprang, fiel ihm vor Schreck das Holz aus der Hand. Anders als sonst lief das Tier nicht zu ihm, hüpfte nicht zur Begrüßung an ihm hoch. Und der Junge sah sofort, warum.

Aus seinem Maul baumelte ein lebloser Körper mit langen weißen Beinen und Schlappohren. Hund legte sich auf den Boden, hielt dabei den Hasen fest, für den es, so zugerichtet, kein Entkommen mehr gab außer als einer der Geister, die Katharina an nebligen Morgen sah, und leckte das Blut von dessen Fell.

»Während ich mir Gedanken um unseren Bau mache, hast du schon das Mittagessen besorgt. Bravo, Hund«, jubelte er. Das war schließlich der Grund, warum Menschen Hunde hielten und die Welpen gemeinsam mit ihren eigenen Kindern aufzogen. Nur deshalb hatten sie Hund behalten dürfen, an eine kurze Kette gelegt, in einem rostigen Zwinger, damit er den Vater zur Jagd begleitete. Auch wenn er nicht zur Jagd taugte. Das hatte der Vater zumindest gesagt. Wenn er ihn jetzt sehen könnte, würde er seine Meinung ändern.

Als der Junge einen Schritt auf ihn zuging, hob Hund die gelben Augen und hielt sie auf ihn gerichtet, während er das weiche Fleisch des Hasen vom Knochen riss. Sein Blick folgte ihm, und als der Junge vertrauensvoll die Hand ausstreckte, schnellte er nach vorn und schnappte nach ihr.

Der Junge fiel nach hinten. Die Zähne hatten ihn nur warnend gestreift, trotzdem spürte er den brennenden Kratzer.

»Ich teile also mein Haus mit dir, und du behältst das Mittagessen für dich.«

Es war offensichtlich, dass der Hund nie mit ihm zusammen jagen würde, geschweige denn für ihn. Sein wilder Teil war zu stark, jede einzelne Zelle seines Körpers war auf den Überlebenskampf ausgerichtet.

Aber der Junge begann, etwas zu begreifen, das er bisher gar nicht bedacht hatte, konzentriert, wie er war, auf die Flucht, die Suche nach einem Unterschlupf, darauf, keinen Lärm zu machen, Wasser zu finden und sich von Pflanzen und den immer seltener werdenden Beeren zu ernähren.

Hasen waren scheue Einzelgänger. Sie hielten sich bevorzugt im niederen Gebüsch auf, an Geröllhalden und auf Weiden. Die Kleinen kamen schon fellbedeckt und mit offenen Augen zur Welt. Den Fluchtinstinkt hatten sie im Blut und gaben ihn von Generation zu Generation weiter, ausgehend vom ersten Hasenpaar, das im dunklen Wald voller Raubtiere, die sich in Felsspalten verbargen oder pfeilschnell vom Himmel schossen, überlebt hatte. Hasen hatten ständig den Geruch der Angst in der Nase, spürten das sanfte Flüstern des Windes auf dem Fell, das sie bei jedem Atemzug an den bevorstehenden Tod erinnerte und ihnen ein Versteck zeigte, in das sie sich retten konnten.

Er und dieser kleine von den Zähnen des Hundes zerstückelte Körper hatten viel gemeinsam. Ihr Fleisch war zart. Beide ernährten sie sich von Beeren und Pflanzen. Sie waren Konkurrenten im Kampf ums Überleben, wurden von den gleichen Orten angezogen wie vom Ende des Regenbogens.

Der Junge konnte allerdings nicht ahnen, auf was er stoßen würde, als er schließlich auf der Suche nach Hasen den vorsichtigen Schritten des Halbwolfs folgte.

Das schwarze Dach ragte kaum aus dem Wald heraus, es verschwamm mit den Wipfeln der Kiefern. Es war das erste Haus, das er sah, seit er den Hof verlassen hatte, und es schien sich ebenso versteckt zu halten wie er selbst.

Die Fassade bestand aus dunklen Holzbalken, von den kleinen Balkonen hingen Geranien. Die Schindeln auf dem Dach waren aus Holz.

Er hätte sich fernhalten sollen. Auch wenn aus den offenen Fenstern der Duft von gebratenem Fleisch drang. Man hörte heiseres und schrilles Gackern aus dem Hühnerstall.

Hund stellte die Ohren auf, warf ihm einen sehnsüchtigen Blick zu und winselte wie ein harmloser Welpe.

»Vergiss es. Schlag dir die Hühner und dieses Haus aus dem Kopf.« Die Vorstellung, von einem Jäger überrascht zu werden, ließ ihn erschaudern.

Hund drehte sich ein letztes Mal zum Hühnerstall um, dann folgte er ihm.

Als es dämmerte und das rote Licht des Sonnenuntergangs allmählich zwischen den Ästen verschwand, kauerte er sich ins Dickicht gegenüber den Brombeerhecken, wo er schon häufig Beeren gesammelt hatte, und wartete.

Es waren drei Hasen.

In den letzten Tagen hatte sich der Hunger zu einer Bestie entwickelt, so dass er an nichts anderes mehr denken konnte. Der Hunger ließ das schöne Wetter verblassen, trübte den Blick wie ein Schwarm Fliegen vor dem Auge und hielt den Magen mit eisernem Griff umklammert. Der Junge nahm nicht wahr, wie ihre Beine während des Sprungs das Gleichgewicht verloren, achtete nicht auf die Ohren, die sich in alle Richtungen drehten, die schönen, nach unten gebogenen Schnurrhaare, die schwarzen leuchtenden Augen.

Er dachte nur an die tausend Möglichkeiten, sie zu töten.

Doch mit seinen kurzen Beinen und den ungelenken, von Hund zerkratzten Armen würde es ihm nie gelingen, sie zu fangen. Er besaß weder ein Messer noch ein Seil. Er blickte sich um, bemüht, den Wald als einen Verbündeten zu sehen. Hände, aus Erde gemacht, zeigten ihm spitze Steine, Tannenzapfen und Kiefernnadeln, die sich vom Moosteppich abhoben. Rotbauchige Ameisen, dick und lang wie seine Fingernägel, gruben die Erde auf. Er dachte an den Wolfsgrubener See, angeblich entstanden aus den Fallgruben, einst ausgehoben, um Wölfe zu fangen. Man grub ein tiefes Loch in die Erde, setzte ein lebendes Tier, ein Kaninchen oder einen Hasen, hinein und bedeckte die Grube mit Ästen und Laub. Näherte sich der Wolf, angezogen vom Geruch des Köders, brach das Blätterdach unter ihm ein, und er war gefangen, zusammen mit seiner Beute.

Eine so tiefe und große Grube konnte er natürlich nicht graben, und das Letzte, was er im Sinn hatte, war, einen Wolf zu fangen. Aber er konnte das gleiche System zum Fangen der Hasen anwenden, sich zunutze machen, dass sie immer dieselben Wege nahmen.

Hund lag träge im Schatten der Bäume und beobachtete ihn. Ab und zu gähnte er laut und übertönte damit die Flüche des Jungen, der schwitzend, mit nacktem Oberkörper, mit bloßen Händen und improvisierten Schaufeln aus Kiefernrinde in der Erde grub.

Wenn er es nicht schaffte, tiefe Löcher zu graben, würde er eben viele kleine Mulden ausheben. Ohne sich dessen bewusst zu sein, hatte er zu singen angefangen:

Drei Gräben für drei Häschen leis'.
Drei Gräben für Knochen so weiß.
Drei Häschen für drei Gräben leis'.
Drei Gräben für drei Häschen weiß.

Der monotone Singsang gab den Rhythmus zum Graben vor. Die Anstrengung war Balsam, denn der Hunger bohrte sich wie ein eiserner Stachel in sein Fleisch.

Am Abend des folgenden Tages bedeckte er die Gruben mit Tannenzweigen, Kräutern und gelben Blumen.

Danach zogen Hund und er sich in ihre Höhle zwischen den Felsen zurück, und er schlief so fest wie noch nie, unter dem Kreuz, das die Geister zum Schweigen brachte.

Als sie aufwachten, stand die Sonne bereits hoch am Himmel, ein orangener Ball, dessen Strahlen die Spitzen der Tannen erleuchteten.

Er trank aus dem Wildbach, stand mit den Füßen im schlammigen Grund. Das Wasser rann ihm erfrischend die Kehle herunter und linderte seine Krämpfe.

Als er die Gruben erreichte, wie immer von Hund verfolgt, für den es ein amüsanter Zeitvertreib sein musste, seine unbeholfenen Schritte im perfekten Gleichgewicht zwischen Hoffnung und Verzweiflung zu verfolgen, sah er, dass zwei der Gruben noch von Zweigen bedeckt waren. Unberührt. Ein Hase sprang über sie hinweg und verschwand im Gebüsch.

Sogar die Hasen lachten über ihn. Zu Recht. Es war wirklich dämlich gewesen zu glauben, sie würden in der Grube landen, wo sie doch so leicht waren, dass nicht einmal die dünnsten Ästchen unter ihrem Gewicht nachgaben.

»Blöder Hase.«

Das Blätterdach der dritten Grube war immerhin eingebrochen, und von unten war ein aufgeregtes Hecheln zu vernehmen. Obwohl er mit ganzer Willenskraft so tief gegraben hatte, wie er konnte, und sich dabei die Fingernägel abgerissen hatte, wusste er jetzt, dass es nicht reichen würde, um einen Hasen zu fangen.

Und doch war ihm etwas Lebendiges in die Falle gegangen. Das Tier atmete die feuchte Erde ein und witterte schon den Geruch des Jungen. Am Grund zusammengekauert, schlug sein kleines Herz wild, bereit zur Flucht, während der Überlebensinstinkt ihm befahl abzuwarten, die Muskeln angespannt zum Sprung.

Der ganze Wald hielt gemeinsam mit dem Jungen den Atem an, als er den Kopf in das Erdloch steckte. Zwei rote Augen über einer spitzen Schnauze blickten ihm entgegen.

Ein Büschel weißes Fell, der Rücken dunkelrot wie Kastanien im Herbst. Man sagt nachts seien sie schneller als die Nebelschwaden, die sie am Morgen vor den Bauern verborgen halten. Sie brechen in Hühnerhäuser ein und stehlen die Eier. Sie töten Vogeljunge noch im Nest und kleine Murmeltiere.

Doch alles, was der Junge in der Grube sah, war eine verängstigte kleine Füchsin. Klein, aber sie würde seinen Magen füllen.

Eine heftige Hitzewallung erfasste seinen Körper, rötete seine Wangen, während er das leise Knurren des Tieres, das verzweifelte Scharren in der Erde hörte.

Er konnte es nicht lebend aus der Grube ziehen. Das würde auch nicht nötig sein. Der Junge suchte einen Stock, einen schweren Ast mit abstehenden Zweigen, spitz wie Dornen. Er schwang ihn in die Luft, der Knüppel verdeckte die Sonne und warf einen langen Schatten über den Kopf der Füchsin.

Sein Atem vermischte sich mit dem Hecheln des Tieres.

Die Füchsin kauerte reglos im Graben. Sie wartete auf den Aufprall des Holzes auf ihrem Körper, die Explosion in ihrem Fleisch, ausgelöst durch diesen Ast. Ein Teil des Waldes, den sie kannte, seit sie zum ersten Mal tapsig, auf unerfahrenen Beinen, den Bau verlassen und den Himmel gesehen hatte. Der Wald war ihr Zuhause, hatte sie und ihren Nachwuchs beschützt. Vielleicht roch die Füchsin, genau wie der Junge, die Regenfeuchte der Rinde, bemerkte die Spuren der goldenen Pollen, der Betriebsamkeit der Termiten, die sie während der duftenden Sommernachmittage zum Zeitvertreib aufstöberte. Der Wald hatte ihr viel geschenkt und noch mehr beigebracht. Die Freude beim Lauf, die aufgeregte Erwartung bei der Jagd, die Kraft des angespannten Körpers, die Konzentration beim Sprung und schließlich die Krallen, die sich in die Beute rammten, Genugtuung, pure Ekstase. Die Harmonie mit Himmel und Erde, wenn sich das Blut der Beute mit dem eigenen mischte.

Doch jetzt verriet der Wald sie. Die ganze Enttäuschung spiegelte sich in den roten Augen wider, die Pupillen waren geweitet wie schwarze Monde.

Der Junge nahm seine ganze Kraft zusammen. Er hielt den Ast fest umklammert, überlegte, wo er am besten zuschlagen sollte, und stellte sich das Krachen der brechenden Knochen vor.

Das Geräusch war ihm bekannt, und während der Knüppel im Begriff war, wie eine Axt auf die gefangene Füchsin niederzugehen, klang es ihm wieder in den Ohren, so laut, dass er einen Satz nach hinten machte.

Vielleicht wurde er wie der Alte, dachte er, während sein Herz immer schneller schlug und der Wald um ihn in Dunkelheit versank. Er sah sich in seinem Zimmer mit dem kleinen Bruder. Verzweifelt versuchte er, die Erinnerungen abzuhalten, aber er hatte sie alle bereits vor Augen.

Er, der Ältere, hatte sich an das Geräusch der Schläge und der splitternden Knochen gewöhnt.

Wann war das passiert? Vielleicht am Tag, an dem er aufhörte, auf die stolpernden Schritte zu achten, auf das Knarzen jeder einzelnen Stufe der Holztreppe, auf die Tür, die in den müden Angeln quietschte und seinen Vater eintreten ließ.

Jede Nacht, nach dem Abendessen, Käse und Rauchfleisch, nach den Gläsern Schnaps, dessen Dunst bis in alle Ewigkeit an den Balken der Stube haften würde, ging der Alte nach oben ins Schlafzimmer, wo Katharina bereits schlief.

Dem Jungen schien es, als könnte er ihn in diesem Moment sehen. Er folgte ihm mit den Augen der Geister, während der Knüppel seine Hände aufscheuerte und über der Füchsin schwebte. Von all den Erinnerungen gelangte eine an die Oberfläche und wurde immer klarer. Er hörte einen Krug klirrend zu Boden fallen, begleitet von den Flüchen seines Vaters.

Wozu brauchte er eine Schüssel mit frischem Wasser und einen Krug? Das Wasser taugt noch nicht einmal dazu, es mit Wein zu mischen, hatte er geschimpft, es auf den Boden gekippt und den Krug an die Wand geschleudert. Der Aufprall schien die ganze Erde zum Beben zu bringen, sie würde sich auftun und sie alle verschlingen.

Hasenohr hatte sich in seinem Bett herumgedreht. Seine Schläfen pochten vor Wut, vor allem war er wütend auf sich selbst und die Angst, die ihn in seinem Bett festhielt, während eine mutigere und gerechtere Version von ihm hochgerannt wäre, um seine Mutter zu retten.

»He, komm her«, hatte er ihm zugeflüstert. Das ließ sich Hasenohr nicht zweimal sagen, er sprang mit einem Satz auf, in den er all seine Frustration legte, und kroch unter die Decke, die der große Bruder hochhielt.

In diesem Moment hatte Katharina geschrien.

»Du darfst ihnen nicht zuhören.«

Währenddessen stellte er sich seinen Vater nackt vor. In hartem Rhythmus stieß er unablässig zwischen den schäumenden Wogen aus Leinen in etwas, das unter ihm lag und seiner Bewegung folgte. Dann ein weiterer Fluch, und die schäumenden Wogen zogen sich zusammen, krümmten sich wie die Schwanzflosse einer Meerjungfrau. Sie bewegte sich nicht, war verwundet. Seine silberne Meerjungfrau, hatte der kleine Junge gedacht, lag da zwischen den Laken – befleckt von der roten Gewalt seines Vaters.

»Er tut ihr weh.«

»Das tut er nicht.« Er rang sich ein bitteres Lächeln ab. »Du mit deinen Antennen, du hörst einfach zu viel. Ich wette, du hörst sogar das Gähnen einer Ameise.« Er drückte ihn an sich.

»Stimmt gar nicht.«

»Eine Ameise, die sich unter einem Eichenholzboden versteckt, auf dem ein Teppich liegt, der aus der Wolle von hundert Schafen gewebt ist.« Sie brachen beide in Gelächter aus. Hasenohr hielt seine Hand. Er hatte sich eingenässt vor Angst. Als das Quietschen der Sprungfedern im Schlafzimmer endlich nachgelassen und das Schnarchen ihres Vaters eingesetzt hatte, wurde auch der Atem des Kleinen regelmäßiger. Katharina nutzte Pauls tiefen Schlaf und stand auf. Im Licht des Mondes hob sie ihre Waschschüssel auf und sammelte jede einzelne Scherbe des Kruges ein. Sie steckten zwischen den Dielen, lagen unter der Truhe und dem Schrank, sie waren in die dunkelsten Ecken geflüchtet, um nicht wiedergefunden zu werden. Doch sie würde sich darum kümmern.

Am Morgen danach herrschte eine fast unwirkliche Stille, und er hatte sich auf die Suche nach ihr gemacht. Sein Vater war auf dem Feld, Hasenohr wie jeden Morgen im Stall, um seine Lieblingskuh zu besuchen, ein junges Holsteinrind mit schwarz-weißen Flecken, dessen Kalb sie gerade verkauft hatten, um die Spielschulden seines Vaters zurückzuzahlen. Er hatte Katharina beim Tabernakel und im Gemüsegarten gesucht. Als er schon aufgeben und zu seinem Bruder gehen wollte, kam er an der verschlossenen Tür des Elternschlafzimmers vorbei. Dort hatte er nicht nachgesehen. Kein Tier blieb freiwillig im Käfig, wenn der Wärter die Tür offen gelassen hatte.

Eine leise Musik drang aus dem Zimmer, ein Säuseln, das weder fröhlich noch traurig klang. Die Stimme der Sängerin kratzte, und er dachte, dass sie wohl aus einem Radio kommen musste. Er hatte nicht gewusst, dass Katharina eines besaß.

Vorsichtig öffnete er die Tür und sah im sanften Schimmer den nackten Rücken der Frau. Sie saß in einem Waschzuber. Das Morgenlicht erhellte ihr Profil, den vollen Bogen der Lippen, die Augen glänzend wie Kristalle.

Er ging auf sie zu, schwerfällig in seinen Schuhen, mit schmutzigen Händen. Katharina hatte gehört, dass er eingetreten war, aber sie bewegte sich nicht. Sie hielt ihn weder auf, noch drehte sie sich um, sie zeigte keine Scham, protestierte nicht, auch nicht, als der Junge direkt hinter ihr stand. Ein zitternder Schatten auf ihrer zarten Haut wie der Rahmschleier auf der Milch, aus dem man die Butter schöpft.

Die makellose Haut war von dunklen Blutergüssen am Hals und am rechten Arm befleckt.

»War er das?«

Katharina wich der Antwort aus.

»Das geht beim Waschen weg. Du und dein Bruder solltet auch ab und zu mal baden.«

Er stand jetzt ganz nah hinter ihr, er hätte die Flecken berühren können, die wie giftige Veilchen auf Katharinas Haut erblüht waren. »Ich glaube kaum, dass die mit Wasser weggehen.«

Katharina lächelte und zeigte auf den Lappen, der auf den Boden gefallen war.

Reflexartig hob der Junge ihn auf, reichte ihn Katharina jedoch nicht, die mit ausgestrecktem Arm wartete.

Ihre Nacktheit, verborgen unter der Wasseroberfläche, war fragil wie die Schwanzflosse einer Meerjungfrau, die blitzschnell verschwindet, wenn man sich ihr nähert. Und die Musik erweckte in ihm eine Ahnung von all dem, was er noch nie gesehen hatte, die Stadt, ihre verschwommenen Lichter. Sie ließ ihn mutiger, geradezu tollkühn werden. Er wusste, dass er sich besser nicht weiter vorwagen sollte. Wenn er die Veilchen berührte, würde sich ihr Gift auch auf ihn übertragen. Vielleicht sollte er es nicht tun, aber ihm gefiel der wohlige Schauer, und er konnte sich ihm nicht entziehen. Als er den Lappen in das lauwarme Wasser tauchte, erfasste ihn erneut ein Schauer. Er fuhr langsam über den Hals, die Schultern und Arme der Frau. Er mochte Katharina und hätte ihr die Blutergüsse am liebsten weggewaschen. In diesem Moment fühlte er sich nackter und verletzlicher, als sie es war, gefangen in dieser Wanne. In diesem Raum. Auf diesem Hof, der sich an den Felsvorsprung klammerte.

Er betrachtete die Füchsin in der Grube, sie war bereit für den aussichtslosen Kampf, den sie nur verlieren konnte.

Der Junge fühlte die raue Rinde des Knüppels in seiner Hand, hörte das Geräusch der zerschmetternden Kanne, der gebrochenen Knochen.

Und mit einem Mal befreite er sich von allem. Vom Knüppel, von den Bildern im Kopf, von Katharina.

Er schob einen der Stämme, mit denen er die Falle bedeckt hatte in die Grube, die Füchsin kletterte heraus und verschwand mit einem Sprung im Wald.

Hund sah ihn an.

»Du hast ja recht, ich bin ein Dummkopf. Ein Dummkopf, der verhungern wird.«

Hund schien einverstanden. Das Tier trottete neben ihm her und folgte ihm.

Mehrere Male versuchte er sich an weiteren Gruben, wobei er sich immer weiter von seinem Versteck entfernte. Aber am Morgen waren sie meist leer. In den seltenen Fällen, wenn er schon von weitem die eingestürzte Blätterdecke sah – er hatte mittlerweile gelernt, dünne Äste zu verwenden –, ging er mit großen Schritten darauf zu, wobei ihm bereits das Wasser im Mund zusammenlief, und beobachtete zusammen mit Hund einige Minuten lang die Beute. Marder, Kaninchen. Und dann ließ er sie frei. Denn, so sagte er sich, was sollte er mit diesen wenigen Knochen, an denen kaum ein Gramm zähes Fleisch hing? Aber in Wahrheit dachte er an Katharina, sah ihre malträtierte Haut und glaubte, dass sie es nicht dulden würde. Er war nicht wie der Alte, auch wenn sich im hintersten Winkel seines Gehirns, dort, wo die Erinnerung an die letzte Nacht auf dem Hof versteckt lag, Zweifel regten.

Er hatte sich angewöhnt, die Knochen, die Hund übrig ließ, abzunagen. Einige davon hatte er in der Erde vergraben und einen Stein daraufgelegt. Doch eines Abends hatte er das Loch leer vorgefunden. Also hatte er sich im Schneidersitz davorgesetzt und überlegt, was passiert war. Die Fuchsspuren, die er entdeckte, gaben ihm die Antwort. Der Wolfhund, der mit seinen Sprüngen den Staub aufwirbelte, hatte ihn darauf aufmerksam gemacht. Schmal und lang, wie sie waren, konnte man sie leicht mit den Abdrücken eines kleinen Hundes verwechseln, aber die spitzen Krallen zeichneten sich deutlich ab.

Mit den Spuren verband der Junge ein rotes Augenpaar, das ihn aus der Grube heraus beobachtete und verspottete.

Bevor er sich in seine Höhle zurückzog, betrachtete er den Himmel, der zwischen den Ästen hindurchschimmerte. Hund saß neben ihm und ließ sich bereitwillig den Rücken streicheln. Die Furche, die die Eisenkette in seinen Hals gegraben hatte, war mittlerweile mit neuem Fell bedeckt. Bald würde das Sommerfell ausfallen und Platz machen für einen dichten grauen Winterpelz, das ihn noch mehr wie einen Wolf aussehen lassen würde.

Die Freiheit wehte ihm um die Ohren und zähmte ihn. Ihr war gelungen, was weder der Junge noch der Vater mit seinen Ketten und seiner Gewalt geschafft hatten. Das Tier war sanftmütiger geworden, fast so, als sei der Berg ihm das Zuhause, das er nie gehabt hatte. Das Laufen erschöpfte ihn, aber das Adrenalin strömte in sein Blut und verlieh den Muskeln Kraft. Was sonst machte das Leben aus, wenn nicht die gute Luft, die von den Gipfeln herabkam, die Erde unter den Pfoten, der Himmel, der sich in Wasser verwandelte, welches sich in Pfützen sammelte, aus denen man trinken konnte? Das Feuer des Firmaments konzentrierte sich in einer Myriade von Sternen, die den Himmel bestäubten wie das Mehl den Küchentisch beim Backen.

Der Junge hätte gerne ihre Namen gekannt, gewusst, ob die Bilder, die er zu sehen glaubte, die Linien und glänzenden Lichter, die sich verbanden, einen Sinn ergaben.

Der Vollmond hörte ihm zu, ohne zu urteilen. Er beschützte ihn und war ihm ein stiller Begleiter. Ein Freund genau wie das treue Tier neben ihm. In den Regennächten vermisste er den Mond. Er hätte ihn gerne gefragt, ob es ihm schwerfiel, immer dort oben zu sein, die Dinge vom Himmel zu beobachten, den Eulen und Käuzchen zu lauschen, die ihn anriefen. Keine Arme zu haben, um ihre Flügel zu streicheln. Keine Füße, um über feuchtes Gras zu laufen, Haut, auf der man den Wind spürte, Haare, die flatterten. Seine waren ihm inzwischen über die Ohren gewachsen. Wenn er im Gebirgsbach badete, wurden sie schwer und klebrig, streiften seinen Hals wie Algen. Aber die Sonne trocknete sie, und im Nu waren sie wieder leicht. Die Muskeln spannten sich, sein Kinn war nicht mehr glatt wie ein Flusskieselstein, sondern kratzig, wenn er mit der Hand darüberfuhr.

Und seine Haut war dunkler geworden. Es war nicht so, als hätte er auf dem Hof die Hände in den Schoß gelegt. Als sein Vater noch ein Feld besaß, war er es, der den Abhang hinabstieg, um Heu zu machen. Er war so oft hinunter- und wieder hinaufgelaufen, wie der Berg Biegungen hatte, mit seinen Serpentinen, seinen Terrassen, den in die Erde gesteckten Steinen. Also hatte er das Unterhemd ausgezogen, und die Sonne hatte sein Winterweiß fortgebrannt.

Aber das war nichts im Vergleich zum Leben unter freiem Himmel. Die Haut wurde dick wie eine Rinde, denn spürte man die Sommerhitze und die Kälte in der Nacht zu sehr, geriet alles durcheinander, und man wurde krank. Selbst wenn man ein Tier mit Wolfsblut neben sich hatte.

3

Während Jan unter der angenehmen herbstlichen Mittagssonne Wiesen und Wälder durchquerte, vermisste er Burt. Dem Hund hätte es gefallen, neben ihm herzulaufen, die Gerüche des Waldes aufzunehmen und sich von einem Schmetterling ablenken zu lassen, der seine Nase kitzelte. Aber es würde noch viele Gelegenheiten für gemeinsame Spaziergänge geben. Er erinnerte sich, wie wütend seine Frau gewesen war, als er das Tier mit den Riesenpfoten mit nach Hause gebracht hatte. Jan hatte ihn ziellos über die Felder stromern sehen, so abgemagert, dass man die Knochen durch die Haut sah wie auf einem Röntgenbild. Vielleicht hatte ihn ein Jäger ausgemustert, weil er sich ein schnelleres Tier mit einer feineren Nase erhofft hatte. Oder einfach temperamentvoller, dachte Jan und stellte sich den Hund in seiner üblichen Pose vor, wie er auf dem Rücken vor dem Ofen lag, die Pfoten in der Luft, die Schnauze zu einem schiefen, genüsslichen Lächeln verzogen.

»Werd erwachsen, Jan.« Das Echo von Wilmas Worten ließ das Bild verschwinden. »Du kannst nicht immer eine Ausrede suchen, um von hier zu flüchten. Wir haben einen kleinen Sohn, die Arbeit im Laden ist anstrengend, wir müssen uns um den Haushalt kümmern, und du bringst uns einen … einen …« Mit der Hand zeigte sie auf Burt, der sich in Bewegung gesetzt hatte, schwanzwedelnd auf sie zugekommen war und hingebungsvoll ihre Hand ableckte. Wilma unterdrückte ein Lächeln. »Er ist wirklich süß, Jan«, gab sie in sanfterem Ton zu, »aber das ist nicht der richtige Weg, ihn zu retten.«

Er spürte sie immer, diese Unruhe, das ständige Gefühl, überall fehl am Platz zu sein außer an einem Berghang, wenn der Wind durch seine Haare wehte und Tannenduft verströmte. Doch selbst dort, inmitten der großen Stille, fühlte er sich unvollständig. Das waren Gefühle, die man nicht mit Worten beschreiben konnte, nicht einmal bei der Frau, mit der man sein Leben verbrachte.

»Hätte ich ihn auf der Straße lassen sollen?«

»Wie wäre es mit dem Tierheim? Dem Tierarzt? Oder einem Inserat?«

Jan und der Hund wechselten einen Blick. Einer von beiden gab klein bei: »In Ordnung, morgen gehe ich beim Tierarzt vorbei.«

Der nächste Tag war ein Sonntag. Am Montagmorgen, als Jan zum Frühstück in die Küche kam, fütterte Wilma den Hund gerade mit den Haferkeksen, bei denen sie den Zucker vergessen hatte.

»Ich habe gestern einen Zettel an die Ladentür gehängt. Ich mache eine Stunde später auf, ich gehe noch beim Tierarzt vorbei und ...« Der Hund saß zwischen Wilmas Beinen, die sein Ohr streichelte.

»Burt. Ich habe ihn Burt getauft, ich glaube, der Name gefällt ihm«, sagte Wilma lächelnd.

»Gut, Burt, bereit für einen Spaziergang?« Es gelang ihm nicht, fröhlich zu sein.

»Einverstanden, geht ruhig spazieren, aber Jan«, ihr entschiedener Ton ließ ihn innehalten, »wir können nicht später aufmachen.« Sie führte Burt feierlich zur Ecke neben dem

Ofen. Dort hatte sie eine weiche Wolldecke ausgebreitet. »Tut mir leid, aber du musst ihn morgen nach der Arbeit zu Herrn Müller bringen.«

Herr Müller bekam den Hund erst zwei Wochen später zu Gesicht, als Wilma besorgt in die Praxis eilte, weil Burts Pfote geschwollen war, was sich dann als Mückenstich herausstellte. Burt und sie kamen eine halbe Stunde später mit einem nigelnagelneuen Impfpass zurück, auf dem seine neue Adresse vermerkt war.

Jan zog die Riemen seines Rucksacks stramm und folgte dem Lauf des Gebirgsbachs, denn wenn der Wald ein Zentrum hatte, nach dem sich alles ausrichtete, dann war dieser Ort aus Wasser. Das Kind konnte zwar immer weiterlaufen, sich von Beeren und Brötchenresten im Rucksack ernähren, aber unmöglich ohne Wasser auskommen. Während er voranschritt, beschlichen ihn Zweifel. Er musste das Kind hinter sich gelassen haben, es konnte einfach nicht so weit hinaufgestiegen sein.

Der Suchtrupp würde den Jungen finden. Dieses Mal würde er Kepler, Wilma und sogar Gabriele enttäuschen müssen. Er war müde und ausgelaugt. Es war ihm nahegegangen, die Überreste des Feuers zu finden, an dem sich der Junge in der Nacht gewärmt hatte. Seither fühlte er sich mit dem Kind verbunden, er folgte nicht länger einem Phantom, sondern glaubte, die Gegenwart des Jungen spüren zu können. Jetzt musste er ihn gehen lassen. Eigentlich sollte er sich daran gewöhnt haben, so vieles musste er in seinem Leben bereits hinter sich lassen. Manches davon kehrte während der schlaflosen Nächte voller Albträume zurück.

Über ihm am türkisblauen Himmel verscheuchte der Wind

die Wolken, sank auf niedrigere Höhe, kroch unter seinen Pullover und trocknete seine Haut. Der Regen der vergangenen Nacht war in der frischen Luft noch deutlich zu spüren, hatte überall seine Spuren hinterlassen. Es waren nicht die abgebrochenen Äste oder der Schwefelgeruch wie in der Stadt, an dem man es bemerkte, sondern an dem geschäftigen Treiben der Natur ringsum. Alles atmete, schüttelte das überschüssige Wasser ab und reparierte wie Narbengewebe die Folgen des Gewitters.

Das Gras war grüner, und die umgeknickten Halme richteten sich mit neuer Energie wieder auf. Die Meisen verließen die Bäume und sprangen zwischen den Büschen hin und her, auf der Suche nach kleinen Zweigen, mit denen sie ihre Nester in Ordnung bringen konnten.

Einige Bergstelzen, den Spatzen ähnlich, jedoch schlanker und mit leuchtend gelben Bäuchen, scharrten im Matsch und hinterließen ihre Abdrücke auf dem Boden, der durch die Sonne langsam wieder fest wurde.

Doch die Spuren am Gebirgsbach stammten von Wanderschuhen. Er erkannte das Profil der Gummisohlen, die mit der Schuhgröße eines Jungen in Gabrieles Alter übereinstimmten.

Jan befühlte die Erde, verrieb sie zwischen den Fingern. Er folgte den Fußspuren bis dorthin, wo sie sich im Kies und Gras verloren. Dann ging er zurück, betrachtete die Stelle am Ufer des Baches, eine Wasserader schmaler als ein Arm, die die Bergstelzen geflissentlich mieden.

Ihre sensiblen Augen erfassten winzige, für den Menschen unsichtbare Details.

Ein Lichtreflex zwischen Gras und Erde hielt sie auf Abstand. Jan ging in die Hocke und entdeckte ein Erdhäufchen. Darunter musste etwas sein. Mit den Händen wischte er die

Erde beiseite, und nach und nach kamen die Überreste eines kleinen Geräts zum Vorschein. Das Display war kaputt, ein Spinnennetz von Rissen zog sich darüber. Es war keines dieser modernen, superleichten und flachen Handys. Der Besitzer hatte es mit einem Superhelden-Sticker auf der Rückseite, direkt unter der Kameralinse, verziert.

Wer auch immer es loswerden wollte, war sorgfältig vorgegangen, hatte die SIM-Karte entfernt und das Gerät in der frischen Erde beigesetzt.

Erde, die der Regen der vergangenen Nacht weggespült hätte genau wie die Fußabdrücke. Jan wurde heiß, als er begann zu begreifen.

Das Kind musste erst vor kurzem hier vorbeigekommen sein, als die Sonne bereits begonnen hatte, den Boden zu trocknen. Der Junge stieg nicht ab, er ging zum Gipfel hinauf. Dabei befreite er sich von allem, was er nicht brauchte, von dem Leben, das er hinter sich ließ.

Jan fühlte die ganze Dunkelheit des Waldes über sich hereinbrechen.

Die Menschen glaubten, sich in den geheimnisumwitterten Höhlen des Waldes verstecken zu können. Weil die Bäume schwiegen, der schwarze Bauch des Waldes die Blicke abhielt und denjenigen, der dazu bereit war, aufnahm wie einen Fötus. Aber was sie nicht wussten, dachte Jan, war, dass, sobald man die Grenze übertrat, man in eine Welt gelangte, in der eigene Regeln galten und in der man sich vielleicht vor Raubtieren verstecken konnte, aber nicht länger vor sich selbst. Und der Lohn war nicht das Überleben, sondern die Freiheit.

Galt das Gleiche auch für das Kind? Was würde der Wald für den Jungen bereithalten?

Er suchte sein Handy im Rucksack. Ein Gerät aus der Steinzeit, das stets seinen Zweck erfüllt hatte. Doch ausgerechnet jetzt hatte es keinen Empfang. Er fotografierte das Fundstück und schickte Wilma eine Nachricht. Sobald sich sein Handy in ein Funknetz einwählte, würde sie die Nachricht bekommen, dachte er, während er den Blick schweifen ließ. Er nahm alles in sich auf, die Bäume, die Berghänge, die Felsgärten, die zu den zerklüfteten Gipfeln führten. Bis zur Grenze. Wenn man den Gipfel erklommen hatte und auf der anderen Seite abstieg, befand man sich in einem anderen Land.

Der Hintere Seelenkogel war der Schlüssel. Doch vorher kam der Aufstieg, ein halber Tagesmarsch auf einem schmalen an die Felswand geschmiegten Weg neben dem Abgrund.

Zwei Hütten aus verwittertem Holz mit tief herabhängenden Dächern, die Dachschindeln beschwert mit großen Steinen, dienten als Wachposten. Zwischen ihnen lagen neunhundert Höhenmeter.

Sein Blick wanderte zurück ins Tal. Das beruhigende Grün der Almwiesen lud zum Ausruhen ein, wirkte anziehend wie der Gesang einer Hexe und ließ beinahe vergessen, warum man so weit hinaufgestiegen war.

1978

»Sagst du mir jetzt endlich, warum wir hier sind?«

Luce sah sich um. Sie kannte den Laden, weil der Besitzer zu Pas Kunden zählte. Aber sie war nie im Hinterzimmer gewesen so wie jetzt, während sie auf Herrn Celestino warteten.

»Du brauchst ein schönes Foto«, antwortete die Alte, die Augen fest auf die Tür gerichtet. Nichts hätte sie jetzt von hier fortgebracht.

Luce stöhnte: »Irgendwann musst du mir mal erklären, warum du so verrückt nach Fotos bist.«

»Was gibt's da zu erklären. Kennst du etwas, das die Zeit besser überdauert?«

»Und was soll ich damit?«

Herr Celestino kam herein, um seinen Hals baumelte ein Fotoapparat, dessen Linse aussah wie das Auge einer Krähe, das im Halbdunkel funkelt. Er knipste eine Lampe an, und in dem kleinen Raum wurde es taghell. Oma war verzückt. Sie hätte gerne das Licht gelobt und die Tüchtigkeit des Mannes, aber es hatte ihr buchstäblich die Sprache verschlagen. Sie sagte auch dann nichts, als er Luce anwies, auf dem Hocker Platz zu nehmen, und ihr zeigte, in welche Richtung sie schauen und wie sie das Gesicht neigen sollte. Und als er sie bat, sich einen gutaussehenden Schauspieler vorzustellen, den sie gerne einmal treffen würde, tat die Alte, als hätte sie nichts gehört.

Luce konnte nicht stillhalten, ihre Augen wanderten immer wieder in eine andere Richtung, entwischten dem Fotografen, der langsam die Geduld verlor. Auf den Fotografien an den Wänden gab es so viel zu sehen: Sportwagen, Strände, Frauen aus der Stadt mit Föhnfrisuren und karierten Kostümen.

In der Stadt gab es Schönheitssalons, die man mit einer anderen Haarfarbe verlassen konnte, ohne dass davor eine Ansammlung alter, halbtauber Frauen tuschelte und glaubte, keiner könne sie hören.

Oder war es doch überall das Gleiche?

Sie riss die Augen genau in dem Moment auf, als der Kamerablitz sie traf, die Alte jauchzte vor Entzücken.

An diesem Abend in der Stube zeigte die alte Frau ihren Freundinnen das Foto ihrer Enkelin.

»Oma, bitte ...«

Sie reichten es von Hand zu Hand wie ein Heiligenbildchen, wobei sie darauf achteten, nicht ihre Finger daraufzulegen. Sie kicherten mit leuchtenden Augen, die Wangen gerötet. Wie seltsam diese Begeisterung war. Allesamt wirkten sie wie kleine Mädchen, wie sie da in der warmen Stube saßen zwischen Wolle und Garnfäden.

Da war die Frau des Bauern, bei dem sie als Gegenleistung für Pas und Klaus' Hilfe beim Umbau wohnen durften. Sie hatte ein schmales Gesicht und eine spitze Nase. Ihre Tochter, die ungefähr in Luces Alter war, rosige Wangen von der Feldarbeit. Die Sieber-Zwillinge, deren alte Mutter vor kurzem gestorben war. Die junge Sybille, die gerade erst das Bündel zur Welt gebracht hatte, das sie im Arm hielt.

Alle häkelten, gaben sich die Styroporformen weiter, mit deren Hilfe sie den Ornamenten Form verliehen. Man dachte bereits an den Frühling, an Ostereier und Blumen, während es draußen finster war, der Wind den Schnee verwehte und das Tal mit einem weißen Vorhang bedeckte.

Luce bemühte sich, die Bewegungen der anderen nachzuahmen, die richtigen Nadeln zu verwenden. Aber die Fäden entglitten ihr immer wieder, und es gelang ihr nicht, sie so gleichmäßig zu verknüpfen wie die Frauen, deren Nadeln tanzten, während ihre unbeholfen humpelte. Nur die Tochter der Bäuerin bemerkte, wie schwer sie sich tat. Vielleicht war sie auch die Einzige, die sich nicht bemühte zu verbergen, wie lustig ihre Versuche aussahen, dachte Luce. Sie berührte Luces Schulter, lächelte sie an und zeigte ihr, wie sie die Nadel zwischen Daumen und Zeigefinger hielt.

»Es sieht aus, als würdest du einen Stift halten.«

Das Mädchen hieß Sara. Luce gefiel der Name sehr, er klang wie das Flüstern des Windes über der Almwiese.

»Du verdrehst das Handgelenk zu sehr. Wenn es dir weh tut, versuch es mal so«, sagte sie und schob ihren Daumen zurück.

»So, wie man ein Messer hält«, rief Luce und fing sich die bösen Blicke der anderen Frauen ein. Mit Messern kannte sie sich aus.

Sie betrachtete Saras Hände, die sich so flink bewegten wie die Beinchen einer Spinne. Die Spinne, die sich um ihre eigene Häkelarbeit kümmerte, musste Höhenangst haben, sie baumelte schief in der Luft. Als sie es Sara zuflüsterte, brachen sie in Lachen aus, ohne auf die anderen zu achten.

Mit einem Mal fand Luce es gemütlich, mit den Frauen in einem Zimmer zu sein. Auch wenn sie es nicht für möglich gehalten hatte, fühlte sie sich hier sicher. Draußen ließ die Nacht die Scheiben beschlagen, malte Kreise an die Fenster, die aussahen wie die Abdrücke der Stirnen von Kindern, die heimlich hereinspähten.

»Luce, vorsichtig! So reißt der Faden«, schimpfte die Alte.

Die anderen lachten spöttisch.

»Das ist die Schuld von meinem Alten«, sagte sie, »er hat sie früher immer mit in den Wald genommen, wie eine kleine Wilde ...«

Die Frau des Bauern lächelte, ohne aufzuschauen. »Es ist wichtig, dass sie die Berge kennen. Sara wird im Frühling auf den Geier-Hof gehen, da ist es nützlich, über Pflanzen Bescheid zu wissen.«

»Den Kohl vom Kopfsalat unterscheiden zu können«, antwortete die Alte. »Aber nicht, Kaninchen zu jagen und Hirsche zu füttern.«

Alle lachten.

Luce betrachtete das Mädchen mit den roten Wangen, das ihr gezeigt hatte, wie man die Häkelnadel hielt, ohne dass es weh tat, weil sie wusste, was es hieß, sie stundenlang zu halten. Sie war höchstens vierzehn. Luce fände es schrecklich, ihr Zuhause zu verlassen, ihre Familie, um mit einem älteren Bauern zu leben. Sie hatte Mitleid mit ihr. Am liebsten hätte sie Sara weggebracht, ihr gesagt, dass sie es nicht tun musste. Aber welche Alternative konnte sie ihr schon bieten? Sie, die es selbst nicht schaffte, neue Wege zu beschreiten. Und die, die es bereits gab, die zum Gipfel führten, waren verboten.

»Im Mai feiern wir ein schönes Verlobungsfest«, fuhr die Mutter fort.

»Es ist ein großer Hof mit viel Land«, beglückwünschte Sybille sie lächelnd, während sie das Neugeborene schaukelte, das zu schreien begonnen hatte.

»Viel Land wohl. Aber alles abschüssig«, zischte eine der

Zwillinge. »Höchstens Ziegen kann man da oben halten.« Doch die anderen beachteten sie nicht. Sie trug den schwarzen Obsidianring der verstorbenen Mutter, den Obsidian der Witwen, der ihr Schicksal verriet, nie einen Mann gefunden zu haben und abhängig zu sein von der Großzügigkeit ihrer Schwester und des Schwagers, der sie nur ertrug, um sich die Predigten des Pfarrers vom Hals zu halten, an den der größte Erbteil der Alten gefallen war.

»Sara wurde auserwählt«, sagte die Frau des Bauern stolz.

Luce stellte sich vor, wie der Mann vom Berg gestiegen war, die Jacke noch nass vom Nebel, mit schwarzen Augen, die in der Lage waren, die Größe eines Feldes abzuschätzen, aber nicht in die Tiefen des Herzens zu blicken. Er hatte sich zu Saras Eltern gesetzt, an den massiven Nussbaumtisch neben dem Ofen, während Sara hin und her lief, um Krüge mit Wein zu bringen. Draußen regnete es, das brennende Holz verbreitete den behaglichen Duft der vergangenen Festtage. Es roch nach dem Weihrauch der Heiligen Drei Könige, die den Türbalken beschriftet und dem Jesuskind ein Lied gesungen hatten, und nach dem Harz des Weihnachtsbaumes, dessen Äste Kerzen und Strohsterne zierten.

Das letzte Weihnachtsfest im Elternhaus.

Ein Mädchen, das bald Mutter werden würde.

Die Frauen in der Stube, umgeben von Licht, Gelächter und Versprechen, hielten die Fäden eines längst gewählten Lebens in den Händen. Die Stickereien der Aussteuer, die die Bäuerinnen fertigten, erzählten davon. Genauso wie die winzige Mütze für ein Neugeborenes in den Farben der Wiesen, die Sybille häkelte.

»Heute früh haben wir Teresa gesehen.«

Luce drehte sich zur Alten um, sie sprach, ohne den Kopf

von ihrer Arbeit zu heben. »Sie hat Steine vom Feld der Schwiegereltern aufgesammelt.«

Luce erinnerte sich sofort an die Frau mit dem kühnen Blick, die ihr zugelächelt hatte, als sie zum Stall gelaufen waren. Es wunderte sie nicht, dass die alte Frau ihren Namen kannte. Die Dorfleute gingen jeden Sonntagmorgen zur Messe in dieselbe Kirche. Die verhornten, aufgerissenen Hände, die sie als Zeichen des Friedens drückten, waren die von Neffen, Nichten und anderen Verwandten. Aber der Ton ihrer Oma verriet eine Vertraulichkeit, die sie hellhörig werden ließ.

»Ihr Mann ist letzten Winter gestorben«, Sybilles Stimme stockte vor Mitgefühl. Es musste ein unerwarteter Trauerfall gewesen sein, der einen Mann in seinen besten Jahren aus ihrer Mitte gerissen hatte. Teresas Haare waren noch schwarz wie die Wurzeln der Christrose. Es war anständig, dass die Schwiegereltern sie unterstützten.

»Und deshalb darf sie noch auf ihrem Feld arbeiten?«, fragte Luce flüsternd. Die Frau schuftete zwar wie ein Pferd, dafür gaben sie ihr aber immerhin ein Dach über dem Kopf, ein Zuhause, auch wenn sie ihnen keine Enkel geschenkt hatte.

Der Alten entfuhr ein Lachen: »Wohl eher das Gegenteil. Sie sind auf Teresa angewiesen.«

Luce dachte nach: »Auf ihre Hilfe bei der Feldarbeit.«

»Ein Feld, das Früchte aus Stein trägt? Ich bezweifle, dass das zum Leben reicht.« Die Alte hielt inne: »Ist dir aufgefallen, wie sie sich bewegt, Luce? Hast du ihre Schultern gesehen?«

Luce hatte gar nicht anders gekonnt, als es zu bemerken, genau wie das Lächeln, das sich ihr eingebrannt hatte – den

Schatten einer Welt aus Felsen und Erde, in der ein ständiger Kampf tobte. Aber auch Freiheit herrschte.

»Ihre Arbeit, ihre eigentliche Arbeit ist viel gefährlicher. Aber sie muss niemanden um etwas bitten. Sie kennt den Berg besser als die Leberflecke auf ihrer Haut.« Sie senkte die Stimme: »So gut, dass sie ihn im Dunkeln überqueren könnte.«

Luce starrte die Alte an. Sie hatte gerade gesagt, dass Teresa die Pfade kannte. Aber gewiss konnte sie sie nicht so gut kennen wie Pa oder Klaus. Sie war eine Frau. Und Frauen konnten nicht einmal Rucksäcke voller Strohhüte tragen. Das hatte ihr Vater gesagt.

»Hast du ihr noch nichts erzählt?«, kicherte Sybille. Die Frauen tauschten komplizenhafte, amüsierte Blicke.

Die Alte entgegnete ruhig und bedeutungsvoll: »Wenn man Wasser auf einen nassen Kieselstein gießt, perlt das Wasser ab. Man muss warten, bis die Sonne ihn durstig gemacht hat, damit er es aufnimmt.«

»Mein Kopf ist aber nicht aus Stein«, platzte Luce heraus.

Die Oma lachte, und die anderen stimmten mit ein. »Du weißt, dass ich dich nicht beleidigen will. Aber alles braucht seine Zeit, Luce. Um klar zu sehen, müssen wir manchmal nur abwarten, bis die Luft abkühlt und sich die Umrisse der Berge von den Wolken abheben.«

»Und deine Oma hätte so einiges zu erzählen«, mischte sich die Frau des Bauern ein.

Die Tür schwang auf, und herein strömte eine Wolke aus Tabak, Heidelbeerschnaps und Musik.

Die Männer kamen herein, sie brachten ein Akkordeon und eine Gitarre mit. Einige gingen auf die Frauen zu und forderten sie zum Tanz auf, während die, die auf der Bank sitzen blieben, im Rhythmus der Musik klatschten.

Luce mochte das, weil die Musik sie an ihre Schulzeit erinnerte, als sie mit den Skiern ins Dorf hinuntergefahren war. Es war ihr Lehrer in der ersten Klasse, der ihr gezeigt hatte, dass man verreisen, durch Fenster gehen konnte, einfach, indem man die Augen schloss und seine Träume in ein Rohr aus Holz blies.

Auch in diesem Moment stellte die Musik den Raum auf den Kopf. Sorgte dafür, dass die alte Jungfer mit dem Herz aus Obsidian und der Bauernsohn mit den schwieligen Händen zusammen tanzten. Und ein Mädchen, das im Frühjahr verheiratet werden sollte, mit dem Vater, der von ihr Abschied nahm und sich dabei vorstellte, wie es bald in einem schmalen Bett neben einem fremden Körper liegen würde. Vielleicht würden sie sich mögen. Oder sie blieben einander fremd. Und als er es anlächelte, zitterte der alte Vater ein bisschen, denn in seinem Kopf spielten sich Szenen ab, von denen das Mädchen noch nichts ahnte.

Wenn man die Stickerei umdrehte, verkehrte sich das Bild, und abgeschnittene Fäden standen hervor. Ihre sah allerdings auch auf der richtigen Seite scheußlich aus, dachte Luce, lächelte der Alten zu und klatschte in einem immer schneller werdenden Rhythmus.

Sie kannte die Melodie nicht, eine Reihe von Tönen im Dreivierteltakt. Als einer der Bauern zu singen begann, lauschte Luce den Worten, nahm die Hand ihrer Oma und drückte sie. Sie war wie erstarrt.

Geh heut' nicht fort, mich plagt ein böses Ahnen!
So sprach des Schmugglers Weib: Bleib doch zu haus'!

Nein, es muss sein, denn Großes wir heut' planen.
Mich treibt's hinaus in dunkle Nacht und Graus.

Auf dunklem Pfade, der zur Grenze führet,
dort harr'n die Schmuggler ihres Hauptmanns Ruf.
Es ist alles still, im Busch die Vöglein schlafen,
und Ruhe herrscht in dem Walde rings.

Da geht ein Pfiff, es flieh'n die Kameraden
und lassen ihn im finstren Wald zurück.
Er rührt sich nicht, mit seiner Last beladen,
er glaubte fest wohl an sein altes Glück.

Da geht ein Schuss, das Blei hat ihn getroffen,
geht durch die Brust ins treue Herz hinein.
Wohl für sein Weib, sein blond gelocktes Söhnlein,
sinkt er ins Grab, verlassen und allein.*

Luce war vertraut mit den Geistergeschichten der Bäuerinnen, bei denen sie sich als Kind gefürchtet hatte. Und sie hatte sich an ihren Fatalismus gewöhnt, mit dem sie über die Härte des Lebens lachten, um sich damit auszusöhnen. Auch in dieser Nacht lachten alle, schenkten Schnaps ein und klopften mit den Fingerknöcheln auf Holz. Die Sachen der Alten behandelte man mit Respekt, aber weinen und lamentieren kostete Kraft. Und wie sollte man weiterkämpfen, wenn man am Morgen keine mehr hatte?

»Ist das so?«, fragte sie ihre Oma. Sie saßen nebeneinander am Tisch, an die vom Ofen gewärmte Kalkwand gelehnt.

---

* Schmugglerlied, Archiv Naturpark Ötztal

Um sie schwirrten Spiralen aus Licht, Musik und Stimmen. »Soll man einfach nur bleiben und abwarten? Das hast du dein ganzes Leben lang gemacht. Für nichts anderes hattest du Zeit. Nicht für dich.«

Für alle hier war es mehr als nur ein Lied. Die Töne vermischten sich mit den Erinnerungen, nicht mit der Geschichte.

Die Alte schüttelte den Kopf. »Es ist viel komplizierter, Luce. Vielleicht erzähle ich es dir eines Tages.«

»Warum nicht jetzt?«

»Alles verändert sich so schnell. Auch du wirst dich verändern.«

»Magst du deswegen Fotos so sehr?«

Die Alte nickte.

»Und was, wenn alles für immer so bleibt, wie es ist?«

»Kind«, ermahnte sie Luce, »steh auf und tanze. Wenn das Zimmer sich nicht bewegt, kannst du es dazu bringen.«

Luce lächelte. Sie stand auf, zog die alte Frau mit sich, hielt sie fest und tanzte mit ihr, wobei sie alle anderen übertönten. Die Nacht war kurz, sie würde, genau wie ein weiterer Winter, im Flug vergehen.

Wenn die alte Frau recht hatte, dann hatten Fotos etwas Magisches an sich. Sie wollte den Gedanken an Sara aus dem Kopf bekommen, an ihr Grab zwischen Felsen und Kohlköpfen, wo sie mehr oder minder glücklich leben würde, bis sie eines Tages abgeholt werden würde in einem schmalen, langen Sarg aus Holz, der sie eng umschlossen hielt, damit sie nicht hin und her rutschte, während die Männer sie auf den Schultern bis hinunter zur Dorfkirche trugen.

Pa und Klaus überquerten Grenzen, um Schätze aufzuspüren, sie dagegen war in der Lage, sie der Zeit zu stehlen und vor ihr zu verstecken, damit sie sie nicht beschädigte. Aus dem Haus im Wald hatte sie nur wenige Sachen mitgenommen. Alles passte in einen Rucksack. Natürlich hatte sie weder die Violine mitnehmen können noch die Schrotflinte, mit der sie die Bäuerinnen zu Tode erschreckt hätte.

Aber das Mäppchen aus geblümtem Stoff. Sie öffnete das Band und betrachtete das Foto ihrer Mutter. Eine lächelnde Gestalt, kaum mehr als ein Umriss, von den Haaren, die zu einem hohen Pferdeschwanz gebunden waren, bis zu den Lederstiefeln. Im Zentrum ihr Lächeln wie ein kurzer Strich, weiter unten die trapezförmige Kontur ihres Rocks. Aber alles nur Linien ohne Tiefe, die nichts preisgaben von dieser Frau, die fortgegangen war und sie und Klaus bei Pa zurückgelassen hatte, als ihre Stimme nicht mehr als ein Wimmern gewesen war und sie nicht einmal ein einfaches Wort, wie »bleib« hatte sagen können.

Sie steckte die Finger in das Mäppchen. Es war noch etwas anderes darin. Vorsichtig nahm sie es heraus und legte es auf die Decke. Das vertraute klickende Geräusch, als sie den Deckel aufspringen ließ, war wie ein Gruß.

»Und du, Mama, konntest du häkeln?«

Luce grinste. Nein, ganz sicher hatte Handarbeit ihrer Mutter mindestens so wenig gelegen wie ihr. Nicht einmal ein Mützchen oder Babysöckchen hatte sie ihr hinterlassen. Ihre Oma sagte immer, dass sich gewisse Fähigkeiten vererben. So ähnlich wie der Heißhunger der Mutter auf ein bestimmtes Essen als Mal auf der Haut erblüht, wenn er nicht befriedigt wurde.

Luce hatte ein winziges Mal gehabt, mitten auf dem Augenlid. Aber beim Spielen hatte Klaus sie so heftig gekratzt, dass es verschwunden war. Pa und Klaus bestritten, es je gesehen zu haben, aber sie erinnerte sich gut an den kleinen rosa Fleck. Leider war ihr nicht genug Zeit geblieben, um herauszufinden, ob es Heißhunger auf Erdbeeren gewesen war oder auf etwas Ausgefalleneres wie Pastete oder eine exotische Frucht. Oder Eiscreme.

Sie trug eine dünne Schicht des Lippenstifts auf, der ihrer Mutter gehört hatte, und stellte sie sich vor, während sie ihr Spiegelbild betrachtete. »Was soll ich tun, Mama?« Manchmal fühlte sie sich noch wie ein kleines Mädchen, das Klaus hinterherlief, sich an seine Fersen heftete und immer dort sein wollte, wo er war. »Ich werde auch fortgehen, wie du.«

Sie würde nicht hierbleiben und auf die Berge starren, dem Wunsch nachhängen, auf den Gipfel zu klettern, um zu schauen, ob das Leben auf der anderen Seite besser war, gelähmt von der Angst, dass alle anderen weglaufen würden. Vielleicht hielt sie noch still wie ein Tier, das versuchte zu riechen, was in der Luft lag. Aber eines wusste sie genau: Sie musste immer weiterklettern, ohne sich umzusehen.

1978

Um ihn herum veränderte und verwandelte sich alles, wie die großen Lärchen, die sich im Sonnenuntergang orange färbten. Das Rascheln ihrer Nadeln im Wind durchbrach eine melancholische Starre und berührte ihn in seinem Innersten. Nie zuvor hatte er bemerkt, wie viele verschiedene Nuancen von Rot und Gelb es gab.

Auch weiter oben, jenseits der Waldgrenze, wo der Blick über die großen Felsblöcke stolperte, die die perfekte Decke der Bergwiesen durchbrachen, veränderte sich die Natur in einem wilden Rhythmus, dem er nur schwer folgen konnte.

Die Tiere bildeten Rudel und folgten uralten, im Ahnengedächtnis eingebrannten Pfaden, um die der Sonne zugewandten Hänge zu erreichen, wo Flechten und Moos wuchsen.

Er konnte sie hören. Es gab nichts Faszinierenderes, nicht einmal die Musik aus Katharinas Radio, als dem Röhren zu lauschen, das die Dämmerung zerriss. Die Erde erbebte vom gewaltigen Aufeinanderprallen der Geweihe der großen Hirsche.

Eine Kuppel aus Geräuschen, Gezwitscher, Pfiffen und Rufen stieg aus den Tiefen des Waldes auf und wölbte sich von seinen östlichen Ausläufern bis hin zu den Granitfelsen, die die Nordseite wie eine Mauer abriegelten.

Er stellte sich vor, was die Tiere sich wohl erzählten, und

meinte zu spüren, ob sie zufrieden oder aufgebracht waren, verängstigt durch das Eindringen in ihr Gebiet oder einfach nur nach Gesellschaft suchten.

Doch nicht alles war ihm vertraut.

Er musste lernen, sich von den bunten Blumen zu verabschieden. Sein Blick verlor sich nicht mehr in gelben Almwiesen. Jetzt waren sie karg. Nur die ein oder andere Aster hob sich mit ihren violetten Blütenblättern von der grünen Wiese ab, hier und da sah man die hübschen Glockenhüte der Herbstzeitlosen. Er atmete ihren Duft ein und bemühte sich, ihn sich zu bewahren für dann, wenn einzig der kalte Geruch von Schnee zu riechen sein würde.

Die Tiere passten sich an, wechselten ihr Fell, legten sich eine dichte braune Wolle zu, wie die Gämse, deren Männchen sich im Herbst und Winter zu Rudeln zusammenschlossen. Sie forderten sich gegenseitig heraus, indem sie ihre struppigen dunklen Mähnen zur Schau stellten, die sie aufrichteten, um größer zu erscheinen und den Weibchen zu gefallen. Die Natur bereitete sich frühzeitig vor. Die Paarung, ein kurzer Kampf, dessen aggressive Schreie die Dämmerung erfüllten, würde ihre Früchte im Frühling zeigen. Sie wussten, dass sie den Winter überstehen würden und der Nachwuchs ein Tribut war an Sonne und Erde, Wasser und Wind, damit sie es gut mit ihnen meinten und sie beschützten.

Und er? Veränderte er sich?

Er fühlte sich noch immer genauso wie damals, als er in die glänzende alte Dame gestiegen war, obwohl es nichts gab, was ihn noch mit der alten Welt, die er hinter sich gelassen hatte, verband, außer dem Flüstern der Geister, die ihn in unruhigen Nächten besuchten.

Seine Hose hörte jetzt ein gutes Stück oberhalb der Knöchel auf, und das Hemd spannte an den Schultern. Als er in den Wald gekommen war, war die Hose noch weit und schwer gewesen.

Er beobachtete Hund, der neben ihm zwischen den Wurzeln saß und schnüffelte. Er beneidete ihn um seine Möglichkeit, mit dem Wald in Kontakt zu treten. Der Hund kniff die Augen zusammen und richtete seine Ohren auf die Stimme, die vom Berg herüberwehte. Das große Tier fürchtete sich nicht vor der Dunkelheit. Es zeigte keine Angst, nicht einmal wenn die Nacht schnell aus dem Tal emporkroch und sie noch nicht in den Schlaf gefunden hatten. Der Junge dachte an das Dorf und an die Männer, die in dieser Jahreszeit zum Jagen in den Wald gingen. Jetzt war die Zeit, um Vorräte anzulegen. Doch er war kein Jäger. Er besaß nicht diesen verwegenen und gnadenlosen Instinkt, der den Halbwolf dazu trieb, der Beute aufzulauern, sie zu beobachten, bis er eine Schwäche entdeckte, die ihr Schicksal besiegeln würde. Er war eher wie die Füchsin, die sich im Schutz des Morgennebels in die Ställe schlich, um Eier und schlaftrunkene Hühner zu stehlen.

Der Wind trieb den Schnee vor sich her und ließ seinen Unterschlupf verschwinden. Er schlief an den Halbwolf gekuschelt, völlig ausgefroren von Kopf bis Fuß.

»Ich könnte dir immer noch das Fell abziehen und mir einen Pelzmantel daraus machen«, flüsterte er Hund ins Ohr, während er schlief, und versuchte, dem Hunger und der Kälte zu trotzen. Er wartete sehnsüchtig auf die wärmenden Sonnenstrahlen des Morgens. Bei Sonnenaufgang erwachte er und taumelte wie ein Schlafwandler durch das weiße Reich aus Schnee und glitzerndem Frost. Die kalte Sonne hatte jede Kraft verloren.

Die Tiere waren verschwunden, und der Wald hatte sich schlafen gelegt unter der stillen Umarmung des jäh eingebrochenen Winters, den er schon so lange erwartet hatte. Er hatte alles mitgenommen, die Pilze, die Walderdbeeren, sogar das Wasser des Wildbachs, das zwischen den Steinen unter einer Eisschicht schlummerte.

Während er die Vorräte überprüfte, waren seine Gedanken beim Halbwolf. Er fragte sich, wo er steckte. Seine Jagdausflüge dauerten immer länger. Auch wenn er stets zurückkam, beunruhigte es den Jungen, ihn für so lange Zeit nicht in Sichtweite zu haben, und er stellte sich vor, wie es wäre, allein, wirklich allein im Wald zurückzubleiben.

Der Junge vergrub das letzte Stück Rinde, in dem er Beeren versteckt hatte, seine Hände brannten vor Kälte. Es war Zeit, sich in Bewegung zu setzen. Er stand auf und untersuchte den Boden nach Spuren von Hund. Es war schwieriger als gedacht, denn es hatte wieder zu schneien begonnen, und seine Schuhe sanken bei jedem Schritt ein. Er glaubte, zügig zu laufen, doch er erreichte nicht einmal den nächsten Baum, der absichtlich in immer weitere Ferne zu rücken schien. Seine Bewegungen waren so verlangsamt, als ob seine Gelenke eingerostet wären.

Plötzlich tauchte im Schnee das Gesicht von Hasenohr auf. Er sah genauso aus wie an jenem letzten Abend. Die strubbeligen Haare, das weite T-Shirt, das locker herunterhing und das Schlüsselbein entblößte. Das war seine Stimme. Er schloss die Augen und öffnete sie wieder. Hasenohr war immer noch da. Er wollte ihn so gerne berühren, mit ihm sprechen. Stattdessen hielt der Traum ihn in seinem Spinnennetz gefangen.

»Du machst das gut und Hund auch. Er beschützt dich.«

Hasenohr streichelte den Hund, drückte ihn an seine Brust, genau wie an jenem Morgen, kurz bevor die Lehrerin aufgetaucht war und er Angst gehabt hatte, dass ihm das Tier weggenommen würde. Aber jetzt hatte er keine Angst. »Es war nicht deine Schuld«, flüsterte er ihm zu, bevor er verschwand.

Der Junge konzentrierte sich darauf weiterzugehen, doch sein Fuß fand keinen Halt. Es riss ihn nach hinten, und seine Arme ruderten durch die Luft. Er versuchte vergeblich, sich an irgendetwas festzuhalten. Alles, was er hörte, war das Krachen von brechendem Eis, und er prallte gegen einen Felsen. Ein Stechen durchfuhr seinen Rücken, brennend wie Feuer, und die Welt verschwand hinter leuchtenden Blitzen.

Der ganze Wald beugte sich über ihn, die Äste wie Arme, die ihn, statt ihn in Sicherheit zu bringen, weiter in den düsteren Himmel zogen. Die Stille der Ebene strich sanft über ihn hinweg, bedeckte ihn mit Schnee und flüsterte ihm zu, sich fallen zu lassen, keinen Widerstand zu leisten. Im Grunde war es kein schlechter Gedanke. Er würde Hasenohr und Katharina nachfolgen. Er könnte sich wieder mit ihnen unterhalten, und die Monate, die er allein im Wald verbracht hatte, wären nichts mehr als Geschichten, die er seinem Bruder erzählen würde. Sein Leben würde zu einer langen Geschichte werden. Er würde für immer bei ihnen sein.

Leichter Regen streichelte seine Wangen, es roch nach Wind und etwas anderem, das er wiedererkannte: Blut. Hund war zurückgekommen. Instinktiv presste er sich gegen das Fell und ließ sich von dem Tier mitziehen. Hund wachte die ganze Nacht neben ihm auf dem weichen Boden zwischen zwei gewaltigen Granitblöcken. Erst als der Junge aufwachte, bewegte sich das Tier, begrüßte ihn mit wedelndem Schwanz und leckte über sein Gesicht.

Er brauchte Hund, damit er sich nicht so einsam fühlte. Und sie brauchten beide Hilfe, um den Winter zu überstehen. Aber sie konnten den Wald und den Berg nicht verlassen.

Da fiel ihm das versteckte Haus ein mit dem Kamin. Und dem Hühnerstall.

»Meinst du, wir sollen dort hingehen?«

Hund schaute ihn an und legte den Kopf schief. Er gähnte wie immer, wenn er fühlte, dass etwas in der Luft lag. Nicht vor Müdigkeit, sondern vor Aufregung.

Er streichelte das Ohr des Hundes und dachte daran, wie oft sein Bruder vor dem Zwinger gestanden hatte, in den der Vater das Tier sperrte: »Es ist eine Qual für ihn, dort angebunden zu sein. Wir sind genau wie er, stimmt's? Wir werden nie vom Hof wegkommen«, sagte er und suchte im Gesicht des großen Bruders nach einer Antwort. Doch er senkte den Blick, um die Wahrheit zu verbergen. Keiner von beiden würde es leicht haben, eine Arbeit in der Stadt zu finden. Sie konnten kaum lesen und schreiben. Das Tal verwirrte sie und machte ihnen Angst.

Er hielt sich am Felsen fest und rappelte sich auf.

»Nur wenn wir es wollen, Hasenohr«, sagte er laut.

Als sie ankamen, hatte die Dämmerung, die den Berg in samtige Blautöne hüllte, bereits eingesetzt. Umgeben vom violetten Licht, das von den Gipfeln bis ins Unterholz fiel, näherte sich der Junge dem Haus. Dabei nahm er eine unwirkliche, seltsame Atmosphäre wahr, auf die er nicht gefasst war.

Nicht die Stille bereitete ihm Unbehagen, sondern die Präsenz einer Kraft, die den Wald mit all seinem lärmenden Leben vom Haus fernzuhalten schien.

Der Maschendrahtzaun des Hühnergeheges war niedergedrückt, und aus der Ferne konnte er nicht erkennen, ob ein anderer Räuber ihm zuvorgekommen war und den Stall geplündert hatte. Dafür sprach, dass von dort weder Geräusche kamen noch Schatten zu sehen waren. Nichts bewegte sich. Kein Lebenszeichen.

Nachdem er in seinem Kopf verschiedene Szenarien durchgespielt hatte, fiel sein Blick auf die Balkone. Die einst üppigen Blumen ließen grau und vertrocknet die Köpfe hängen. Ein Teppich aus Laub bedeckte die Fläche vor dem Hauseingang.

Wer auch immer in dem Haus gewohnt hatte, hatte aufgehört, sich darum zu kümmern.

Gemeinsam mit Hund inspizierte er den Außenbereich. Erleichtert stellte er fest, dass die Hühner nicht von einem Fuchs oder Marder getötet worden waren. Sie waren schlicht verschwunden. Der Sand war sauber, keine Feder lag am Boden. Er fand auch keine makabren Überreste im Stall.

Das Haus umgab eine unwirkliche Stille, erleuchtet vom violetten Licht. Er stieß die Holztür auf, die nicht abgeschlossen war. Die staubgeschwängerte Luft, die ihm entgegenschlug, nahm ihm den Atem.

Es war eine richtige Bruchbude. Kein Strom, kein fließendes Wasser, weder kalt noch warm. Wie bei allen Gedanken, die zu lange im Kopf kreisen, hatte er sich bereits so in seine Idee des Hauses hineingesteigert, dass er sich jetzt, während er durch die schmalen, leeren Zimmer ging, fragte, ob er wirklich nicht träumte. Auf den Betten im ersten Stock lagen nur noch die Lattenroste. Wer auch immer hier gewohnt hatte, hatte eine seltsame Vorliebe für Spitzendeckchen, die selbst die klapprigsten Regale an den rissigen Wänden zierten.

Und für Strohhüte, in einem Raum hatte er einige davon entdeckt, so zerschlissen, dass sie aussahen wie Siebe mit übergroßen Löchern. Die Stube war schmal, mit einem kleinen Fenster zur Südseite, und auf dem Brett davor lag etwas, das ihn zum Lächeln brachte, als er es in die Hand nahm: ein Buch. Es war ein altes Buch, nur noch dafür gut, die Seiten herauszureißen und ein Feuer damit zu machen.

Aber die Küchenschränke waren voll mit getrocknetem Brot und Konserven. Im Stall lagerten Säcke voller Getreide und Mehl, das ihm wie Gold durch die Finger rann und unendliche Glücksgefühle in ihm auslöste.

Sie waren reich! Der Halbwolf und er würden hier überwintern und sich den Bauch vollschlagen. Er hüpfte lachend um Hund herum, der zwar nicht verstand, was los war, aber mitmachte, als wäre es ein Spiel, während die Mehlwolken ihn zum Niesen brachten.

Obwohl das Haus aussah, als sei es bereits vor Wochen verlassen worden, und die Spinnen ihre Netze an den Fenstern gesponnen hatten, schliefen sie vorsichtshalber im Stall, wo es leichter wäre, die Geräusche zu hören und zu verschwinden, indem man sich durch die breite Spalte zwischen den Balken und dem Boden zwängte. Aber auch der Stall war gemütlich. Der Junge hatte ein schönes Feuer gemacht und sich mit einer Decke, die er im Waschzuber hinter dem Haus gefunden hatte, ins Stroh gelegt.

»Siehst du, wofür es gut ist?«, sagte er zum Halbwolf und

zeigte ihm die wenigen Seiten des Buches, die noch nicht im Feuer gelandet waren. Erst jetzt fiel ihm auf, dass er den Titel gar nicht gelesen hatte.

Ein Kochbuch.

Er spuckte aus. Das war ja nutzloser als ... als ... Ihm fiel kein Gegenstand ein, der im Wald wirklich unbrauchbar war. Zum Überleben konnte alles nützlich sein. Zum Beispiel hatte er gedacht, dass Regenschirme unnütz wären. Und der Wald, der ihn aufgenommen hatte, war sehr klug gewesen, ihn nicht zu sehr spüren zu lassen, was ihm fehlte. Bis die Bäume ihre Blätter verloren hatten und nur noch die kahlen, verschämten Ästchen zurückgeblieben waren. Plötzlich hatte sich auf einen Schlag alles Wasser auf ihn ergossen, das die Wolken hatten aufnehmen können.

Ein Kompass war nützlich, aber nicht unverzichtbar. Sonne und Sterne genügten. Ein in den Boden gerammter Stock diente als Sonnenuhr. An klaren Morgen hob er den Blick und entdeckte gewaltige Vogelschwärme, die aus dem Wald emporstiegen und die Bergkette überwanden. Vor seinem geistigen Auge sah er sie bereits über unendliche Meere fliegen, nur dem Herzschlag ihrer Brüder und Schwestern folgend, der sich in einem Rhythmus vereinte, angezogen von der Sonne und von einem Land, in das sie zum Nisten zurückkehrten. Einen solchen inneren Kompass wie den der Vögel, der sie hoch hinaufführte, wo es niemals regnete, hätte er auch gerne gehabt.

Selbst eine Bürste war im Wald nützlich. Mit den Borsten konnte man die Rinde abkratzen und eine Menge Ameisen in die offene Hand rieseln lassen. Die konnte man essen, wenn man sie vorher trocknete. Das hatte er gelernt, weil er einmal eine lebende Ameise im Mund gehabt hatte, als er völlig ausgehungert in einen Pilz gebissen hatte. Da hatte er auch verstanden, wie wichtig Feuer war, und das nicht nur, weil man sich daran wärmen konnte.

Aber Hund und er hatten Glück. Zumindest in den nächsten Wochen würden Hunger und Kälte kein Problem mehr bedeuten.

Beim Durchstöbern der Schubladen fand er ein angebrochenes Päckchen Zigaretten. Er nahm eine heraus und versuchte, sie anzuzünden mit einem echten Feuerzeug, das er in einem der Küchenschränke gefunden hatte.

Der Junge nahm einen kräftigen Zug, der weiche Filter ließ Gutes erahnen, er blähte die Lungen auf, und der Geschmack von Teer durchflutete ihn, er fühlte ein beißendes Brennen im Hals. Hustend und nach Luft ringend, betrachtete er die glimmende Zigarette. »Das schmeckt überhaupt nicht gut, Hund. Das ist das schlimmste Gift nach den Suppen von Katharina.« Er zog ein zweites Mal an der Zigarette und fand es nur ein klein wenig besser. Nach dem dritten Zug drückte er sie auf dem Boden aus und dabei fiel sein Blick auf etwas viel Interessanteres.

Die Schachtel war unter einem Holzbrett versteckt, das Hund sich geschnappt hatte und das er verteidigte wie eine Trophäe. Dem Jungen würde es nicht gelingen, es aus seinen Fängen zu befreien, aber das von Holzwürmern durchlöcherte Brett interessierte ihn wenig.

»Mal sehen, was hier drin ist«, sagte er, nahm die Schachtel in die Hand und spähte hinein: Fotos, ein paar Zeitungsausschnitte. Er nahm den Deckel ganz ab und leerte den Inhalt auf den Boden. Die Fotos waren ordentlich aufeinandergelegt und mit einer roten Samtschleife zusammengebunden. In Schwarz-Weiß, einem ausgeblichenen Sepia, zeigten sie ein Paar vor einem Restaurant, ein Fest auf einer Wiese mit Freunden, eine Frau, umgeben von einem Heiligenschein aus langen Haaren mit einem Baby im Arm. Neben ihr der Ehemann mit tiefen Schatten unter den Augen. Auf den Zeitungsausschnitten erkannte er den Mann wieder, nur war er da älter. Ein Datum. Eine Schlagzeile. In dem Artikel ging es um die Hütte auf dem Gipfel, wo die Grenze verlief, und um etwas, das dort in der Nacht passiert war. Er konzentrierte sich, kniff die Augen zusammen und hielt das Blatt in den Mondschein. Derselbe Mann wie auf dem Foto, das den Tag der Hochzeit verewigte und auf dem er lächelnd vor der Kirche stand und seine Frau im Arm hielt, hatte zusammen mit einem Komplizen drei Grenzbeamte an einem Kontrollpunkt bei einem Schusswechsel niedergestreckt. Die Fotos vom Gewehr und vom blutbefleckten Gras überließen, trotz der groben Körnung der Zeitung, nur wenig der Phantasie. Man hatte die Schmuggler auf der Hochebene vor dem letzten Aufstieg gefasst. Dort, wo zwischen zwei Gipfeln der Weg verläuft, der auf die andere Seite führt. Nachdem man sie zur Zwickauer Hütte, dem Stützpunkt der Zollpolizisten, gebracht hatte, konnten sie sich befreien und eröffneten das Feuer, das die Grenzer erwiderten. Einer der beiden Schmuggler wurde in die Brust getroffen. Der andere erschoss die drei am Boden Deckung suchenden Beamten.

Das Wort »Schmuggler« kam mindestens zehnmal vor. Der Junge legte alles zurück in die Schachtel und verschloss sie wieder. Altes Zeug, dachte er. Aber es schauderte ihn, und er nahm wieder das Kochbuch in die Hand.

Neben Rezepten, die beschrieben, wie man Fleisch marinierte, gab es einige grausige Seiten, auf denen anhand eines lächelnden Schweins illustriert war, in welche Teile man das Tier zerlegte: Speck, Schinken, Rippchen, Lenden. Dabei wurde erklärt, welche Messer man benutzen und wie man die Schnitte ausführen sollte. Er atmete tief durch. Das war auch nicht gerade hilfreich, um die bösen Gedanken zu vertreiben.

Aber das Buch enthielt auch harmlose Seiten mit der Beschreibung von Kräutern und Ratschlägen zur Herstellung von Wacholderschnaps. Die Anleitungen stammten von einer alten Frau mit einem großen albernen Dutt auf dem Kopf, Oma Ebe, deren Bild sich vorne im Buch befand. Oma Ebe sah aus wie jemand, der sich mit Schnäpsen auskannte. Von Blumen verstand sie wohl weniger. Während seiner Zeit im Wald hatte er sie schließlich alle probiert, und sie schmeckten überhaupt nicht gut. Es war ihm unverständlich, wie sie so weit gehen konnte, Bratkartoffeln mit Veilchen und Schokoladenkuchen mit Margeriten zu garnieren.

Zwischen die Seiten war ein gefaltetes Blatt Papier gelegt worden, auf dem die Namen der Berge standen, Höhenangaben, Auflistungen, Zahlen, die vielleicht die Wegzeit angaben, geschrieben in verschiedenen Handschriften. Einzelheiten zu jedem Berg. Und eine Landkarte.

Er rieb sich die Augen, weil die Zeilen zu verschwimmen begannen, obwohl er sie mit dem Finger entlangfuhr. Lesen strengte ihn furchtbar an. Hund war der gleichen Ansicht. Er hatte sich zu seinen Füßen zusammengerollt und genoss die wohlige Wärme des Feuers.

Vor dem Einschlafen hängte er das kleine Kreuz über das Kopfteil seines imaginären Bettes, das aus Stroh, einer mottenzerfressenen Decke und dem Fell des Wolfhunds als Kopfkissen bestand. Nachdem er das Buch mit dem Bild der lächelnden Oma Ebe zugeklappt hatte, schleuderte er es nicht auf den Boden wie er es noch vor wenigen Tagen getan hätte. Stattdessen achtete er darauf, dass die verbliebenen Seiten nicht zerknitterten, und legte es vorsichtig ab – gutes Papier konnte man immer brauchen, um das Feuer am Brennen zu halten.

Dann dachte er daran, mit welchem Eifer man ihm das Lesen beigebracht hatte, so beharrlich, als wäre das Einzige, das ihn würde retten können, das Erlernen nutzloser Begriffe und Reime, die ihm niemals geholfen hätten, im Wald zu überleben.

Aber was hatte Fräulein Ziller schon gewusst. Sie war eine aus der Stadt. Wenn sein Bruder und er besser aufgepasst hätten, wäre der Erdrutsch, der sie erfasst hatte, vielleicht nie losgebrochen. Selbst die schlimmsten Lawinen werden von einem einzelnen vorwitzigen Kieselstein ausgelöst, der beschließt, den sicheren Hang zu verlassen, um sich in der Welt umzuschauen.

An jenem Morgen hatte keiner von den beiden bemerkt, wie sie zum Hof gekommen war. Ihrerseits war das Fräulein Ziller gewiss zu anstrengend gewesen, um den Blick schweifen zu lassen, während sie an den alten Vater dachte, den sie in der Stadt zurückgelassen hatte. Man erzählte, er hätte es nicht gut aufgenommen, dass seine einzige vielversprechende Tochter in einer Dorfschule eine Bande zerlumpter, nach Stall stinkender Bauernkinder unterrichtete, die schwerer zu hüten waren als ein Sack Flöhe. Er hatte sich vorgestellt, wie sie den Weg hinaufstieg und sich dabei an jedes Wort des Vaters erinnerte – so, wie er sich an alles erinnerte, was sein Vater zu ihm gesagt hatte. Wie sie die Worte drehte und wendete, sie von jedem Winkel aus betrachtete, so als wären sie aus fester Materie wie die Steine, die sie mit der Spitze ihrer Stiefel bis zur nächsten Wegbiegung kickte. Es war diese Stimme in ihrem Ohr, die den Staub und die Müdigkeit in weite Ferne rücken ließen, und sie kletterte hinauf, ohne dabei über die Hitze zu stöhnen. Sie hatte den Weg entschlossen auf sich genommen. Es war eine Frage des Stolzes und der Selbstachtung. Und während die junge Frau ihren persönlichen Kampf mit dem Berg austrug und ihr gutes Gewand durchschwitzte, lagen sein Bruder und er – die Söhne von Paul Gamper, dem Besitzer des Hofes auf dem Felsvorsprung nahe der Waldgrenze – auf goldgelben Strohballen und kauten auf Getreidehalmen. Der kleine Hund leistete ihnen Gesellschaft. Ihr Lachen wurde jäh vom Klang einer Stimme unterbrochen, und das Lächeln auf ihren Gesichtern fror ein. »Fräulein Ziller«, hatten sie gerufen und waren nach einem erschreckten Blickwechsel von den Strohballen gehüpft. »Wir müssen Papa warnen.«

Er hatte den Welpen in den Stall gesperrt, damit der Vater ihn nicht finden würde, und war ins Haus gerannt. Dann hatte er sich in der Stube umgeschaut. Hier drin konnte er sich Fräulein Ziller mit ihrer weißen Bluse beim besten Willen nicht vorstellen. Er sammelte die Flaschen ein, die sein Vater geleert und im ganzen Raum verteilt hatte. Er überlegte, wo er die Flaschen verstecken könnte, und schob sie dann eilig unter die Bank. Die Gläser weichte er in der Spülschüssel ein. Er hielt inne, um Luft zu holen und seinen Herzschlag zu beruhigen. In diesem Moment wurde ihm der ganze Schlamassel, in den sie sich gebracht hatten, in aller Klarheit bewusst: Sie waren an diesem Morgen nicht in die Schule gegangen. Er zählte zurück, seit wie vielen Tagen sie bereits fehlten. Vier. Vielleicht auch sieben. Bestimmt sieben, schätzte er, wobei er die Tage an den Fingern abzählte. Aber in seiner Erinnerung waren sie allesamt identisch und wirbelten durcheinander wie Blätter im Wind. Wenigstens die Gläser hatte er aufgeräumt, dachte er und warf einen Blick zum Spülwasser, das so schmutzig war, dass man nichts erkennen konnte. Gut. Die Geräusche von oben, die die Wände so wenig abhielten, als wären sie aus Papier, klangen jedoch alles andere als gut. Er ging die schmale Holzstiege nach oben und schlich auf Zehenspitzen zur Tür des Elternschlafzimmers. Sie war zu – ein schlechtes Zeichen, denn er wusste nur zu gut, was darin vor sich ging, wenn sein Vater die Tür schloss.

Vorsichtig drückte er die Klinke herunter. Die sich abwechselnden Grunz- und Atemgeräusche brachten sein Herz zum Rasen.

»Papa …«

»Hau ab.« Immer wenn er auf diese Art redete und der ganze Raum nach Alkohol stank, erschauderte Hasenohr. Er dagegen würde dem Alten dann am liebsten den Kopf unters Wasser halten, bis er wieder klar denken konnte.

»Papa, es ist wichtig.«

»Willst du herkommen und lernen, wie man es macht?«, hatte er gelacht, geradezu gutgelaunt. »Danach bist du vielleicht nicht mehr so eine Schwuchtel.«

»Papa, Fräulein Ziller ist da.«

Der Mann wuchtete sich fluchend aus dem Bett wie ein Unwetter, das über das Tal hereinbrach. »Was zur Hölle will diese verdammte Hexe hier?« Er schwankte, Katharina verbarg sich unter den Laken und gab keinen Ton von sich, so als ob sie gar nicht existierte.

Er und Hasenohr, der ihm gefolgt war, würden ihn stützen, mit vereinten Kräften auf den Beinen halten müssen. »Du musst ihr sagen, dass Hasenohr und ich sehr krank waren, verstehst du?«

»Der werde ich sagen, dass sie zurück in die Stadt gehen soll, wir haben hier keine Zeit zu verplempern.«

Sie brachten ihm das Hemd und zogen ihn an, wobei sie darauf achteten, es richtig zu knöpfen. Das würde noch nicht reichen für Fräulein Ziller.

Hasenohr sah sich um und fand einen Hut auf dem Boden. Genau das, was noch gefehlt hatte. Er hob ihn auf und setzte ihn auf den Kopf des Vaters. Lächelnd blickte er zu seinem Bruder, so als wollte er ihm sagen, dass sie wirklich ganze Arbeit geleistet hatten. Wenn er das Gesicht etwas im Schatten hielt, sah er beinahe aus wie ein ganz normaler Vater.

Der hatte ausgespuckt und ihn zur Seite gestoßen.

»Der werd ich's zeigen.«

Als sie am Tisch in der kühlen Pergola saßen, schien der Ärger des Vaters verraucht. Doch das Feuer erlosch nie ganz, es glomm weiter, und ein einziger Lufthauch konnte es jederzeit neu entfachen. Aber im Moment sprach Fräulein Ziller, sie redete bereits seit einer halben Stunde auf ihn ein: »Der Junge muss den Unterricht besuchen, Herr Gamper. Wir hatten schon Probleme mit dem großen Bruder, dieses Mal können wir kein Auge zudrücken.«

Sie hatte die durchscheinende Haut der Städterinnen, so hell, dass die leiseste Emotion oder ein einzelner Sonnenstrahl ausreichte, um sie erröten zu lassen. Vater war ebenfalls rot im Gesicht, bei ihm lag es jedoch am Trinken und der unterdrückten Wut. Mit Städtern zu sprechen, machte ihn immer furchtbar nervös, und er schämte sich. Und

Scham gepaart mit Frustration ergab ein übles Gift, dessen Wirkung häufig erst mit Verzögerung einsetzte.

»Ihr Adoptivsohn«, sie hatte gestockt.

Er war das Kind aus erster Ehe, seine Mutter war bei der Geburt gestorben, gerade so, als wäre er das letzte Opfer, das sie vor der ewigen Ruhe hatte erbringen müssen. Unterwürfig bis zum Ende. »Ihr Adoptivsohn«, setzte die Lehrerin erneut an, »musste das Jahr wiederholen, wollen sie, dass dem Kleinen das Gleiche passiert? Sie brauchen eine andere Zukunft. Das hier ist kein Ort für Kinder«, schloss sie. Ihr Blick fiel auf den abgemagerten Esel, der im Gatter in der prallen Sonne stand, und die herumlaufenden Schweine, die Exkremente und Abfall verteilten. Sie hatte angewidert gewirkt.

»Ich glaube kaum, dass es das ist, was sie für ihre Kinder wollen, Paul.« Mit dieser Anmaßung, ihn beim Namen zu nennen, hatte sie sich erhofft, an ihn heranzukommen, doch er hatte den Blick gesenkt.

Sein Bruder und er hörten gebannt zu.

»Sie sind sich der Lage nicht bewusst. Wir müssen jetzt die beste Lösung für alle finden. Man könnte sie Ihnen wegnehmen, wissen Sie.«

Ihr Vater hatte die Augenbrauen hochgezogen, so als nähme er das Schicksal, das es immer auf die einfachen Leute abgesehen hatte, die ohnehin genug Scherereien plagten, einfach hin. Es war die einzige Regung, die er zeigte, er wirkte, als hätte ihn mit einem Mal eine heftige Müdigkeit übermannt.

»Es gibt viele Institute, die den Kindern das bieten, was sie hier nicht bekommen. Bildung«, sagte sie, einer möglichen Antwort von ihm zuvorkommend, obwohl es den Anschein machte, als würde er ohnehin kein Wort herausbringen. »Sauberkeit, Ordnung. Regeln.«

Hasenohr hatte seinen Blick gesucht, und sie hatten sich unter dem Tisch bei den Händen genommen, so dass es keiner merkte. Er erinnerte sich nicht mehr, wer zuerst nach der Hand des anderen gegriffen hatte. Aber so hatten sie den Ausführungen von Fräulein Ziller gelauscht. Wie einem Urteil, das verfügte, dass sie in ein düsteres Institut gesperrt würden, fern von allem, was sie liebten, von der Verheißung der glänzenden alten Dame und den Bergen. Es stimmte, das Leben hier oben war hart, aber sie kannten nichts anderes. Alles andere kam ihnen fremd und bedrohlich vor. Selbst ihm, obwohl er älter war als Hasenohr.

Die Brüder hatten die Hand des anderen erst losgelassen, als der Welpe zu ihnen gekommen war. Sie hielten den Atem an. Plötzlich kam wieder Leben in ihren Vater, er erhob sich, ragte über ihnen auf wie ein Baumstamm. Auch wenn er immer noch schwankte, war er bereit, zu explodieren und der Wucht seiner Wut zu erliegen. Der kleine Hund lief an ihm vorbei, legte sich zwischen ihre Beine und bat mit dem Bauch nach oben um Streicheleinheiten. Keiner der beiden traute sich, ihn zu berühren.

»Ein Welpe«, rief Fräulein Ziller entzückt. »Er scheint ja sehr an euch zu hängen«, säuselte sie wohlgefällig und blickte von einem zum anderen. »Sehen Sie, da ist doch Leben. Manchmal muss man nur um Hilfe bitten. Es ist kein Zeichen von Schwäche, Schwierigkeiten einzugestehen und sich ihnen zu stellen. Sie können sich auf uns verlassen, wir sind immer für Sie da.« Beim Aufstehen berührte sie seinen Arm. Doch dann zögerte sie, als fiele ihr plötzlich etwas ein. »Geht es Ihrer Frau gut? Man sieht sie nur selten im Dorf.«

»Meiner Frau geht es sehr gut«, unterbrach er sie. »Ich werde sie von Ihnen grüßen.«

Bevor sie zurück ins Dorf ging, sah Fräulein Ziller einen Schatten am Fenster. Vielleicht hatte die Frau schon während des gesamten Gesprächs mit Herrn Gamper dort gestanden, aber sie konnte nichts Genaueres erkennen, nur einen Umriss, ohne Gesicht. Und nachdem sie sich umgedreht hatte, um sich von den Kindern zu verabschieden, war die Gestalt auch schon wie ein Silberstreif am Himmel verschwunden.

»Dürfen wir ihn behalten?«, hatte Hasenohr gefragt, sobald die Lehrerin gegangen war. Er hielt den Welpen im Arm.

»Vielleicht taugt er zum Jagen. Aber er bleibt angebunden, ich will nicht, dass er den Hühnern hinterherrennt oder den Kühen in die Hachsen beißt«, hatte der Vater geantwortet und war zurück ins Haus gegangen, mit hängenden Schultern und einem unterschwelligen Groll, der nichts Gutes verhieß.

Damals hatte er sich nichts dabei gedacht. Der Himmel veränderte sich ständig, der Mond nahm ab, wurde zur Sichel, nur um dann wieder so kugelrund zu werden wie der Bauch einer schwangeren Frau. Der nächste Schritt glich nie dem vorangegangenen, und eh man sich versah, brachte er einen schon ganz woandershin.

Der Besuch der jungen Lehrerin hatte sie im ersten Moment furchtbar erschreckt. Als sie gegangen war, wären sie ihr jedoch am liebsten um den Hals gefallen, so dankbar waren sie gewesen, dass sie Vater seine Meinung hatte ändern lassen. Und danach fühlten sie sich mutiger denn je, während sie, von der gleißend hellen Mittagssonne geblendet, ihren Blick über ihre Berge schweifen ließen. Keiner von beiden hatte geahnt, welche Konsequenzen dieser Morgen haben würde. Sie hatten das Steinchen nicht bemerkt, das, losgetreten von den federnden Schritten der Lehrerin, den Abhang hinunterraste, immer mehr Geröll und Staub mit sich riss und schließlich zu einem unaufhaltsamen Erdrutsch wurde, der den Berg auseinanderbrechen lassen würde.

Das Fräulein Ziller mit ihrem Unterricht hatte ihm weder geholfen zu überleben, noch hatte sie verhindert, dass seine gesamte Welt zerstört wurde, mit allem schlechten, aber auch allem wertvollen, das sie ausmachte. Letztendlich hatte er alles verloren, was er am meisten liebte.

Es gelang ihm, in der Dunkelheit die schiefen Konturen des Kreuzes auszumachen, das an den Balken des Stalles hing. Er nahm einen tiefen Atemzug und überließ es der Nacht, seine Gedanken fortzutragen.

»Gute Nacht, Hasenohr. Wo auch immer du bist, hab keine Angst.«

4

Wilma hatte nichts mehr von ihrem Mann gehört, und das Warten machte sie nervös. Das Gefühl, nichts tun zu können, gefiel ihr nicht. Einige Familien waren bereits wieder ins Dorf zurückgefahren. Alfred und Clara, die Eltern eines Freundes von Gabriele, würden noch eine Weile bleiben, aber bald würden auch sie aufgeben müssen und Jan endgültig allein lassen.

Vor seinem Aufbruch hatte sie ihm zugeflüstert, wie sehr sie ihm vertraute, und das tat sie auch. Aber jetzt hatte sie Angst.

»Geht es Ihnen gut?«

Die Frau hinter ihr schenkte ihr ein zuversichtliches Lächeln, das sie ermutigen sollte, sich ihr anzuvertrauen. Doch Wilma hatte sie schon in Aktion gesehen, als sie mit den Kindern gesprochen und die Eltern beruhigt hatte. Das Letzte, was sie jetzt gebrauchen konnte, war, dieser Seelenklempnerin ihre Privatangelegenheiten zu erzählen. Jan wäre der gleichen Meinung gewesen.

Sie nickte und erwiderte reflexartig das Lächeln. Und bevor die Psychologin weitere Fragen stellen konnte, etwa, wo ihr Mann war, entdeckte sie Clara, die gerade das Café auf der anderen Straßenseite neben dem Campingplatz betrat. Wilma wedelte wild mit den Armen, und die Freundin blieb stehen und wartete auf sie.

Clara erzählte ihr alles, was sie über den Sohn der Widmanns, das vermisste Kind, gehört hatte, während der Tee in ihren Tassen langsam kalt wurde.

»Das heißt, die Versicherung wird also nicht zahlen«, schlussfolgerte Wilma.

Sie kannte die Familie flüchtig, so wie man sich eben im Dorf kannte. Ein paarmal waren sie in den Laden gekommen, um Motoröl oder Ersatzteile zu kaufen. Und dann waren da noch die Gerüchte, die im Dorf kursierten. Es gab viel Gerede über den Brand in der Schreinerei Widmann, der die Arbeit vieler Jahre in Asche verwandelt hatte. Doch sie hatten sich berappelt. Mit dem Geld der Versicherung hätten sie neu anfangen können, hätten sie eine zweite Chance gehabt.

»Sie haben wohl Beweise dafür gefunden, dass es Brandstiftung war.«

»Nun, ich glaube aber nicht, dass das Grund genug ist, um…«

»Doch, wenn er es womöglich selbst gelegt hat.«

»Herr Widmann?«

»Höchstpersönlich.«

»Das ist absurd, Clara.«

»Ist es nicht. Die Geschäfte liefen nicht, weißt du. Die Versicherungssumme wäre viel höher gewesen, als das, was er in fünf Jahren verdient hätte, wenn er überhaupt noch so lange durchgehalten hätte.«

Wilma hielt es für unmöglich, dass man, um zu überleben, so weit gehen konnte, das zu zerstören, was man am meisten liebte. Welchen Preis wäre sie bereit zu zahlen, um zu überleben und ihre Familie zu retten?

»Die Welt hat sich verändert, Wilma. Heute fahren alle mit dem Auto, und jede Straße führt in die Stadt. Die Konkurrenz bringt dieses Tal um. Die Bauern verkaufen ihre Felder, und die Höfe werden in Luxusresorts umgewandelt. Die Leute haben Angst vor der Stille, vor der Einsamkeit. Wer ist denn noch bereit, ein Leben lang Opfer zu bringen, sich das Kreuz zu ruinieren, um die Steine aus der Erde zu pflügen? Wie viele Höfe sind denn noch da, um den Berg zu schützen?«

Clara hatte recht. Eine Welt war im Verschwinden begriffen, und auch wenn ihr die neue nicht immer gefiel und sie nicht alles an ihr verstand, so war sie doch bemüht, den Veränderungen mit Hoffnung und Neugier zu begegnen.

»Die Nachbarn haben die Widmanns oft streiten hören, die Frau hat man auch mit dem ein oder anderen blauen Fleck gesehen. Aber keiner hat sich getraut, Fragen zu stellen. Du weißt ja, wie es ist. Alle spähen sie durch die Vorhänge, aber wenn das Übel an die Oberfläche tritt, hat keiner etwas gesehen.«

Wilma war lange im Café geblieben, die leise Musik im Hintergrund zerstreute ihre Sorgen. Es passierte häufig, dass sie sehnsüchtig an die alten Lieder dachte, besonders wenn sie feststellte, dass den neuen etwas fehlte. Meistens reichte Musik, um sie zu beruhigen. Nicht aber an diesem Nachmittag. Als sie später das Lokal verlassen hatte, um nach ihrem Sohn zu sehen, dachte sie noch immer an Claras Worte.

Einer der Väter war ihr entgegengekommen, sie hätte sein Gesicht nicht wiedererkannt. Sie hatte nur diese Stimme wahrgenommen, überwältigt von Euphorie, die ihr die Neuigkeit ins Ohr gebrüllt hatte, dann verschwunden war und sie benommen zurückgelassen hatte.

»Sie haben das Kind gefunden. Ein Bauer hat es auf der Straße zum Dorf gesehen.« Der Mann rannte zum Campingplatz, überbrachte allen die Nachricht, ohne sich noch mal umzudrehen und ihr die Gelegenheit zu geben, nach Einzelheiten zu fragen.

Wilma hob den Blick zu den Bergen, wo sie Jan vermutete, auf seiner Jagd durch die Wälder, die von Wasserläufen durchzogen waren. Und dann dachte sie wieder an den Jungen, der den Weg zurückgefunden hatte.

Als sie versuchte, ihre Gedanken zu ordnen, piepste ihr Handy. Sie klickte auf das Symbol, und das Bild erschien.

1979

Luce drehte den Strohhut in ihren Händen, untersuchte ihn von allen Seiten. Er war das wichtigste Stück ihrer Sammlung von Dingen aus der Vergangenheit, denn er hatte ein Eigenleben und hielt hartnäckig und stolz allen Widrigkeiten stand wie ein Papierschiff auf offenem Meer.

Damals, als sie noch in der Wiege gelegen hatte, warf ihre Oma ihn in die Luft, seine Wirbel und Drehungen erinnerten sie an den Flug der Vögel, auf deren Schwingen sie sanft in den Schlaf glitt. Mit sechs Jahren hatte sie den Hut aus dem Feuer gerettet, in das ihn ihr Vater geworfen hatte, weil er mit keinem Stück mehr an die Frau erinnert werden wollte, die ihn verlassen hatte. Als sie sieben war, war er in den Bach gefallen. Klaus hatte ihn wieder herausgefischt, obwohl er nicht schwimmen konnte, prustend und schimpfend war er ans Ufer zurückgekehrt. Er hatte platt gedrückt unter einer Packtasche gelegen, Blütenstaub und Hagel abbekommen, die Sonne hatte ihn ausgeblichen, der Wind an seiner Krempe genagt. Mit acht Jahren war Luce überzeugt gewesen, dass der Strohhut nicht nur ein viel aufregenderes Leben führte als sie, sondern auch magische Kräfte besaß: Wenn sie ihn aufsetzte, wurde sie unsichtbar, aber nur für ihre Familie und die Menschen. Die Tiere dagegen erkannten sie, unterhielten sich mit ihr, und die Hühner umringten neugierig ihre Beine.

Die Zauberkraft des Hutes musste so gewaltig gewesen

sein, dass er Mama mit sich genommen hatte. Sie hatte einen zweiten Hut getragen, der mit Luces identisch war, und nach einem schlimmen Streit mit Pa hatte sie entschieden, für immer zu verschwinden. So, als ob sie geschmollt hätte und nicht mehr gesehen werden wollte. Aber Luce konnte ihre Gegenwart noch fühlen, sie sprach mit ihr, legte den Kopf in den Nacken, blickte hoch in die Baumkronen und lauschte den Antworten ihrer Mutter im fallenden Schnee oder im raschelnden Laub.

Als Kind war Luce davon überzeugt gewesen, dass es einen Ort gab, an dem sie ihre Mutter eines Tages wiedersehen würde: den Hutladen, in den ihre Oma sie einmal mitgenommen hatte. Schließlich hatte ihre Mutter Hüte geliebt, und alle Hüte der Welt stammten aus diesem Laden, so hatte es die alte Frau erzählt. Der Weg dorthin führte durch den Wald und über die Straße, aber sie war sich sicher, dass sie ihn finden würde. Sie musste nur den Hut tief in die Stirn ziehen und immer geradeaus, den Berg hinab, laufen. Wenn sie ihre Mutter dann gefunden hätte, würden sie gemeinsam die Welt bereisen, mit ihren beiden Hüten. An den Rückweg brauchte sie keinen Gedanken zu verschwenden, denn sie würde nie mehr zurückkehren. Sie würde einen Brief schicken, mit Tintenfüller und in Schönschrift geschrieben, damit Pa, Klaus und Oma wussten, wo sie sie finden konnten. Zumindest an Weihnachten.

Eines Tages hatte sie ihren neuesten Pullover angezogen. Es war ein abgelegter von Klaus, der so weit und lang war wie eine Umarmung. Wenn sie die Arme verschränkte, fühlte sie die kratzige Wolle auf ihrer Haut.

Bei ihrem ersten Versuch war es ausgerechnet Klaus gewesen, der sie nicht weit vom Haus aufgehalten hatte. Er war den Waldweg heraufgekommen und hatte die Axt, mit der er die Stämme abgeschlagen hatte, an einem Seil hinter sich hergezogen.

Und er hatte sie angeschaut, als hätte er eine Katze auf zwei Beinen laufen sehen.

»Was machst du hier, Luce?«

Sie hatte keine gute Antwort parat. Klaus hatte sie zurückgeschleppt wie einen der Baumstämme, die tiefe Furchen in die Erde rissen und die Spuren des Aufbruchs auslöschten. Die Sonne hatte nur noch verstohlen durch die Tannenwipfel geblitzt und sie in der Kälte zurückgelassen.

Danach war sie vorsichtiger geworden. Sie hatte den Mantel schon beim Zubettgehen angezogen, damit sie ihn nicht vergessen konnte, und war vor Sonnenaufgang aus dem Haus geschlichen, sobald es hell wurde, denn im dunklen Wald fürchtete sie sich. Sie lief abseits des Weges. Sie lauschte dem Flüstern des Schnees: Du bist ein mutiges Mädchen. Mit jedem Schritt kam sie der Straße näher, und ihr Herz hatte vor Aufregung schneller geschlagen.

Sie war allein, ohne Klaus und Oma. Und alles lief großartig.

»Spürst du, dass ich komme, Mama?«

Der Schnee antwortete ihr, dass sie schon auf sie warte. Sie musste nur die Übelkeit aushalten, die sich in ihrem Magen ausbreitete. Wenn sie sich aufregte, wurde ihr immer schlecht. Zum Beispiel, wenn Pa und Klaus nachts auf den Hinteren Seelenkogel stiegen und sie Angst hatte, die Gletscherspalten könnten sie verschlucken.

Als die Sonne begann, die Wolken aufzuhellen wie eine Kerze hinter Pergamentpapier, lag die Straße endlich vor ihr. Sie sah ganz anders aus als in ihrer Vorstellung. Doch sie jagte ihr keine Angst ein, sondern erinnerte sie an ein nacktes, regloses Tier. Selbst wenn Luce sie betreten, sie mit ihren Schuhen kitzeln würde, bliebe sie versteinert liegen. Ihre faltige Haut aus Asphalt und Teer stieß den Schnee ab. Die Flocken schmolzen bei der Berührung mit der Straße und verwandelten sich in dunkle Flecken. Sie musste nur den ersten Schritt wagen, dann könnte sie ihrem Verlauf folgen bis ins Dorf. Oder sie würde in einen der Busse steigen, die ihre Oma gerne nahm. Da fiel ihr ein, dass sie überhaupt kein Geld hatte. Wäre das ein Problem? Sie kam zu dem Schluss, dass es keines war. Im Gegenteil, dadurch fühlte sie sich noch leichter. Ihre Beine waren kräftig, und sie konnte einfach bis zum Hutladen laufen. Dort würde sie ihre Mutter finden, und dann müsste sie sich nie mehr um irgendetwas Sorgen machen.

Beim ersten Schritt auf die Straße hatte ein Rascheln im Laub sie zusammenzucken lassen. Irgendetwas hatte sich in den Bäumen bewegt, doch jetzt war es still, es gab wieder nur den Schnee. Sie nahm all ihren Mut zusammen und ging weiter.

Plötzlich war eine Kugel im Zickzackkurs auf die Straße gepurzelt. Bei näherem Hinsehen war es keine Kugel, sondern ein kleiner Vogel gewesen. Der Rücken sah aus wie der einer Meise, der graue Bauch verschwamm mit dem Asphalt.

Er hatte den Schnabel geöffnet, so als würde er nach Luft schnappen, ein Flügel stand starr vom Körper ab, und er erinnerte sie an Klaus' Vogelscheuchen.

Während sie ihn noch beobachtete, hatte das Dröhnen eines Autos sie so erschrocken, dass sie zurückgesprungen und gestürzt war. Die schwarze Kugel hatte weiter reglos auf der Straße gelegen.

Panisch hatte sie auf das kleine Bündel aus Federn gestarrt, in das langsam wieder Leben kam und das vorsichtig einen Flügel ausstreckte. Sie konnte es dort nicht liegen lassen. Aber der Vogel war gar nicht so einfach zu fassen. Hinkend und torkelnd wie ein Betrunkener entwischte er ihren Händen und hüpfte weg, kaum dass sie sich ihm näherte. Luce wischte sich den Schweiß von der Stirn. Als sie ihren Hut berührte, kam ihr eine Idee. Mit dem Hut gelang es ihr schließlich, das Tier einzufangen. Jetzt hockte es in seinem Strohnest, und Luce wusste nicht weiter. Sie beglückwünschte sich zu ihrem gelungenen Wurf. Klaus wäre stolz auf sie gewesen – sie würde ihm im Brief davon berichten –, aber was sollte sie jetzt tun?

Luce war zu einer Eiche gelaufen und hatte den Vogel auf den Blätterhaufen darunter gesetzt. Aber für die Nacht, wenn die Füchse auf der Lauer lagen, wäre das wohl kaum ein sicherer Ort. Sie seufzte und atmete die eisige Luft ein. Sie konnte doch nicht nach Hause zurückgehen, ausgerechnet jetzt, wo sie schon so weit gekommen war und der Schnee ihr zuflüsterte, den Wald endlich hinter sich zu lassen.

Das Mädchen und der kleine Vogel sahen sich an.

»Einverstanden«, gab sie schließlich nach. »Ich beeile mich, Mama, versprochen«, wisperte sie.

Sanft packte sie den Vogel und steckte ihn unter ihre Jacke.

Luce kannte sämtliche Heilsalben ihrer Oma, sie war schließlich diejenige, die sie aufräumte und vom Staub befreite. Während sie zurücklief, konzentrierte sie sich auf den Weg, damit sie ihn am nächsten Tag wiederfinden und zum Hutladen gehen könnte. Doch der nächste Tag war nicht gekommen, genauso wenig wie der übernächste. Beim ersten Frühlingshauch war der Vogel mit seinen schwarzen Flügeln davongeflogen.

Und jetzt, mit fünfzehn, glaubte Luce nicht mehr an die Zauberkräfte eines launischen Hutes. Als sie nach den Wochen, die sie mit Pa und Klaus im Dorf verbracht hatte, in den Wald zurückkehrte, fragte sie sich, wer zum Teufel in ihrem Haus gewesen war und ihren Hut mit diesen hässlichen Blumenflicken ausgebessert hatte.

Der Hühnerstall wirkte unberührt, aber die Holzstapel waren kleiner geworden und die Stalltür stand offen. Als sie hineingehen wollte, nahm sie einen Schatten am Waldrand wahr.

»Luce, was hast du?« Klaus stand hinter ihr.

Hoffentlich hatte er nicht gesehen, was ihr den Atem stocken ließ. Insbesondere nicht die Hirsche, die sich dem Haus genähert hatten. Sie befürchtete, dass er sonst am nächsten Morgen zur Jagd aufbrechen, sie aufstöbern und als Trophäen zurückbringen würde. Luce hasste ausgestopfte Tiere. Ihre Glasaugen, die einen immerzu anstarrten, egal, wo im Raum man sich aufhielt, und die jeder Bewegung folgten, machten ihr Angst. Die eingeschlossenen Seelen verwünschten ihre Peiniger, die sie für immer eingesperrt hatten. Wie fühlte es sich wohl an, zu hören, zu sehen, in Erinnerungen zu schwelgen, sich neue Welten auszumalen und dabei starr an einer Wand zu hängen, gefangen zwischen Himmel und Erde? Sie glaubte, es zu wissen.

Aber Klaus hatte noch etwas anderes im Halbdunkel des Waldes gesehen.

Ohne weitere Fragen zu stellen, ging ihr Bruder in den Schuppen, schnappte sich die Sense und lief mit blassem, angespanntem Gesicht in Richtung Wald. Und ehe sie ihn aufhalten konnte, sogar ehe sie sich dessen überhaupt bewusst war, hatte die Jagd bereits begonnen.

1979

In den kältesten Nächten, wenn die Rufe der Käuzchen dem Mond Gesellschaft leisteten, der am trüben Himmel hing, weit entfernt von der Erde, schliefen Hund und der Junge in der Stube auf der Ofenbank. Mittlerweile bewegten sie sich ganz selbstverständlich im Haus, fühlten sich beinahe wie die rechtmäßigen Eigentümer, so als ob man einen verlorenen Gegenstand an sich nimmt, auf den keiner mehr Anspruch erhebt. Dem Jungen tat es gut, einen Ort für sich zu haben, der ihn vor dem dunklen Winter abschirmte. Die kalten Tage vergingen schneller, während er die holzverkleideten Zimmer, die kahl, aber so sicher wie Höhlen waren, erforschte und in verzogenen Schubladen ihre vergessenen Geheimnisse entdeckte.

Er stand frühmorgens auf, vergewisserte sich, dass er die Tür geschlossen hatte, damit Hund nicht rauskonnte. Dann wählte er eine der Konserven aus, die er nach Inhalt und Tageszeit sortiert hatte: eingemachtes Obst zum Frühstück. Sardinen zum Mittagessen. Und am Abend Sardinen mit dem Saft vom eingemachten Obst. In den letzten Monaten hatte er nichts zwischen die Zähne bekommen, das auch nur annähernd so lecker gewesen wäre. Er öffnete das Fenster und atmete genüsslich die nach Schnee und Holz riechende Luft ein, aber er witterte auch etwas anderes, das in seiner Nase kribbelte: sonnengewärmten Waldboden. Fast ein Jahr war vergangen, seit er mit dem Halbwolf in den Wald gezogen war. Und nach und nach hatte sich alles gefügt. Er wusch sein Gesicht über einer Schüssel mit geschmolzenem Schnee. Das klare Wasser erinnerte ihn an die Gebirgsbäche, und er lächelte bei dem Gedanken daran, dass er bald wieder unter spritzenden Wasserfällen baden, mit Hund durch das Wasser tollen und über glatte Felsen rutschen würde.

Mit dem Ärmel wischte er den Schleier des Kondenswassers vom Fenster und beobachtete das Laub des Unterholzes, das sich langsam öffnete und sie passieren ließ: Da waren sie. Er vergewisserte sich wieder, dass die Tür zur Kammer geschlossen war, und verließ in absoluter Stille das Haus, den Sack in der Hand, den er gestern, wie jeden Abend, vorbereitet hatte.

Der Junge überquerte die Lichtung und leerte den Inhalt am Waldrand aus, ein langer Streifen aus Getreidekörnern, der sie anlocken würde.

Er konnte spüren, wie ihre Nasen bebten, als sie versuchten, den Geruch des Futters von dem des Menschen zu unterscheiden, um herauszufinden, wie weit er entfernt war. Nachdem er das Futter verteilt hatte, setzte er sich etwas abseits auf die Bank, die er mit alten Brettern aus dem Stall gebaut hatte. Eine der leichten handwerklichen Arbeiten, mit denen er die Nacht bezwang, die immer zu früh hereinbrach und zu lange blieb. Er hatte auch den Strohhut geflickt, seine Löcher mit bunten Stofffetzen abgedeckt. Außerdem hatte er entschieden, das Kochbuch von Oma Ebe aufzuheben. Die Seiten, die im Feuer gelandet waren, ersetzte er mit frei erfundenen, von Hund gebilligten Rezepten, wie zum Beispiel das mit den Sardinen in Saft. Nachdem er sie dem aufmerksam lauschenden Wolfhund laut vor dem Feuer vorgetragen hatte, schrieb er sie feinsäuberlich auf altes Packpapier, das er zusammengeknüllt in der staubigsten Ecke des Hauses gefunden hatte. Die Zigaretten hingegen hatte er zerschnitten. Den Tabak streute er in die Blumenkästen, die er von den verwelkten Blumen befreit hatte. Oma Ebe behauptete, dass Tabak eine Pflanze war, und wenn eine Pflanze wachsen sollte, so dachte er, musste man sie gut in die Erde eingraben. Er war sich nicht sicher, ob es funktionieren würde, denn die Krümel sahen so gar nicht wie Samen aus. Auf jeden Fall machte es Spaß, und der Geruch war viel angenehmer als der Gestank von fauligen Wurzeln.

Er kniff die Augen zusammen, und in seinem Herzen breitete sich eine freudige Wärme aus, zusammen mit der Verwunderung, die er an den frostigen Wintermorgen empfand, kurz bevor die Sonne die Gebirgskämme entflammte und seine Hirsche aus dem dunklen Wald traten. Sie hatten ihr Nachtlager verlassen, wo sie dicht aneinandergeschmiegt, die Morgendämmerung erwartet hatten, und sich lautlos auf den Weg gemacht, die schlanken Beine umspielt von Nebelschwaden. Die Tiere neigten die grazilen Hälse und beobachteten das Haus und die Lichtung mit ihren schwarzen runden Augen, eingerahmt von langen Wimpern.

Es war ein Rudel Hirschkühe mit ihren Jungen. Die Kleinen waren unternehmungslustig und ungestüm. Sie preschten voran, und wenn sie den sicheren Schutz des Rudels verließen, fingen die Mütter sie wieder ein und schubsten sie mit ihren Schnauzen zurück. Die Männchen machten aus der Ferne auf sich aufmerksam, indem sie Liebeslieder röhrten, die im Wald widerhallten. Die bedächtigen Hirschkühe, von Natur aus zurückhaltend und einzelgängerisch, ließen sich von diesen Symphonien in den Bann ziehen, und die

Tiere schlossen sich zu lauten, gemischten Rudeln zusammen. Aber die Weibchen hatten das Sagen. Sie waren es, die als Erste aufsprangen und die Flucht anführten. Sie wussten immer, wohin sie das Rudel leiteten, an welchen Hängen sie Futter fanden und wie weit sie ins Tal absteigen mussten, um den Stürmen zu entgehen. Sie waren Töchter des Waldes.

Die Anführerin des Rudels hatte eine anmutige lange Schnauze, so weiß, dass sie aussah wie in Milch getaucht. Sie war weder größer als die anderen, noch wirkte sie stärker oder auf andere Art besonders. Bis auf den Blick. Er strahlte eine derartige Weisheit aus, dass es dem Jungen Unbehagen bereitete. Furchtlos sah sie ihm geradewegs in die Augen, fixierte ihn, ohne je den Blick zu senken. An diesem Tag ging die Hirschkuh einen Schritt auf ihn zu, wagte sich genau einen Schritt über die imaginäre Linie, die bisher die Grenze markiert hatte. Sein Herz raste. Er bewegte sich nicht, während das Tier den Kopf vorstreckte und mit seiner feuchten Nase den Sack in seiner Hand beschnupperte. Als der Junge damit raschelte, zuckte die Hirschkuh zurück, reckte sich aber gleich wieder vor und steckte ihr weiches Maul hinein. Die anderen Tiere beäugten die Szene aus sicherer Entfernung, unentschlossen, was sie tun sollten. Ihre nervösen Ohren flatterten, als sie sahen, dass der Junge die Hand ausstreckte und der Hirschkuh Getreidekörner anbot. Nachdem sie den Sack untersucht hatte, nahm sie die Einladung an und schleckte die Hand des Jungen bis auf das letzte Korn sauber, die raue Zunge des Tieres kitzelte ihn. Aber der Junge zwang sich, stillzustehen und die überbordende Freude zu unterdrücken, bis die Hirsche weg waren. Dann fühlte er sich immer noch etwas einsamer und rannte schnell los, um Hund herauszulassen. Der beschnüffelte ihn von oben bis unten, weil er die verräterischen Spuren der Wildtiere in den Falten seiner Kleidung witterte.

Hund und er hatten sich ein gutes Stück vom Haus entfernt. Der Hintere Seelenkogel war immer noch an seinem Platz, mit seinen Augen aus Stein und den langen Haaren aus Nebel. Bisher konnte der Junge sich nicht dazu entschließen, ihn zu besteigen, denn das hätte bedeutet, den Wald zu verlassen. Das Haus, der Bach, die Lichtungen, auf denen die Beeren wuchsen, ja sogar die Hasen und Ameisen waren für ihn wie Freunde. Alle hatten ihre eigene Stimme, wenn auch noch so leise. Legte man das Ohr auf die Steine, fühlte man ihre Vibration, die einen geradezu einsaugte, hinein in die glühende schwarze Tiefe, der sie entstammten. Sie waren aus Feuer entstanden, und der Wind hatte sie geformt.

An diesem Morgen trabte Hund vorneweg, er hatte keine Lust, ihm zu folgen, denn seine Wolfsnatur konnte es nicht ertragen, auf bereits beschrittenen Wegen zu laufen. Er erinnerte ihn an die Jungen, die er in der Schule während der Pause oder im Dorf beobachtet hatte. Einzelgänger, die gerade wegen der Fähigkeit, alles, selbst die Einsamkeit, ertragen zu können, von allen bewundert wurden. Sie hatten unzählige Freunde, die mit ihnen durchs Feuer gegangen wären, überzeugt, dass sie das Geheimnis kannten, wie man durchs Feuer lief, ohne zu verbrennen.

»Einen schönen Freund hab ich mir da ausgesucht. Aber die Hirsche wissen ja sowieso, was du für einer bist.«

Der Hund war alles, was ihm von Hasenohr geblieben war, und wenn man ehrlich war, hätte es schlimmer kommen können.

Ein Schlag traf seine Schulter, und er taumelte unter der Explosion des Schmerzes. Der Junge fiel zu Boden, sah sich verwirrt um, und fragte sich benommen, welches Biest aus dem Wald gekommen war mit der Absicht, ihn zu töten. Er hatte weder einen Stock noch eine Waffe, und der Instinkt drängte ihn zur Flucht, aber er war nicht schnell genug.

Ein zweiter, heftigerer Schlag traf seinen Brustkorb, ein weiterer zertrümmerte seinen Kiefer und ließ ihn in der Dunkelheit funkelnde Sterne sehen. Das, was er durch das Brummen seines Schädels noch hören konnte, löste in ihm eine nie gekannte Angst aus, die ihn lähmte und sein Herz beinahe stillstehen ließ.

Er erkannte das Knurren des Halbwolfs, dass es in Vorbereitung auf den Angriff, kurz vor dem Sprung, leiser wurde. Dann ein Fluchen – die Stimme des Mannes, der gebissen worden war – und ein dumpfer Schlag, das Peitschen eines Riemens, das die Luft zerriss. Das schmerzerfüllte Aufjaulen des Wolfhunds entfachte rasende Wut in ihm. Mit unscharfem Blick machte der Junge einen grauen Schatten aus, sprang auf ihn und versuchte, ihn zu packen. In seinem Handeln lag all die blinde Verzweiflung, die sich in den letzten Monaten angestaut hatte, in denen er darauf vertraute, dass die Zeit die Dinge ändern und wie Regen die Erinnerungen und den Schmerz fortspülen würde. Aber sie waren lebendiger denn je. Sie brannten in seinen Adern, so dass er die Schläge des zweiten Stocks kaum spürte, die auf seinen Rücken herabprasselten wie Hagelkörner. Vom Halbwolf war nichts mehr zu hören, weder ein Knurren noch ein Jaulen. In seiner Erinnerung flammte das flüchtige Bild von dem Welpen auf, der sich hinter Hasenohrs Beinen versteckte, von seinem Bruder, der ihn hochnahm und an sich drückte. »Es war mutig von dir, ihn mit zum Hof zu bringen.« Er lächelte ihn an. Er war so klein, fast so klein wie der Welpe, den er mit diesem Ausdruck von Wehmut im Arm hielt, weil er wusste, dass die schönen Dinge nicht von Dauer waren und ihm immer weggenommen wurden. Bis er irgendwann davon überzeugt war, die schönen Dinge nicht verdient zu haben.

Der Junge rammte Zähne und Nägel in das Fleisch des Mannes, der daraufhin einen schrecklichen Schrei ausstieß. Der zweite Mann kauerte nun in einer Blutlache am Boden. Neben ihm lag Hund, reglos, die Schnauze auf unnatürliche Weise verdreht. Die Angst packte ihn, und er wollte nur noch zu ihm. Also grub er seine Nägel mit noch größerer Wut noch tiefer in die Haut des Angreifers.

Dann ein Schuss.

Nur ein einziger, so nah an seinem linken Ohr, dass es summte, als hätte er den Kopf in ein Nest angriffslustiger Wespen gesteckt.

Daraufhin löste der Mann den Griff, machte keuchend einen Schritt zurück. Über ihm aber stand ein Mädchen, nicht viel älter als er, eingehüllt in eine Nebelwolke, auf dem Kopf ein Strohhut mit Flicken aus rosa geblümtem Stoff. Sie hielt das Gewehr auf ihn gerichtet, das zusammengekniffene Auge nahm ihn ins Visier.

»Das war nur ein Warnschuss. Aber ich schwöre dir, wenn du dich bewegst oder sonst einen Blödsinn machst, schieße ich dir beim nächsten Mal direkt ins Herz.«

Er nahm die Hände hoch, weil man das in einer solchen Situation wohl so machte, und ließ zu, dass die Männer ihn packten. Einer der beiden lud ihn sich auf die Schultern, der andere band die Beine von Hund zusammen und zog ihn hinter sich her durch den Wald, wobei er auf dem Boden eine dunkle Blutspur hinterließ. Irgendwo in den finsteren Tiefen des Waldes konnte eine Hirschkuh mit weißer Schnauze womöglich den Schmerz des Jungen wittern und sein Flehen um Hilfe hören.

5

Um diese Zeit hätte Wilma sich eigentlich nicht im Zentrum einer Suchaktion am Ende der Welt befinden sollen, sondern sechzig Kilometer entfernt mit dem Alten über Apfelkuchenrezepte plaudernd.

Sie hatte sich oft gefragt, warum Jan nie Zeit fand, den Mann zu besuchen, den er einmal Vater genannt hatte. Warum er sich lächerliche Ausreden ausdachte, nur um ihn nicht sehen zu müssen. Er war zugegebenermaßen sehr eigen. Und Jan hatte recht, wenn er sagte, er sei wie der Stamm einer Eiche, in den der Blitz eingeschlagen hatte. Aus dem klaffenden Riss entstand neues Leben, das Holz erholte sich immer wieder aufs Neue.

Wilma versenkte die Gabel im weichen Kuchenteig. Auch die Sahnegarnitur hatte sie nicht abgelehnt, und jetzt betäubte sie ihre Angst mit Zucker und Kalorien, so als hätte sie noch nie Probleme mit ihrem Blutzuckerspiegel gehabt. Sie hatte einen etwas ruhigeren Tisch in der Nähe des Fensters mit Blick auf den Wald gewählt. Von hier aus konnte sie die Felswand des Berges sehen, dunkelroter Granit, an den anderen Hängen von Marmor durchsetzt. Etwas weiter unten die Autos und Lieferwagen. Die Kurven der Straße. Clara hatte nicht unrecht, die Welt hatte sich verändert. Zugeschnitten auf die Bedürfnisse der Touristenscharen, alles musste bequemer, schneller sein. Sie dachte an die Wasserfälle, die gewaltige Schönheit, mit der sie aus zweihundert Metern Höhe in die Tiefe auf den glänzenden Felsen donnerten. Mittlerweile hatte man sie eingesperrt und gebändigt durch Eisentreppen, die im Gestein befestigt waren, und Hängebrücken, auf denen sich abenteuerlustige Wanderer in schwindelerregenden Höhen über die Schlucht hangeln konnten. Sie fand es absurd, dass sie am Fernsehbildschirm kleben musste, um zu erfahren, was in weniger als einem Kilometer Entfernung passierte.

Eine Journalistin mittleren Alters, die offensichtlich nicht mehr genug Zeit in der Maske gehabt hatte, befragte den Bauern, der das Kind gesehen und dessen Hinweis im Basislager für Aufregung gesorgt hatte.

Neben ihm ein Junge und seine Eltern, offensichtlich überwältigt von dem ganzen Rummel, in den sie geraten waren. Dem Bauern dagegen schien die Sache unangenehm. Er vermied den direkten Blick in die Kamera.

Der Junge war nicht Daniel Widmann, sondern ein kleines Kind, das sich von seiner Gruppe entfernt hatte, um ein paar Fotos zu machen.

Wilma las die Untertitel. Sie legte die Gabel weg, um in ihrer Handtasche nach dem Geldbeutel zu suchen. Die Sahnegarnitur ließ sie schweren Herzens auf dem Teller zerfließen. Auf einmal fragte sie sich, warum sie so viel Zeit vergeudet hatte, und verließ eilig das Café.

Ohne große Erklärungen überwand sie die Absperrungen und lief direkt zu Kepler. Dass er sich gerade im Gespräch mit den Suchtrupps befand, hielt sie nicht zurück.

»Ihr müsst die Suche in ein anderes Gebiet verlagern.«

Vier ernste Gesichter wandten sich ihr zu. Sie musterten sie unbeeindruckt wie ein Mädchen, das einfach dazwischenplappert, ohne zu wissen, worum es geht.

Wilma hielt ihren Blicken stand und sagte mit fester Stimme: »Ihr verschwendet eure Zeit.«

Kepler bahnte sich einen Weg durch die Männer mit den auseinandergefalteten Landkarten und kam auf sie zu.

»Hier entlang.« Er führte sie dorthin, wo die Rettungswagen standen, und blieb in einer geschützten Ecke stehen, fernab der Journalisten.

»Wilma, was ist los?«

Sie zog das Handy aus der Tasche und hielt Kepler das Foto unter die Nase.

»Und was soll das sein?«

»Das hat Jan gefunden, versteckt am Ufer eines Baches, weit oberhalb des Gebiets, das ihr durchsucht.« Eigentlich hätte sie hinzufügen sollen »vergraben unter einem Haufen Schlamm und ohne SIM-Karte«.

Kepler sah jetzt aufmerksamer hin. Sein Blick verweilte lange auf dem Superheldensticker und dem kaputten Display.

»Wo ist das?«

Wilma nahm ihr Handy wieder an sich und zeigte auf einen bestimmten Punkt am Berg, wo der Wald aufhörte. Weiter oben gab es nichts als abschüssige Felswüsten, durchfurcht von Eis. Und die Hütte, den letzten Posten vor dem Gipfel.

1979

Luce dachte immer noch an den Wolf, seine zerfetzte Pfote und den Stolz in seinen Augen, die aussahen wie flüssiger Bernstein.

Hier oben sah man keine Wölfe mehr, und sie fragte sich, woher der Junge und sein Hund kamen. Eine Vermutung hatte sie allerdings.

Sie erschrak, als sie Pa hinter der Ecke zum Stall stehen sah. Er wartete auf sie.

»Luce, dieses Gewehr muss verschwinden.«

Sie brauchte einen Moment, um den Gedanken an das Tier beiseitezuschieben und zu den Ereignissen dieses Morgens zurückzukehren.

»Klaus hätte die beiden fast umgebracht, nicht ich«, protestierte sie.

»Klaus hat ein Arbeitsgerät benutzt und das nur zu seiner Verteidigung.«

»Ich habe euch auch verteidigt. Und zwar viel besser als er. Außerdem ist das Gewehr nur mit Platzpatronen geladen, und ich habe in die Luft geschossen.« Luce kochte vor Wut. Pa behandelte sie wie ein kleines Mädchen, dabei war sie schon fünfzehn. Und wieso bevorzugte er immer Klaus, der war zwar zehn Jahre älter, aber unberechenbar wie ein Kind.

»Ich habe gesagt, keine Waffen.«

Wenn er glaubte, ihr Angst einzujagen, indem er sie

mit seinen schwarzen Augen anstarrte, täuschte er sich. »Warum?«

Luce nahm ein beinahe unmerkliches Zucken im Gesicht ihres Vaters wahr, und seine Miene büßte die Härte ein. Dieser kurze Moment reichte Luce aus, seine Schwachstelle zu erkennen, aber sie ließ es sich nicht anmerken, um ihrerseits nichts preiszugeben und sich verletzlich zu machen.

»Ich bin dir keine Erklärung schuldig.«

»Richtig, ich bin ja nicht Klaus.«

»Fang nicht wieder damit an, Luce.«

Klaus und ihre Mutter. Sie. Verbunden durch ein dreifaches Band. Das war Pas wunder Punkt: Nach ihrer Geburt, nicht nach der von Klaus, war die Mutter fortgegangen, hatte Luce als Neugeborenes zurückgelassen, so als würde dieses Bündel, das aus ihrem Bauch gekommen war, nicht zu ihr gehören. Vom Körper der Mutter abgestoßenes Fleisch. Jedes Mal wenn sie den Sternenhimmel betrachtete, jedes Mal wenn Klaus und sie das Auto nahmen, sich in der Nacht fortstahlen, um die Lichter der Stadt zu betrachten, fragte sie sich, wo sie wohl war und ob einer der leuchtenden Streifen zu ihr führte.

»Manchmal musst du einfach Vertrauen haben, Luce.« Pas Stimme war jetzt sanfter, und er strich über ihre Wange. »Ich sage ja nicht, dass du der Welt da draußen vertrauen musst, aber denen, die dich gernhaben.«

Luce seufzte.

»Ich möchte, dass dieses Gewehr verschwindet.«

»Aber es hat deinem Vater gehört«, flüsterte sie. Sie hatte es im Stall gefunden. Das glänzende Metall hatte sie geradezu angezogen. Warum wollte Pa das alte Jagdgewehr seines eigenen Vaters loswerden?

»Wir sprechen ein anderes Mal darüber, Luce. Jetzt machst du einfach, was ich dir sage. Ich weiß, dass ich nicht immer ein guter Vater bin. Das, was wir tun, mag für viele falsch sein. Aber wir haben unsere Regeln, und an die halten wir uns.«

Luce hielt seinem Blick stand, doch als sie merkte, dass er nicht nachgeben würde, lenkte sie ein.

»In Ordnung, Pa.«

Sie wollte nur noch weg.

»Wie hast du es bloß mit ihm ausgehalten, Mama?« Die Antwort lag auf der Hand. Genau wie sie hatte sie Pa eben nicht ertragen. Aber während ihr eigener Groll sich in Schüben Bahn brach und ihr dann wieder Luft zum Atem ließ, musste der ihrer Mutter so allumfassend gewesen sein, dass sie keinen anderen Ausweg gefunden hatte. Ihre Oma hatte ihr erzählt, wie es dazu gekommen war. Manches davon hatte sie wohl dazu erfunden. Vielleicht hatte Luce die fehlenden Teile auch mit ihrer kindlichen Phantasie ergänzt. Vor allem hatte sie aber auch die schillernde Version von Klaus gehört. Jedenfalls hatte sie es sich folgendermaßen vorgestellt: Auf alle Fälle musste der Lippenstift etwas damit zu tun haben. Vielleicht hatte Pa ihr verboten, ihn zu benutzen – so, wie er Luce verbot, das Gewehr zu benutzen –, und hatte ihn der Mutter aus der Hand gerissen. Er war wütend, weil er von diesen Dingen nichts verstand, genau wie er nicht verstand, dass sie gerne ausging und erst morgens nach Hause kam. Und ja, er war selbst die ganze Nacht draußen, zusammen mit den Wölfen und dem Mond. Und was hätte seine Frau währenddessen tun sollen? Auf seine Rückkehr warten wie die Alte? Hässliche Falten bekommen, damit sie keiner mehr anschauen würde? So hatte ihre Mutter ihn angeschrien und war nach draußen gestürzt, wo sie sich hingebungsvoll um ihre Geranien gekümmert hatte.

»Ich werde auch fortgehen«, versprach Luce flüsternd den Holzwänden. Klaus war wenig freundlich gewesen, und der Zweifel, den er gesät hatte, nagte an ihr: »Sie war ein Flittchen, Luce. Hast du nie darüber nachgedacht, warum wir so unterschiedlich aussehen? Wir haben gar nichts gemein. Niemand hier hat graue Augen wie du oder Haare wie Borsten. Und dünn bist du, wie eine Heuschrecke. Man fragt sich, wann du endlich mal ein paar Rundungen kriegst?« Er hatte ihr ein diabolisches Lächeln geschenkt und war weggegangen. Luce hatte einen Apfel nach ihm geworfen, der ihn im Nacken traf, und er war in Lachen ausgebrochen.

Als sie sich beruhigt hatte, dachte sie noch mal über jedes einzelne Wort von Klaus nach. Sie wünschte, sie hätte etwas erwidert, statt sich sinnlos aufzuregen, so dass er sich nur noch mehr hatte lustig machen können. Am Ende hatte sie für jeden Tropfen Gift, den Klaus ihr eingeflößt hatte, ein Gegenmittel gefunden. Solange sie hierblieb, würde sie ihre Figur verstecken, um Klaus nicht die Genugtuung zu geben, den Wandel ihres Körpers zu beobachten. Damit er sie nicht mustern konnte, so wie die anderen Frauen – als wären sie Pferde, deren Gebärfähigkeit es zu beurteilen galt.

Sie würde ihr Gesicht unter ihren Hüten verbergen und sich weiter um ihre eigenen Angelegenheiten kümmern.

Aber sie hatte keine Antwort auf seine Frage. Sie wusste nicht, woher diese grauen Augen kamen.

Auch wenn sie insgeheim davon überzeugt war, dass es passiert sein musste, als sie sich verlaufen und im Schneesturm darauf gewartet hatte, dass man sie fand. Der Schnee hatte ihren Augen die Farbe des Eises verliehen, als die Flocken auf die Verletzung an ihrem Lid, die Klaus ihr zugefügt hatte, gerieselt waren. Sie erinnerte sich, wie die Angst und der Schmerz von ihr abgefallen waren, wie ihr Herzschlag ruhiger geworden war und die eisige Berührung ihr einen Frieden geschenkt hatte, den sie seither so nie wieder gefunden hatte.

Natürlich hütete sie sich davor, irgendjemandem davon zu erzählen.

Während Pa und Klaus den Jungen in der Stube festhielten, lief Luce zwei Stufen auf einmal nehmend in ihr Zimmer hinauf und sah sich überall um. Sie nahm ihr Haus jetzt mit einem anderen Gefühl wahr. Jemand war in ihr Zuhause eingedrungen, es roch anders und fühlte sich fremd an. Sie tat sich schwer, alles wieder so anzuordnen, wie sie es in Erinnerung hatte. Nach der Rückkehr aus dem Dorf fühlte sie sich immer irgendwie seltsam, vielleicht weil die Zeit sie verändert hatte.

Die Geranien in den Blumenkästen dienten nicht dem Zweck, die von der Schneelast und den starken Winden gebogenen Holzbalkone zu schmücken, sondern sie waren wie das Bild, das man aufgehängt hatte, um das Loch in der Wand vor den Blicken der Leute zu verbergen. Das Haus im Wald war ihre Zuflucht auf der Grenze, eine Welt zwischen der Einsamkeit des Gipfels und dem Leben der Dorfleute, die so taten, als wüssten sie von nichts. Doch jetzt hatte jemand das Haus betreten, und einer, der nicht einmal aus diesem Tal stammte, wusste von seiner Existenz. Und wenn er hinter die Fassade aus Geranien geblickt und verstanden hatte, was dieses Haus wirklich war, dann wären sie in Gefahr. Er schien nicht besonders aufgeweckt zu sein, sonst hätte er sich wohl kaum in einem Schmugglerhaus eingenistet und sich dann auch noch erwischen lassen. Doch sie fragte sich, was mit ihm los war, dass er wie ein Verrückter durch die Wälder irrte mit einem Wolf an der Seite. Das, was ihr wirklich Angst machte, war das Tier. Einen Wolf zu zähmen, war keine einfache Angelegenheit, man musste ihn sich zuerst zum Freund machen, die Sprache der Wildnis sprechen. Woher kam dieser Junge?

Luce lehnte das Gewehr an die Wand hinter der Tür. Sie verstand wirklich nicht, wieso Pa einen solchen Groll gegen dieses alte Stück Eisen hegte, mit dem man wahrscheinlich noch nicht einmal Salzschrot verschießen konnte. Opa hatte ihr das Schießen beigebracht und ihr das Versprechen abgenommen, niemandem ein Sterbenswörtchen davon zu erzählen. Es war ihr Geheimnis. Und nichts verband mehr als ein Geheimnis, es überstand sogar den Tod.

Sie öffnete die Fenster, und als ein starker Tabakgeruch hereindrang, wusste sie nicht, ob sie lachen oder das Gewehr nehmen und den Jungen zur Rede stellen sollte.

»Also, der ist wirklich blöd.«

Er hatte den Winter hier verbracht, Hüte geflickt und Tabak ausgesät, vielleicht in der Hoffnung, dass daraus Zigaretten wuchsen. Kopfschüttelnd stöhnte Luce auf. Wenigstens hatte er im Stall geschlafen und nicht in ihrem Bett. Sie versicherte sich, dass der Junge nicht noch mehr angestellt hatte. Dann war Luce endlich bereit, die einzig offene Rechnung zu begleichen, die ihr wirklich am Herzen lag. Die eine Sache, für die sie sich die Schuld gab.

Doch jetzt fiel ihr Blick auf ein zusammengeknülltes Stück Papier, das auf einer Stufe lag. Als sie wie eine Furie die Treppe hochgestürmt war, hatte sie es nicht bemerkt.

Luce hob es in der Erwartung auf, darauf eine Notiz des Jungen zu finden, obwohl sie ziemlich sicher war, dass dieser Strohkopf kaum seinen Namen schreiben konnte.

Es war die Quittung von einer Pension, die Luce kannte. Die Besitzer waren Freunde von Pa. Aber weder Pa noch Klaus tranken Tee. Sie steckte das Papier in die Hosentasche und ging die letzten Stufen hinunter.

Aus der Stube drang die Stimme ihres Vaters.

»Du hast also all diese Monate hier verbracht?«

Sie saßen am Tisch, der Junge in die Ecke gedrängt.

»Im Wald. Ich habe im Wald gelebt. Dann kam der Schnee und hat das Dach von unserem Versteck zerstört.«

Klaus schnellte nach vorne: »Sind da noch andere, solche wie du?«

Der Junge sah im direkt in die Augen. Er versuchte, seine Angst zu verbergen: »Ich will wissen, wo mein Hund ist und was du mit ihm gemacht hast.«

»Was soll ich schon mit ihm gemacht haben? Der verdammte Köter hat mich angegriffen und beinahe zerfleischt.«

»Er hat Wolfsblut in sich, und er ist launisch. Wenn ihm einer unsympathisch ist, weiß er schon, wie er es zeigt«, er lächelte hintergründig. »So hat er es auch bei mir gemacht.«

Die Kratzer auf seinen Armen bewiesen, wie ungestüm das Tier war, welche Kraft es besaß.

Pa mischte sich ein, so ruhig und beschwichtigend, wie es ihm nur möglich war.

»Vor was bist du weggelaufen?« Der Klang seiner Stimme war wie ein stiller See, dessen Wasser nicht einmal ein Gewitter aufwühlen konnte, doch in der Tiefe lauerten Algen, die einen umwanden und hinabzogen, wenn man nicht aufpasste.

»Ich bin nicht weggelaufen«, sagte der Junge mit fester Stimme und entschlossenem Blick. Pa musterte ihn, ohne etwas zu sagen, so lange, dass Luce dachte, der Junge würde jeden Moment in Tränen ausbrechen. Aber dazu kam es nicht. Er schniefte nur und fuhr sich durch die Haare.

An ihm war nichts Besonderes. Dünn wie ein Schilfrohr, Haut und Knochen, mit Lumpen bedeckt: alte Drillichhosen, an den Knien abgewetzt und ein Pullover, den Luce nicht einmal zum Fensterputzen verwenden würde. Die Jacke hatte er aus alten Decken, die er im Haus gefunden hatte, selbst zusammengenäht.

»Einverstanden, du bist also nicht weggelaufen … Wir haben alle unsere Geheimnisse. Soll mir recht sein.«

Klaus kicherte, Pa warf ihm einen vernichtenden Blick zu, und er verstummte.

»Und wie heißt du?«

»Hasenohr.«

Luce schlug sich die Hand vor den Mund, um nicht laut zu lachen. Sie verfolgte alles gebannt von der Tür aus und wollte auf keinen Fall entdeckt werden. Einen derartig lächerlichen Namen hatte sie noch nie gehört. Es war offensichtlich, dass er ihn sich ausgedacht haben musste. Oder er war wirklich nicht ganz dicht.

Selbst Pa musste grinsen, aber er überspielte es und wurde gleich wieder ernst.

»Pass auf, Hasenohr, das hier ist unser Haus. Du kannst hierbleiben, bis du dich erholt hast, aber dann musst du gehen.«

Luce bemerkte, dass der Blick des Jungen immer wieder auf Klaus' Flasche fiel. Ihr Bruder hatte es ebenfalls bemerkt und zog sie kaum merklich näher zu sich ran. Für den Kerl mit dem seltsamen Namen musste es sich anfühlen, als hätte sich alles Wasser der Erde gleichzeitig von den Rändern einer endlosen Wüste zurückgezogen, die er nie würde durchqueren können.

Luce wusste, was Durst bedeutete.

»Du musst das Fenster ersetzen, das du eingeschlagen hast«, mischte sich Klaus ein. »Und das Holz, das du geklaut und in unserem Ofen verbrannt hast.« Seine Augen leuchteten, während er dem Jungen die Rechnung präsentierte.

»Aber ich habe kaputte Sachen im Haus repariert und aus den Brettern eine Bank gebaut.«

»Das warst du?«, fragte Pa.

»Jawohl«, er nickte schnell, so, als sei er daran gewöhnt, zu gehorchen, Rede und Antwort zu stehen. »Ich habe hart gearbeitet und mich um alles gekümmert.« Er zögerte. »Ich habe versucht, mich zu revanchieren, denn wenn ich das Haus nicht gefunden hätte, wäre ich erfroren.«

Pa wiegte den Kopf. »Du warst tüchtig. Wirklich tüchtig.«

»Sieh mal einer an, ein kleines Schneewittchen«, lachte Klaus und kippte einen weiteren Schluck Bier hinunter. »Fütterst du etwa auch die wilden Tiere und schläfst in der Nacht auf einem Ast wie ein Uhu?« Sein Gelächter brach aus ihm heraus wie das unaufhaltsame Tosen eines Wasserfalls.

»Klaus«, tadelte Pa immer noch mit ruhiger Stimme, aber es reichte, um jedes Fünkchen Heiterkeit vom Tisch zu vertreiben. »Der Junge hat Mumm, das muss man ihm lassen. Und er ist geschickt.«

Luce entschied, dass nun der richtige Moment war zu gehen. Der Junge interessierte sie nicht. Zumindest nicht so sehr wie der Wolf: ihre offene Rechnung.

Sie hatte Klaus gebeten, das Tier in den Stall zu sperren,

und das letzte Mal, als sie nach ihm gesehen hatte, ging es ihm nicht gut.

Als sie hineinging, überraschte sie sein leises Knurren, eine Warnung, der das Tier jedoch keine Taten folgen lassen konnte. Es war so schwach, dass es ihm kaum gelang, den Kopf zu heben.

Doch der Wolf war noch flink genug, um nach ihrer Hand zu schnappen, wie sie feststellte, als sie an ihm vorbeiging und den Lufthauch spürte und das Klappern der Zähne hörte.

»He, ich will dir doch nur helfen.«

Sie nahm etwas von dem getrockneten Roggenbrot aus dem Regal an der Wand, holte den Käse, den sie aus dem Dorf mitgebracht hatten, aus dem Rucksack und schnitt ihn klein, wobei sie auch an den hungrigen Jungen dachte. Gegen den Durst würde das Wasser aus der Regentonne reichen. Sie füllte eine Schüssel für das Tier und ein Glas, das sie neben die anderen Sachen für den Jungen in einen Korb stellte.

Der Wolf witterte den guten Duft, der sich im Raum ausbreitete.

»Was meinst du, gar nicht übel, oder?« Es sollte reichen, um den Geruch der Tinktur und des Alkohols zu überdecken.

»Wenn Pa und Klaus herausfinden, dass ich dir den guten Käse gebe, gibt's Ärger.« Ihr Blick fiel auf seine Verletzungen, das blutverkrustete Fell. Die Pfote. »Aber du hast ihn dir verdient. Es tut mir leid, was passiert ist. Ich bringe das wieder in Ordnung.« Sie wusste, was zu tun war, welche Kräuter halfen, welche Salben man auf Schnitte und Wunden strich.

Das Tier zog die Schnauze zurück, behielt sie im Visier und fletschte die Zähne.

Aber Luce gab nicht auf. Sie ließ dem Wolf Zeit, sich an ihren Geruch zu gewöhnen, und streckte behutsam die Hand nach ihm aus. Fast wäre es ihr gelungen, ihn zu streicheln, doch dann erklang die Stimme des Jungen, und das Tier sprang mit einer Kraft hoch, die Luce ihm nicht zugetraut hätte. Woher nahm er sie so plötzlich?

Hasenohr war aus dem Haus gerannt mit Pa und Klaus auf den Fersen. Er schrie, dass er seinen Hund sehen wollte, dass er bereit sei, das ganze Grundstück auf den Kopf zu stellen, zur Not auf allen vieren und ganz egal, ob Klaus ihn wieder verdreschen würde.

Luce sah das Tier an, dessen Augen gelb aufblitzten.

»Hast du wirklich fast ein Jahr allein mit diesem Spinner verbracht?«

So war es wohl, und zudem schien das Tier derart an dem Jungen zu hängen, dass es alle Schmerzen vergaß.

Luce stand seufzend auf und öffnete die Stalltür.

Sie sah den Jungen, der angefangen hatte zu pfeifen, um das Tier zu rufen.

»He, Hase«, rief sie und bedeutete ihm herzukommen. »Was du suchst, ist hier drin.«

Als der Junge den Stall betrat, begann der Hund sofort, mit dem Schwanz zu wedeln. Luce war sich sicher, dass sich das Tier bald erholen würde. Der Junge täte besser daran, an sich und sein Gesicht zu denken. Klaus hatte sich wahrlich nicht zurückgehalten.

»Es wird ihm bald besser gehen. Er braucht nur ein bisschen Ruhe und Zeit, damit seine Wunden verheilen.«

Der Junge hörte überhaupt nicht zu. Er suchte fieberhaft nach irgendeinem Anzeichen, einer Bewegung, die ihn beruhigen würde. Zur Begrüßung kraulte er dem Tier ausgiebig die Schnauze, und der Wolf reagierte, indem er die Ohren aufstellte.

»Was machst du mit ihm?«

Er beäugte die Watte, das Schälchen mit Wasser, die Tinkturen und Salben.

»Ich bringe ihn schon nicht um, wir sind doch keine Mörder«, beschwichtigte sie ihn.

Der Blick des Jungen glitt über die langen Kratzer auf ihrer Hand, die rosafarbenen Schwielen auf der Handinnenseite, die vom Daumenballen bis zur Lebenslinie reichten. Er hatte ganz ähnliche, und Luce fragte sich, wie er sie sich zugezogen hatte.

»Zumindest keine Mörder von Wölfen«, sie lächelte, doch der Junge fasste es nicht als Scherz auf. Er hatte sie noch vor Augen: den Strohhut auf dem Kopf und das Gewehr in Händen, während die Kugel nur einen Zentimeter an seinem Ohr vorbeipfiff. »Du wirst ihm wirklich nicht wehtun?«

Luce schraubte ein Glasfläschchen auf und träufelte den Inhalt, der nach Alkohol und Erde roch, auf eine Mullbinde.

»Hör mal, Hase, es ist schon schwer genug, deinen Wolf zu überzeugen. Willst du es versuchen?«, fragte sie und reichte ihm die getränkte Mullbinde.

Er überlegte kurz und schüttelte den Kopf. »Ich bin nicht gut darin, mich um andere zu kümmern. Ich vermassele es immer, wenn ich es versuche.« Er streichelte über den Kopf des Tieres, das es sanftmütig geschehen ließ. Dann legte er seine Wange an die Schnauze des Hundes und schloss die Augen. Sie waren sich ähnlich. Luce war nicht sicher, ob es an dem Geruch der Wildnis lag, der ihnen anhaftete, oder an dem stolzen Misstrauen im Blick.

»In Ordnung. Du kannst jetzt näher kommen«, sagte der Junge und zog sich zurück. »Er erlaubt dir, dich um ihn zu kümmern.«

Luce starrte ihn mit einer Mischung aus Belustigung und Skepsis an.

Er war kein Draufgänger, der sein Schicksal herausforderte, ohne sich darum zu scheren, dass das Haus von einer dunklen Aura umgeben war. Jetzt sah sie die Dinge auf einmal klar und deutlich: Der Junge war vollkommen durchgeknallt.

Während der Wolf nun, überraschenderweise ohne zu knurren, zuließ, dass sie seine Verletzungen versorgte, behielt sie der Junge angespannt im Blick, bereit, jederzeit aufzuspringen, um das Tier zu verteidigen.

»Du musst meinen Bruder entschuldigen, aber du hast uns völlig überrumpelt. Ich schwöre dir, wenn du wüsstest, wozu Klaus fähig ist, würdest du dich glücklich schätzen, so davongekommen zu sein.«

»Dein Bruder macht mir keine Angst.«

Ob es stimmte oder nicht, der Junge schien davon überzeugt zu sein.

»Hier ist es gar nicht so schlecht. Man muss sich nur an ein paar Regeln halten.«

»Das sind ja Neuigkeiten.«

»Was hast du gesagt?« Sie hob die Augen von dem Fläschchen, das sie gerade aufschraubte.

»Dass es eine gute Sache ist, ein Dach über dem Kopf zu haben«, verbesserte er sich. Luce tat, als merkte sie nicht, dass er flunkerte.

Niemand mochte Regeln, und wenn er ein Bauernsohn war, musste er daran gewöhnt sein, hart zu arbeiten, Schläge einzustecken und den Kopf einzuziehen. Wenn man immerzu gehorsam sein musste, auch dann, wenn Befehle keinen Sinn ergaben und einem das Nachdenken abgesprochen wurde, so als wäre man ein Lasttier, keimten im Herzen die Samen der Wut, die unter dem ersten Regen wuchsen. Aus einem einzigen Samen, der in der Erde aufging, konnte ein ganzer Wald werden, der einen mit seinen Dornen für immer gefangen hielt.

»Da hast du recht, solange die Ziegel noch halten. Aber es ist nicht so aufregend, wie im Wald ein Rudel Hirsche zu füttern.« Sie hatte ihn am Morgen gesehen, bevor Pa und Klaus ihm nachgejagt waren. Die Hirsche hatten sich nicht mehr in der Nähe des Hauses blicken lassen, seit es ihren Opa nicht mehr gab, der sie mit altem Brot und Karotten gefüttert hatte. »Aber hier gibt's auch schöne Dinge.« Wenn man ganz genau hinsah. Oder zurückblickte, in eine Zeit, die längst vergangen war. »Du weißt nicht, was ich darum gäbe, einen Hirsch zu streicheln, vor ihm zu stehen und in seine schwarzen Augen zu schauen. Wer weiß, was sie dir erzählt haben.«

»Dass ich nach Hund stinke«, lachte er.

Luce deutete ein Lächeln an. »Wie dem auch sei, wir waren gerade bei den Regeln. Es ist wichtig, dass du sie dir einprägst, dann ist alles gut. Weil wir unhöflich zu dir waren, will ich dir auf die Sprünge helfen. Man kann es so zusammenfassen: Wenn du freundlich bist, sind wir auch freundlich. Wenn du dich um deine eigenen Angelegenheiten kümmerst, stellen wir keine unbequemen Fragen. Wenn dir etwas angeboten wird, nimmst du es an, bedankst dich und revanchierst dich dafür. Und es liegt nicht an dir zu entscheiden, wie und wann. Alles klar?«

»Klar«, er nickte. »Waren die Blumen auf dem Balkon von dir?«

»Ja und nein.« Luce wischte sich mit dem Handrücken über die Stirn und streichelte das warme Fell des Tieres, das sie vom Blut befreit hatte. Sie war mit ihrer Arbeit zufrieden.

»Dieser Wolf ist wirklich mutig.«

»Eigentlich ist er mehr ein Hund. Er ist ein Mischling.«

»Wenn er ein Mischling ist, wieso darfst dann du bestimmen, was er ist?«

»Weil er entschieden hat, bei mir zu leben. Ein Wolf hält sich von den Menschen fern.«

»Ich bezweifle, dass er eine Wahl hatte. Hab ich recht?«

Luce wartete. Der Junge dachte nach, und es schien ihr, als wollte er reden.

Wölfe hatte sie hier noch nie gesehen, Pa und Klaus auch nicht. Vielleicht war es das Gesetz der Berge, demjenigen Unterschlupf zu gewähren, der sich ihnen anvertraute. Sie boten ihm Schutz, solange er sich ruhig verhielt und sein Herz im Einklang mit dem ihren schlug.

Aber woher kamen diese beiden Söhne des Waldes?

1979

Um Luce zu erzählen, wie der Halbwolf zu ihm gekommen war, musste er in seinen Erinnerungen ein gutes Stück zurückgehen. Die Monate, die er im Wald verbracht hatte überspringen, den Mantel des Schweigens über die Nacht vor seiner Flucht breiten und rückwärts über die goldbedeckten Abhänge gehen, die unter dem klaren Himmel leuchteten.

Er war zur Heuernte auf den Silian-Hof gekommen. Dort wurden immer Arbeitskräfte gebraucht, die auf den Feldern halfen, die Milch ins Tal brachten, das Dach reparierten oder die Ställe ausmisteten.

Er verdiente nicht viel, aber er war stolz darauf, ein bisschen was zur Seite legen zu können. Hier hatten sich sein und Hunds Weg gekreuzt. Aber vorher hatte er den Mann mit dem Hut kennengelernt.

An diesem Tag hatte er zusammen mit den Söhnen, dem Vater und dem alten Großvater der Silians gearbeitet. Auch die Frauen halfen mit, und die Stunden waren wie im Flug vergangen. Niemand schrie ihn an oder mischte sich in seine Angelegenheiten. Er hatte eigene Arbeitsgeräte, eine Sense und einen Rechen und ein zugewiesenes Feldstück, dem er schwitzend sein Gold abrang. Die gebogene Klinge schnitt die Halme mit einem sanften Rauschen ab. Und in den Pausen im duftenden Schatten der Flaumeichen gab es Krüge mit Wein und Brotzeitbretter mit Speck. Er arbeitete genauso hart wie die älteren Jungen, und niemand machte sich über seine Stimme lustig oder den Bart, der nicht wachsen wollte.

Einer der Silian-Jungen erzählte ihm, dass auf dem Hof bald alles anders sein würde. Die Geschäfte liefen gut, sie verkauften viel Milch. Die ersten Touristen aus der Stadt kamen, auf der Suche nach guter Luft und hausgemachten Marmeladen, für die sie bereitwillig so viel zahlten wie für einen ganzen Aprikosenbaum. Manche der Stadtkinder hätten noch nie im Leben ein Schwein gesehen, erzählte er lachend, das Gesicht knallrot von der Sonne.

Zurück auf dem Hof, hatte er ihm eine Zeitschrift gezeigt. Mit dem schmutzigen Finger deutete er auf die Bilder von Traktoren und Maschinen, die bald schon die Arbeit von fünf Menschen verrichten würden, die Felder pflügen, die Aussaat übernehmen.

Er hatte genickt, völlig fasziniert von den glänzenden Ungetümen mit ihren aggressiven Schnauzen. Aber sich gleichzeitig auch gefragt, ob sie ihn noch brauchen würden, wenn sie eines Tages den Stall voller Maschinen hätten.

Während ihm der alte Silian seinen Lohn gab, lehnte er am Zaun, und eine der lockeren Latten wäre ihm beinahe auf den Fuß gefallen. Der Gedanke, zurück nach Hause zu gehen, machte ihm schlechte Laune und löschte im Nullkommanichts alles Schöne aus, das er an diesem Tag erlebt hatte. Wenn er dem Alten noch etwas half, konnte er mit Sicherheit mehr verdienen. Also bot er ihm an, den Zaun zu reparieren, und der Alte willigte erfreut ein. Er arbeitete mit großem Einsatz.

Nachdem er den Zaun auf Vordermann gebracht hatte, bedankte sich der Alte mit einem Schulterklopfen und lächelte zufrieden. Doch statt Geld bot er ihm etwas – wie er sagte – ganz Besonderes an, etwas, das er in seinem Leben nicht noch einmal finden würde.

Plaudernd führte er den Jungen in den Kuhstall. In einem der Verschläge lag eine Hündin mit rötlichem Fell und hielt eine Schar lebhafter Welpen in Schach, die herumtollten, zwischen ihre Pfoten krochen, an ihren Ohren knabberten und an ihrem Schwanz zogen.

»Vor einigen Monaten ist sie im Wald verschwunden. Wir dachten, wir würden sie nie wiedersehen. Aber sie ist zurückgekommen«, sagte er mit einem Anflug von Bedauern, dass sie die Hündin nicht wirklich losgeworden waren, dieses eigensinnige Tier, das weder zum Jagen noch zum Schafehüten taugte. Er überspielte seine Unzufriedenheit mit einem Lachen. »Sie hat uns eine ganz schöne Überraschung mitgebracht. Du kannst einen mitnehmen«, sagte er. »Welchen du willst. Einen echten Halbwolf.«

»Seit sie die Straße gebaut haben, gibt es in den Wäldern doch gar keine Wölfe mehr«, erwiderte der Junge enttäuscht. Was sollte er mit dem Tier anfangen? Er hatte gehofft, ein bisschen mehr zu verdienen, und jetzt sollte er stattdessen einen unnützen Flohpelz mit nach Hause nehmen.

»Du wirst sehen, wenn er erst einmal größer ist, wirst du mir recht geben. Wenn das wilde Blut langsam durchkommt, dann …«

»Dann haben die Hühner ein Problem.« Er hatte den Kopf geschüttelt, ohne den Blick von den Kapriolen der Welpen zu wenden.

Dann hatte die Bauersfrau nach dem Alten gerufen. »Bleib, solange du willst, und such dir einen aus.« Mit einem Lächeln hatte er ihn allein gelassen.

Die Welpen waren drollig. Sie legten sich auf den Rücken und reckten die Bäuche in die Luft, wühlten im Schmutz und holten sich dreckige Schnauzen. Die Zungen hingen zwischen den scharfen leuchtend weißen Zähnchen, aber sie schienen nicht müde zu werden. Vielleicht sollte er den stärksten auswählen, der sich auf seine Geschwister warf, sie mit seinen Pfoten festhielt und in den Nacken biss, bis sie ihren Widerstand aufgaben. Oder den Welpen, der sich abseits hielt, dünner war als die anderen, aber das graue Wolfsfell trug und zwei dunkle Kreise um die Augen hatte wie die Maske eines Banditen. Er konzentrierte sich, versuchte herauszufinden, welches Tier als erstes auf die Welt gekommen war und ob alle sechs männlich waren. Wahrscheinlich alle bis auf den Einzelgänger, den schwächsten.

Der Junge stellte sich die Reaktion seines Vaters vor. Er würde ihn angehen wie immer: *Mädchen, Memme.* Den Rücken hatte er sich krumm gearbeitet, und was brachte er nach Hause? Einen kleinen Bastard. Wie ein Mädchen hatte er sich hereinlegen lassen.

»Geh zu ihnen.«

Er drehte sich ruckartig um.

»Du musst zu ihnen gehen«, wiederholte ein Mann mit Hut, der unbemerkt hinter ihn getreten war. »Wenn du sie nur von weitem beobachtest, wirst du nie verstehen, welcher der Richtige für dich ist.«

»Keiner davon. Viecher habe ich auf meinem Hof schon mehr als genug.« Er hatte sich gezwungen, an die Worte zu denken, die sein Vater benutzt hätte. »Ich brauche nicht noch ein Maul, das gestopft werden muss. Und wenn sie tatsächlich Wolfsblut haben, dann laufen sie lieber den Schafen hinterher, als an der Seite ihres Herrn zu bleiben.«

»Wölfe haben keinen Herrn«, hatte der Mann gesagt und den Hut abgenommen. Er stand jetzt neben ihm, den Arm auf das Gatter gelegt. »Das ist der Grund, warum sie überlebt haben: Sie haben keine Kompromisse gemacht. Der Wald liegt ihnen zu Füßen.«

»Das würde ich so nicht sagen. Den letzten Wolf hat mein Urgroßvater erlegt. Weit weg von hier. Die Jäger haben sie ausgerottet, und wenn es doch noch welche geben sollte, dann verstecken sie sich aus Angst vor der Straße und dem Autolärm im Wald, verkriechen sich wie die Mäuse.«

Der Mann lächelte und zuckte die Achseln. »Tja, wie dem auch sei, der Vater dieser Welpen hat es bis in die Höhle des Jägers geschafft.«

»Dafür musste er allerdings doch einen Kompromiss eingehen und sich mit einer unterlegenen Art paaren.«

Der Mann schien amüsiert. Sein Blick, der während des ganzen Gesprächs auf die Welpen gerichtet gewesen war, lag nun auf ihm.

»Wie alt bist du?«

»Alt genug zum arbeiten. Und um auf mich selbst aufzupassen.«

»Aber du warst noch nie verliebt. Du musstest dich noch nie verstecken. Noch nie ums Überleben kämpfen.« Die Beiläufigkeit der Feststellung gab ihm das Gefühl, noch grün hinter den Ohren zu sein. Er dachte so lange über diese Worte nach, dass der Mann wirklich glauben musste, er sei dämlich. Die Wahrheit war, dass das Leben auf dem Hof nicht leicht war. Aber es hatte auch seine guten Seiten, zum Beispiel, dass er seine Zeit mit Hasenohr verbrachte, mit ihm das Zimmer teilte. Und Katharina, die zwar wenig sprach und die er nie wirklich verstand, weil sie ihn immer wieder überraschte mit ihren Ansichten über Gott und ihrem Aberglauben, obwohl sie mit ihm schimpfte, weil er an Hexen glaubte. Die sich in ihr Zimmer an diesem abgelegenen Winkel der Erde zurückzog und ihrem geheimen Radio lauschte, das die Welt zu ihr trug und so ungewohnte Klänge spielte, dass er letztlich derjenige war, der sich seltsam vorkam.

»Das stimmt. Aber ich weiß, dass ich mich niemals verstecken werde. Nur kleine Kinder verstecken sich.«

Der Mann ließ sich die Worte des Jungen durch den Kopf gehen. Dann entgegnete er in weichem, behutsamem Ton: »Auf unserem Weg gibt es immer einen Wald, in dem wir uns verirren. Aber für Kinder ist es einfacher, den Schlüssel zu finden, um wieder hinauszugelangen. Wenn sie dann erwachsen sind, wissen viele nicht mehr, wo man ihn suchen soll. Alles scheint komplizierter zu sein.«

»Mir wird das nicht passieren.«

»Wie kannst du dir da so sicher sein?«

»Weil ich ihn nie brauchen werde. Ich bin ein ehrlicher Mensch und zeige mein wahres Gesicht. Darauf bin ich stolz.«

»Zum Verlieben, Verstecken und Überleben braucht man Mut. Und ich bin mir sicher, dass du all dies ständig tust, ohne dir dessen bewusst zu sein. Ich, zum Beispiel, verstecke mich hier.«

Die Aufrichtigkeit des Mannes bereitete ihm Unbehagen. »Was hast du denn angestellt?«

»Ich kämpfe dafür, dass niemand mir meine Überzeugungen nimmt. Ich liebe mein Land, verstecke mich in ihm, nur so kann ich überleben.«

Der Junge hatte nie herausgefunden, was diesem Mann widerfahren war, aber nach seiner Überzeugung war es ein Widerspruch in sich, wenn man sich versteckte, um frei zu sein. Und doch, als er in den Wald gegangen war, hatte auch er sich frei gefühlt. Vielleicht hatte der Mann recht gehabt: Es war überheblich von ihm gewesen, so zu urteilen, ohne die wahre Bedeutung seiner Worte zu kennen.

Auch was den Halbwolf anging, hatte er recht gehabt.

Nachdem der Mann sich verabschiedet und ihm alles Gute gewünscht hatte, war der Junge über das Gatter gestiegen. Die Welpen waren sofort auf ihn zugerannt und an ihm hochgesprungen. Sie spielten mit ihm, zogen an seinem Pullover, knabberten am Saum seiner Hose und zerkratzten seine Arme mit ihren kleinen Zähnen. Nur der eine, der sich von Anfang an abseits gehalten hatte, betrachtete seine Geschwister weiterhin aus der Ferne mit schmalen gelben Augen. Doch als der Junge sich angeschickt hatte zu gehen, war er ihm hinterhergelaufen. Er hatte ihn durch die Holzstreben des Gatters beobachtet, während die anderen längst wieder dazu übergegangen waren, sich zu raufen. Dieser Welpe war Hund.

Der Halbwolf mit der Banditenmaske, der ihm beinahe einen Arm ausgerissen hatte, als er ihn aus dem Auto befreien wollte, und der jetzt mit dem Schwanz wedelte, sobald er seine Stimme hörte.

»Alles in Ordnung, Hase?«

Luce blickte ihn aus großen grauen Augen an.

»Entschuldige, ich habe gerade …«

»Egal«, schnitt sie ihm das Wort ab. »Wenn du keine Lust hast, mir von dir zu erzählen, dann behalte es für dich. Es reicht, wenn du tust, was man dir sagt. Übrigens, wenn du für die Sachen aufkommen willst, die du kaputt gemacht hast, solltest du am besten schnell wieder auf die Beine kommen. Du bist ganz schön übel zugerichtet, aber das hier wird dir helfen«, sagte sie und träufelte die gleiche braune Flüssigkeit, die sie für die Verletzungen des Halbwolfs verwendet hatte, auf eine saubere Mullbinde. »Du musst nur deinen Pullover ausziehen und warten, bis die Tinktur in die Haut eingezogen ist. Am Anfang brennt es ein bisschen.«

In seinem Kopf ging er die Regeln durch.

Dritte Regel: *Wenn dir etwas angeboten wird, nimm es an.*

Doch bei der Vorstellung, sich Luce mit nacktem Oberkörper zu zeigen, lief er rot an. Und wie würde es sich wohl anfühlen, wenn sie mit der Watte über seinen Rücken strich? Nicht einmal Katharina hatte ihn je aufgefordert, sein Hemd auszuziehen oder die Hose hochzukrempeln, um seine Wunden zu desinfizieren, die er sich beim Spielen in den Felsen mit Hasenohr zugefügt hatte. Und trotzdem hatte er das alles überlebt.

»Hast du verstanden?«

Luce sah ihn an, als wäre er schwer von Begriff. Er schloss die Augen, atmete tief durch und zog sich den Pullover mit einer einzigen mühsamen Bewegung seiner schmerzenden Arme über den Kopf.

Als er die Augen wieder öffnete, stand Luce direkt vor ihm: »Für wen hältst du mich? Ich bin doch keine Krankenschwester.«

»Ich dachte, du … Du hast doch gesagt …«

»Der hat nun mal keine Finger«, sagte sie und sah hinüber zu Hund.

Kurz bevor sie den Stall verließ, drehte sie sich noch mal

um: »Da findest du Brot, Käse und alles Weitere für das Abendessen.«

Er hatte den Korb vorher gar nicht bemerkt, doch jetzt nahm er den köstlichen Duft von Käse wahr.

Luce war verschwunden.

Hund und er würden die Nacht im Stall verbringen, sie waren ohnehin gewohnt, im Stroh zu schlafen. Und doch war mit einem Mal alles anders.

Er fütterte Hund, teilte die geräucherte Wurst mit ihm.

»Ich glaube, wir haben uns ganz schön in Schwierigkeiten gebracht.«

Aber es waren Schwierigkeiten mit dem zarten Duft von Heu und dem erfrischenden Geschmack von Wasser, das seinen Durst löschte. Ein wahres Festmahl. Er fragte sich vorerst lieber nicht, auf welche Art er sich revanchieren musste. Der Wald hatte ihn gelehrt, dass die getanen Schritte vom Gras ausgelöscht wurden und die, die noch zu gehen waren, in den Schatten verborgen lagen. Das Einzige, was zählte, war, nicht über einen Stein zu stolpern. Einen vollen Magen und einen warmen Schlafplatz zu haben. Er hoffte inständig, dass es tatsächlich so war und so lange wie möglich so bleiben würde.

6

Wilma hatte es noch nie gemocht, im Mittelpunkt zu stehen, und jetzt fand sie sich im Basislager wieder, begleitet von Kepler und anderen Männern mit ausgelaugten Gesichtern und verschwitzten Haaren. Von ihren Armen baumelten die Helme wie Picknickkörbe, und zwischen ihren Lippen hingen Zigarettenstummel. Als sie die Eltern von Daniel in Begleitung der Psychologin kommen sah, trat sie wortlos zur Seite. Kepler bedeutete ihr zu warten.

Sie konnte nicht hören, was sie sagten, aber erkennen, dass Daniels Mutter Kepler eine Art Block zeigte. Bei genauerem Hinsehen – zum Glück hatte sie ihre Brille dabei – schien es ein Buch oder ein Hausaufgabenheft zu sein. Herr Widmann zog aus einer Mappe, die er unter den Arm geklemmt hatte, ein Bündel Zettel. Er wedelte damit herum, bevor er sie an die Psychologin, Kepler und die anderen Männer weiterreichte.

Wilmas Instinkt sagte ihr, oder vielleicht war es Keplers verkniffener Gesichtsausdruck, dass sich auf den Unterlagen wichtige Details befanden, die einen Wendepunkt für die Suchaktion bedeuteten. Sie ermahnte sich erneut, die Augen offen zu halten. Und sie musste dringend einen Vorwand finden, um mit den Widmanns zu sprechen.

Allerdings brauchte sie sich nicht lange das Gehirn zu zermartern, denn Herr Widmann drehte sich genau in diesem

Moment um. Als er sie sah, lief er mit einer Miene, die nichts Gutes verhieß, geradewegs auf sie zu.

»Wussten Sie, dass mein Sohn an Asthma leidet?«

Wilma zuckte zusammen.

»Sie vielleicht nicht, aber Ihr Sohn Gabriele ganz bestimmt.«

»Herr Widmann, ich weiß nicht, auf was Sie hinauswollen, aber ich habe Daniel nicht kennengelernt. Wenn ich irgendetwas tun kann...«

»Ich will es Ihnen gerne erklären. Ihr Sohn und seine Freunde haben sich den ganzen Nachmittag über Daniel lustig gemacht und ihn schikaniert. Außerdem haben sie ihm das hier weggenommen.« Er fuchtelte mit einem Gegenstand unter ihrer Nase herum, den Wilma noch nie gesehen hatte. »Ein Vater aus der Gruppe hat es mir gegeben, er sagt, dass er es bei der Schneid-Alm gefunden und die Jungen dort zusammen gesehen hat. Es gehört Daniel, wie man unschwer an der Beschriftung erkennt. Das ist ein Inhalator, den braucht man, wenn man Asthma hat. Er hilft einem zu atmen, wenn man keine Luft mehr bekommt. Und ich schwöre Ihnen, es ist nicht schön, nach Luft zu ringen und das Gefühl zu haben, fast zu ersticken.«

Er wurde lauter und trat näher an sie heran, bis der Abstand zwischen ihnen immer kleiner wurde und Wilma sich bedrängt fühlte. Widmann war aufgebracht und außer Kontrolle. Als er drohend den Arm hob und ihr einen Stoß versetzte, musste Wilma reagieren: »Ich bin mir sicher, dass mein Sohn nichts damit zu tun hat. Und jetzt sollten sie sich beruhigen«, sagte sie und hielt seinem Blick stand. Mit einer blitzschnellen Bewegung, die niemand registrierte, packte er ihr Handgelenk. Es tat weh, machte Wilma aber keine Angst. Sie ballte die Hand zur Faust, bewegte sich nicht, und obwohl der Schmerz bis in den Ellenbogen schoss, sagte sie mit fester Stimme: »Was soll das bringen, Herr Widmann?«

Widmann wirkte verunsichert, er senkte den Blick und ließ los. Seine Lippen zitterten, geradezu erbärmlich, dachte Wilma, wäre da nicht das Kind allein im Wald.

»Mein Kind ist irgendwo da draußen, allein…«

Frau Widmann beobachtete die Szene aus der Ferne. Wilma fing ihren Blick auf, Scham und Dankbarkeit lagen darin.

Als der Sturm vorüber war, gelang es Wilma, sich weiteren Befragungen zu entziehen. Sie lief zu ihrem Sohn in die Bar, wo er sich gerade den letzten Bissen seines Toasts in den Mund schob und seinen Rucksack schnappte, in der Hoffnung, bald nach Hause zu kommen.

Sie nahm ihn mit und brachte ihn in den Wald, den Wald, in dem Daniel verlorengegangen war und der jetzt noch düsterer wirkte.

Die Stille ließ Wilma frösteln, doch die Kälte, die sie fühlte, ging von einem Ort nah an ihrem Herzen aus, dessen Existenz sie lange verdrängt hatte. Der erste Schnee hatte die Gipfel weiß gefärbt. Sie konnte sie nicht sehen, doch der Wind brachte den tröstlichen Duft mit sich und gab ihr die nötige Kraft, Gabriele entgegenzutreten. Während sie ihm erzählte, was sie erfahren hatte, betrachtete sie ihren Sohn und fragte sich, wie gut sie ihn wirklich kannte. Denn jeder hatte eine verborgene Seite wie die dunkle Seite des Mondes. Und sie fragte sich, ob sie eine gute Mutter war. Ob diese gewaltige Liebe, die ihren Körper selbst in diesem Moment durchströmte, sie den richtigen Weg erkennen ließ und sie vor Fehlern bewahrte. Und davor bewahrte, dass er sich von ihr entfernte. Ob ihre Liebe ausreichte, um ihm beizubringen, wie man in dieser Welt überlebte und erwachsen wurde.

»Das ist überhaupt nicht wahr. Daniel hat den Inhalator selbst weggeworfen. Hast du nicht gesehen, dass er leer war?«

Wilma hatte es nicht bemerkt, aber es schien ihr auch nicht so wichtig zu sein.

»Er hat gesagt, dass er noch mehr davon im Rucksack hat, er hat sie uns sogar gezeigt.«

»Gabriele, wenn du mich anlügst...« Sie ließ den Satz unvollendet, überließ es seiner kindlichen Phantasie, die schlimmere Monster heraufbeschwören würde, als sie es konnte, ihn zu vervollständigen.

»Ich schwöre.« Er sah ihr in die Augen, ohne auch nur einmal mit den Wimpern zu zucken.

»Aber es gibt da etwas, das ich dir nicht gesagt habe, Mama.«

Wilma erstarrte, sie hielt den Atem an.

»Ich glaube nicht, dass Papa ihn so einfach finden wird.«

»Und warum nicht?«

»Daniel hat gesagt, dass er verschwinden wird wie Mister Fantastic.«

»Mister wer?«

»Ein Superheld. Also eigentlich ist er ein Wissenschaftler, aber er kann durch die Zeit reisen und zwischen verschiedenen Dimensionen hin und her springen. Er kann sich größer oder kleiner machen. Sogar unsichtbar. Daniel kann das auch, weißt du.«

Wilma lachte. »Na, ich glaube, das ist kein Problem für deinen Vater. Er wäre sogar in der Lage, die Wolken zu packen und in eine Dose zu stopfen, wenn es darum ginge, uns vor einem Gewitter zu schützen.«

»Und was passiert, wenn er ihn findet?«

»Was meinst du?«

Gabriele setzte sich auf einen Baumstumpf.

»Muss er dann wieder nach Hause?«

»Ich denke schon, seine Eltern wären sicher überglücklich.«

»Ich würde Herrn Widmann nicht trauen.«

»Du traust nie jemandem. Du bist genau so ein Brummbär wie dein Vater.«

Gabriele lächelte nicht. »Am Wasserfall ist Daniels T-Shirt nass geworden. Zuerst wollte er es nicht ausziehen, aber dann hat er es doch getan. Er hat schlimme Verletzungen auf dem Rücken, Mama.«

»Vielleicht ist er gestürzt oder hat sie sich beim Fußballspielen geholt.«

»So sah das nicht aus.« Ein langer Schatten fiel über sein Gesicht, so als hätte er das Bild immer noch vor Augen. »Außerdem hat er gesagt, dass er seinen Vater hasst. Und wenn der nicht gehen würde, dann müsste er sich eben etwas überlegen, um nicht mehr nach Hause zu müssen.«

»Kinder lösen sich nicht einfach in Luft auf, Gabriele.« Wilma lief ein Schauer den Rücken hinunter.

»Doch, Mister Fantastic schon.« Er griff nach den Riemen an seinem Rucksack und zog sie fest, so als würde er sich für einen schwierigen Aufstieg bereit machen. »Weißt du, was ich hoffe: dass sie ihn nie mehr finden. Dass er für immer im Wald bleibt. Da geht es ihm bestimmt besser als zu Hause bei seinen Eltern. Oder in irgendeinem Internat.«

1979

Im Halbdunkel hatte Luce in der Küche die Gläser mit Kräutern und Sirup und die Flaschen mit Johanniskraut und Vogelmiere neu geordnet. Über dem kleinen Fenster hing der Mond, eine perfekte Scheibe. Er verbreitete sein silbriges Licht und leistete ihr Gesellschaft, so wie er auch Pa und Klaus begleitete, wenn sie auf den Gipfel stiegen.

Sie hatte den Abend damit verbracht, Wäsche aufzuhängen, die Säcke zu stopfen und die Steigeisen zu säubern, die sich die Männer unter die Schuhe schnallten: gebogene Nägel, um im Felsen Halt zu finden. Es war, als könnte sie den Abgrund im Nacken spüren, die kalte Luft aus der Tiefe, aus der eisigen Hölle. Doch in ihrem Herzen schienen Flammen zu lodern. Die unbändige Lust hinaufzuklettern und das Gefühl von unendlicher Freiheit machten sie ganz benommen. Nur das Gewicht des Rucksacks würde sie am Boden halten. So jedenfalls stellte Luce sich den Aufstieg vor.

Sie begutachtete die fast leere Kammer, die viel Platz für neue Waren bot. Ob ihr Bruder wirklich zwei Steyr Puch über die Grenze bringen würde? Die österreichischen Fahrräder verkauften sich gut in Italien, doch wie wollte er sie transportieren? Aber Klaus fand immer eine Lösung. Einige Säcke mit Schnapsflaschen, Maismehl, Nudeln, Reis und Gummilatschen standen fertig gepackt bereit. Sie würden sie eintauschen gegen Zigaretten, Pfeifentabak, Zucker, Salz und Saccharin.

Die Grenze wurde von der Finanzpolizei bewacht, sie würden den Nebel abwarten müssen. Sie mochte diesen Moment, wenn die Dinge ihre Umrisse einbüßten und alles, was einen ängstigte, verschluckt wurde. Was blieb, war man selbst, der Berg, der einen aufforderte weiterzuklettern, die eigenen Muskeln und der Atem. Das war etwas anderes als das Sklavendasein der Bäuerinnen, die von früh bis spät schufteten, vier Kinder am Rockzipfel, und ein Neugeborenes auf den Rücken gebunden. Am Berg traf man selbst Entscheidungen, hatte man die Wahl.

Sie hatte das Stück Papier aufbewahrt, das sie zusammengeknüllt auf der Treppe gefunden hatte. Manchmal zog sie es aus der Hosentasche, betrachtete es und drehte es in ihren Fingern. Sie mochte das Knistern des Papiers. Es raschelte wie Laub, wenn sie es glattstrich, um die Schrift zu lesen. Dann knackte es wie brennendes Holz, wenn sie es schnell wieder in die Tasche schob, weil sie jemanden kommen hörte. Sie war sich fast sicher, dass Klaus es weggeworfen haben musste. Es war nichts Wichtiges, nur ein Blatt vom Quittungsblock eines Kellners, das man fortschmiss, sobald man um die Ecke gebogen war. Warum bewahrte sie es also auf? Sie fragte sich, ob Klaus mit der Frau, die nach Amber und Blumen duftete, in der Pension gewesen war. Sie war nicht eifersüchtig. Was sie betraf, konnte ihr Bruder zusammen sein, mit wem er wollte. Außerdem war sie an die wechselnden Frauen gewöhnt, von denen sie sich nicht einmal die Augenfarbe merken konnte, so schnell waren sie wieder verschwunden. Doch irgendetwas hinderte Luce daran, dieses Stück Papier wegzuwerfen.

Luce nahm die Hände aus den Taschen und blies hinein. Sie sah hinüber zum Berg, betrachtete seinen Mantel aus Tannen und seine Haut aus Fels, der im Mondschein wächsern, fast durchscheinend wirkte.

Umgeben von der tiefen und ruhigen Stille der Nacht, erinnerte sie sich an etwas, das Pa ihr einmal erzählt hatte. Dass das Universum immer in Bewegung sei, es sich bis in die Unendlichkeit ausdehne wie ein riesiger Wackelpudding. Es gelang ihr nicht, sich etwas vorzustellen, das keinen Anfang und kein Ende hatte und sich unablässig bewegte.

Sie richtete den Blick auf den Gipfel, und ihre Augen folgten dem Weg, den sie kannte: von der Schneid-Alm hoch hinauf zu den Bergkämmen, die die Grenze markierten. Luce stellte sich ihren Vater und den Bruder da oben vor, die Steigeisen krallten sich in den Felsen, bei jedem Schritt lösten sich Steinchen. Die Haut schweißüberströmt trotz des eisigen Windes, der Nasen und Hände einfrieren ließ.

Handschuhe waren wichtig. Auf keinen Fall aus Leder, sondern aus Wolle, ansonsten konnte man sich gleich von dem ein oder anderen Finger verabschieden.

Abgesehen von der Kälte gab es nur eine weitere wirkliche Gefahr dort oben, und man musste wissen, wie man ihr aus dem Weg ging, denn gegen sie hatte man keine Chance: die Männer, die die Grenze kontrollierten. Die Finanzpolizisten hatten lange in der Zwickauer Hütte gehaust, die wie ein Adlernest auf dem weißen Felsen thronte. Aber sie kümmerten sich nicht um die Mauern, deren Steine man auf dem Rücken der Maultiere nach oben gebracht hatte. Als Luce das Laufen gelernt hatte, wobei sie sich am Schwanz des Schäferhunds festhielt, der mit ihnen auf dem Hof lebte, war die Hütte bereits verlassen gewesen. Übrig blieb eine verrammelte Ruine, und die Beamten nahmen den mühsamen Aufstieg zur höher gelegenen Stettiner Hütte auf sich. Von dort aus überwachte das Militär die Grenze, nachdem die Sprengstoffanschläge es wieder auf den Plan gerufen hatte. Die Attentäter agierten im Schutz des Nebels mit dem Ziel, die Berge von ihren Ausläufern zu trennen. Diesen Landstrich von Italien abzuspalten, dem Land, dem sie sich nie zugehörig gefühlt hatten.

Die Hütte bestand aus Steinmauern und hatte ein Holzdach, sie schmiegte sich an den Felsen, und wie die Menschen, die sie gebaut hatte, ertrug sie die Leute aus der Stadt nur für kurze Zeit und mit kaum verhohlener Abneigung. Nachdem die Stettiner Hütte durch eine Lawine zerstört worden war, hatte man sie wieder aufgebaut, und Luce vermutete, dass es ihr Schicksal sein würde, noch viele Male niedergerissen und wiedererrichtet zu werden.

Luce ging um den Schuppen herum und schlüpfte in den Stall, wo sie den Jungen mit dem Brotkorb zurückgelassen hatte. Sie wollte sicherstellen, dass er keinen Unfug trieb, kaum dass er ein bisschen zu Kräften gekommen war. Sie an seiner Stelle hätte sich bei der erstbesten Gelegenheit aus dem Staub gemacht. Vielleicht war Hase genauso schlau, und wenn ja, durfte sie ihn auf keinen Fall entkommen lassen. Pa und Klaus würden ihm durch den ganzen Wald nachjagen, und dann wären es die beiden, die über sein Schicksal entschieden. Es ging nicht um ihn, sondern um seine Verschwiegenheit. Er würde das Haus im Wald, den Schuppen und die Geranien vergessen müssen. Dann würden sie ihn gehen lassen können. Das war nicht zu viel verlangt, eine einfache Bedingung, und im Gegenzug wäre er frei.

Luce versuchte, in der Dunkelheit etwas auszumachen. Ein

leises Knurren empfing sie. Wie angewurzelt blieb sie stehen und presste sich gegen die Holzwand. Sobald das Tier ihren Geruch wahrgenommen hatte, verwandelte sich das Knurren in ein leises Winseln, und sie schlich näher heran. Auch wenn sie bezweifelte, dass hier sonst noch jemand aufwachen würde.

Der Junge lag an das warme Fell des Tieres geschmiegt, das ihn bewachte, und schnarchte, als wäre er mitten im Winterschlaf.

»Du bist wirklich dumm, Hase.« Luce schüttelte den Kopf und verschränkte die Arme vor der Brust.

Der Junge war in einen Kokon aus Decken gewickelt. Luce zuckte zusammen, als das Bündel sich plötzlich drehte und der Mondschein das Gesicht des Jungen erleuchtete. Doch zu Luces Erleichterung rollte er sich mit einem tiefen Seufzer wieder auf die Seite. Er redete im Schlaf. Das Tier lauschte seinem Gemurmel mit aufgestellten Ohren. Der Wolf und sie tauschten einen verwirrten Blick, und beinahe hätte Luce lachen müssen.

Aber dieser unruhige, von Albträumen heimgesuchte Schlaf jagte ihr eine Gänsehaut ein. Mit einem Mal fühlte sie sich dem Jungen nah. Nicht aus Mitleid, weil er das falsche Versteck ausgesucht hatte, während er im Wald ums Überleben kämpfte. Wer wusste schon, wovor er auf der Flucht war, was er angerichtet hatte.

Es war etwas anderes. Zum ersten Mal hatte sie es gespürt, als der Junge Pa mit gesenktem Blick geantwortet und dann all seinen Mut zusammengenommen hatte, um sich von Klaus nicht einschüchtern zu lassen. Dann wieder, als er die beiden Männer abgeschüttelt hatte, um seinen Wolf zu suchen. Sie konnte dieses Gefühl zunächst nicht einordnen.

Es hatte etwas damit zu tun, dass er nicht weggelaufen war, obwohl er Gelegenheit dazu gehabt hätte. Nicht einmal jetzt, im Schutz der Nacht, war er davongelaufen. Er hatte bereits bewiesen, dass er schnell war. Und stark. Was erwartete ihn jenseits des Waldes? Wovor hatte er Angst? Solche Angst, dass er sich in ein Schmugglerhaus verkroch und Kopf und Kragen riskierte?

Ein Schauer durchfuhr sie. Es war Angst, die sie verband. Sie hatte Angst bei der Vorstellung, niemals von hier wegzukommen, und Hase hatte Angst vor etwas, das ihn zur Flucht trieb. Sie waren wie zwei flackernde Flammen inmitten eines Sturms.

Sobald man anfing zu verbergen, dass man Angst hatte, zwang diese Angst einen dazu, sich zu verstecken, und in dem Moment hatte sie ganz von einem Besitz ergriffen, und man war nichts mehr als die Angst selbst.

Unter dem Kissen lugte die Ecke eines Buches hervor. Luce zog es vorsichtig heraus, wobei sie darauf achtete, den Jungen nicht zu wecken. Als sie sah, um was es sich handelte, lächelte sie. Es waren die Rezepte, die sie seit ihrer Kindheit kannte, und sie hatte sofort wieder die vertrauten wohligen Gerüche in der Nase: Geburtstagsfeste, Winterabende. Doch als sie das Buch jetzt zum allerersten Mal durchblätterte – denn die Person, der es gehört hatte, hatte es immer wie ihren Augapfel gehütet –, stieß sie auf handschriftliche Notizen zu den Bergen. Sie fand Namen und Angaben und die Bleistiftskizze eines Gipfels, bei der die Almen und die von der Finanzpolizei genutzten Hütten mit einem X gekennzeichnet waren. Luce sah all dies zum ersten Mal und fühlte sich ein bisschen schuldig, so als hätte sie ein Geheimnis aufgedeckt, heimlich durch ein Fenster gespäht und wäre jetzt ertappt worden. Aber sie war nicht ertappt worden. Und letztlich gewann die Neugier die Oberhand: Bergnamen, Zahlen. Die geheimnisvollen Seiten, so wertvoll für die Person, die sie verfasst hatte, waren angekokelt, einige herausgerissen und für immer verloren. Obwohl sie noch nicht verstand, um was es sich hier wirklich handelte, machte es sie traurig und ängstlich. Das vergilbte Papier und die Bleistiftspuren flüsterten ihr etwas mit der schwachen Stimme von Dingen zu, die die Zeit überdauert hatten. Sie nahm das Buch an sich. Sie war sich sicher, dass es zurück in das Haus gehörte, dorthin, wo es herkam.

Als sie wieder zum Haus lief, lauschte sie dem Knirschen des Schnees unter ihren Füßen.

Außerdem hörte sie Pa und Klaus, die sich hinter dem Stall unterhielten. Es interessierte sie nicht weiter, die beiden hatten immer etwas zu tun, selbst spät in der Nacht. Doch dann fiel ein Name, der sie innehalten ließ. Sie sprachen über Hasenohr.

»Meinst du, dass er dazu in der Lage wäre?«

Pa bejahte: »Er ist ein aufgeweckter Bursche.«

Klaus schien anderer Meinung. Er war so ernst wie selten und schien ausnahmsweise keine Flasche in der Hand zu haben: »Hast du gesehen, was er für ein Gesicht gemacht hat, als Luce vor ihm aufgetaucht ist?« Er stieß ein kurzes Lachen aus. »Er sah aus, als hätte er einen Geist gesehen.«

»Aber er hätte uns um ein Haar in die Tasche gesteckt.«

»Nur wegen des Wolfs.« Er hielt inne. »Es ist keine gute Idee, ihn mitzunehmen, Pa.«

Luce trat in die Dunkelheit zurück, überwältigt von der unerwarteten Neuigkeit, die sie gerade mit angehört hatte. Sie wollten den Jungen mit auf den Berg nehmen?

Es versetzte ihr einen solchen Stich, dass ihr die Luft wegblieb und ihre Wangen rot vor Wut wurden.

Sie konnten sie doch nicht einfach vergessen, so tun, als existiere sie nicht.

Während sie weiterlief, befragte sie den Neuschnee.

Frischer Schnee war so unberechenbar wie ein Kind, er wollte nicht auf Eis oder Fels liegen bleiben, sondern rutschte lieber ins Tal. Und genau wie ein unschuldig spielendes Kind war er zu weit mehr Zerstörung imstande, als man glauben wollte. *Dumme, dumme Luce.*

Man musste sich immer vor dem Neuen in Acht nehmen. Vor allem, wenn es am Abend noch nicht da gewesen war und einen beim Aufwachen überraschte: wie der Neuschnee oder das Licht des anbrechenden Tages. Man durfte sich nicht den Gefühlen überlassen, die einen überfielen wie ein Windstoß und einen immerzu täuschten. Auch nicht der Angst.

Sie rannte auf ihr Zimmer. Obwohl sie müde war, einfach nur schlafen und an nichts mehr denken wollte, hob sie die Matratze und strich mit den Fingern über das Geheimnis, das sie darunter verbarg. Sie zupfte an den abgenutzten Saiten, die nicht mehr lange halten würden. Aber Luce hatte keine Ahnung, woher sie neue bekommen sollte. Sie spielte nie in Anwesenheit von Pa und Klaus, weil sie es sowieso nicht verstehen würden. Genauso wenig, wie sie es verstanden, den Klang des Schnees und die Musik der Dinge wahrzunehmen. Für sie war die Welt stumm. Und jetzt, wo sie darüber nachdachte, war es vielleicht auch besser so.

1979

Er bot vermutlich keinen schönen Anblick, verbeult und blutverkrustet, wie er war. Im Halbschlaf befühlte er sein Gesicht. Die Schmerzen, die ihn die ganze Nacht wach gehalten hatten, flammten auf wie Feuer, als seine Finger über den Kiefer und den Nasenrücken glitten. Er hatte sich wirklich bemüht, Luces Rat zu befolgen. Doch das Abtupfen der Schnitte und Schrammen mit der in Alkohol getränkten Watte war schmerzhaft. Und so war er stattdessen zur Überzeugung gelangt, dass eine Mütze Schlaf es schon richten würde. Jetzt, da die Sonne durch die Ritzen zwischen den Stallbalken schien und sein Kopf sich anfühlte wie ein Ballon, verfluchte er seinen Dickschädel. Die Augen waren verklebt und geschwollen, als hätte ihm eine Biene in die Lider gestochen. Langsam richtete er sich auf. Hund streunte durch den Stall, er humpelte leicht, war sonst aber in viel besserer Verfassung als er selbst.

Neben der Sonne war es das Gegacker der Hühner, das ihn geweckt hatte. Das alte Regime hatte das Zepter im Haus wieder übernommen. Es hätte ihn nicht gewundert, wenn über Nacht neue Geranien in den Blumenkästen gewachsen wären.

Er dachte an seine Hirsche und hoffte, dass sie schlau genug waren, die Lichtung zu meiden. Er vermutete zwar, dass die Gestalt von Klaus am Horizont und die Stimme des Mädchens ausreichten, um sie fernzuhalten, aber er entschied, vorsichtshalber nachzusehen. Hund ließ er im sicheren Stall zurück.

Auf den ersten Blick war es ein Morgen wie jeder andere. Der Frühling lag bereits in der Luft – der Duft der ersten Frühblüher, das frische Grün der Wiesen und die sanfte Brise, die seine Wangen kitzelte. Wohin er auch blickte, sah er etwas, das seine Aufmerksamkeit erregte: Der Zaun des Hühnergeheges war repariert, und vom kleinen Fenster im Erdgeschoss sah ihm sein Spiegelbild entgegen, so blitzblank glänzte das Glas in der Sonne. Sie hatten fleißig daran gearbeitet, das Haus wieder auf Vordermann zu bringen.

Er inspizierte den Hühnerstall und fragte sich, ob es noch dieselben Hühner waren wie damals, als Hund und er das Haus zum ersten Mal gesehen hatten. Als er das Gatter öffnete, wurde er vom lauten Gegacker der Hennen empfangen. Sie sahen alle gleich aus, eine wie die andere, und verfolgten jede seiner Bewegungen mit ihren runden Augen.

Ein Huhn zu packen, war nicht einfach, denn sie liefen unablässig durcheinander, und schon der leiseste Luftzug auf ihren Federn versetzte sie in Alarmbereitschaft. Die Art, wie sie mit dem Kopf wippten, war drollig, aber die großen Füße mit den langen Krallen waren ihm seit jeher nicht geheuer. Da war rein gar nichts Freundliches an diesem Relikt aus ihrer Reptilienvergangenheit, und er dachte, dass sich die Hühner, wenn es darauf ankam, bestimmt nicht mit dem Schnabel, sondern mit diesen Krallen verteidigen würden.

Zu Hause auf dem Hof hatten die Hühner scharren dürfen, wo sie wollten. Sein Vater war derjenige gewesen, der sich um sie kümmerte, auf seine Art. Das hatte zur Folge gehabt, dass Katharina und er die Tiere an den meisten Abenden am Waldrand einsammeln mussten und sich dabei die Arme in den Brombeerhecken zerkratzten. Danach hatte immer ein Huhn gefehlt. In einem seiner seltenen klaren Momente hatte der Vater bemerkt, dass es weniger Tiere geworden waren, und nach einer Erklärung verlangt. Aus heiterem Himmel faselte er etwas von einer Verschwörung, Katharinas Unzulänglichkeiten und davon, was für ein Unglück es sei, einen Nichtsnutz als Sohn zu haben, für den man sich schämen müsse. Nur Hasenohr gelang es, seinem Selbstmitleid Einhalt zu gebieten, bevor es in Wut umschlagen und auf sie alle hereinbrechen konnte.

Hasenohr schaffte es immer, ihn zu beruhigen. Manchmal wünschte er sich, den Vater mit den Augen seines kleinen Bruders sehen zu können. Hasenohr konnte einen bevorstehenden Wutanfall des Vaters bereits an einem verräterischen Blick erkennen, und trotzdem genügte eine Träne dieses verlogenen Mannes, um ihm Schuldgefühle zu bereiten. Dann ging er wortlos auf Paul zu, umschloss ihn mit seinen dünnen Armen und versicherte ihm, dass er ein guter Vater war.

Wer von ihnen beiden hatte unrecht? Hasenohr, den die aus seiner Sicht nicht nachvollziehbare Liebe zu diesem Mann dazu brachte, dessen Lügen und die Art, wie er Katharina behandelte, zu vergessen? Oder er, der nichts anderes getan hatte, als seinen stetig wachsenden Groll gegen den Vater zu hegen und sich schließlich in die Flucht zu retten. Er, der nie in der Lage gewesen war, um Liebe zu bitten?

»He, Schneewittchen, sprichst du mit den Hühnern?«

Er zuckte zusammen, als er die Stimme von Klaus hörte, und ließ vor Schreck das Huhn fallen, das er im Arm gehalten hatte.

»Oder klaust du vielleicht unsere Eier?« Klaus war hochgewachsen, viel größer als er. Auf seinen breiten Schultern balancierte er eine Harke.

Er ließ sie auf den Boden fallen und trat in das Hühnergehege. »Zeig mal, wie du's angestellt hast.«

Es fiel ihm schwer, Klaus einzuschätzen.

Er musste ungefähr so alt sein wie Katharina, etwas über zwanzig. Sein Gesicht war oval, der Blick starr und durchdringend wie der einer Eule. Und Eulen bedeuteten Unheil, denn sie brachten nachts auf ihren Flügeln die Geister in den Wald. Unruhige, lästige Geister, die selten Gutes im Sinn hatten.

Selbst wenn Klaus scherzte, funkelten seine Augen herausfordernd. Auch jetzt, während er ihn aufforderte, ein Huhn zu fangen.

»Meine Schwester liebt sie, doch ich finde, es gibt kaum dümmere Viecher. Aber wenn sie spüren, dass du sie schnappen willst, rennen sie wie die Verrückten.«

Er wusste, wie man es machte. Ohne nachzudenken, bückte er sich, packte eines an den Füßen und hob es hoch.

»Bitte sehr.«

Er hielt es Klaus hin, der es an sich drückte und seinen Rücken streichelte.

»Ich glaube, wir beide werden uns verstehen, Hasenohr«, sagte er zufrieden.

Auch wenn es ihn schmerzte, diesen Namen zu hören, war es ihm lieber, als wenn Klaus ihn Schneewittchen nannte. Als sie ihn nach seinem Namen gefragt hatten, war ihm sofort der des Bruders herausgerutscht. Sein ganzes restliches Leben würde er sich während der schlaflosen Nächte fragen, was der Grund dafür gewesen war.

»Vielleicht haben wir es gestern übertrieben«, räumte Klaus ein, und sein Blick fiel auf das ramponierte Gesicht des Jungen. »Aber du kannst dir wahrscheinlich denken, dass es nicht gerade die beste Willkommensüberraschung ist, einen Fremden im Haus zu finden.« Sein Lachen erinnerte den Jungen so sehr an die Laute eines Esels, dass er nicht anders konnte, als mitzulachen.

»Und ich hätte nicht euer Mehl und eure Suppen stehlen dürfen, aber ich war kurz vor dem Verhungern.« Dann verbesserte er sich: »Na ja, im Wald habe ich immer irgendetwas zu essen gefunden, aber Tag für Tag nur Beeren und Wurzeln …« Im Nachhinein schien es ihm unglaublich, dass er es all die Monate ohne ein warmes Essen, ohne frisch gebackenes Brot ausgehalten hatte.

»Um das Essen musst du dir jetzt erst mal keine Gedanken mehr machen. Unser Tisch ist immer gedeckt.« Klaus hatte glänzende Laune. Dem Jungen war mulmig zumute. Er bevorzugte den abweisenden Klaus, dessen kalte Augen einen Sicherheitsabstand zwischen ihnen schufen.

Als er den Blick senkte, nahm er eine flüchtige Bewegung wahr. Ein Rascheln im Unterholz, die Blätter der Büsche vibrierten sanft. Er hätte wetten können, dass es die Hirschkuh war, die ihm damals für den Bruchteil einer Sekunde so nah gekommen war. Nun trennten sie das Haus und die Lichtung, die nicht länger schneebedeckt war, sondern sattgrün. Und Klaus, der mit einem verbissenen Lächeln am Hals des Huhns zog. Als das Tier sich eng an ihn schmiegte, streichelte er ihm ein letztes Mal langsam über seinen Rücken und drehte ihm dann mit einem schnellen Handgriff und dem Klang brechender Knochen den Hals um.

Und er war es gewesen, der das arme Tier in Klaus' Hände

gegeben hatte. Der Hals des Huhns hing herunter wie eine ausgediente Socke.

»Alles klar, Schneewittchen?«

Den Schock und die Schuldgefühle vor Klaus nicht verbergen zu können, fühlte sich ungefähr so an, wie Luce mit nacktem Oberkörper gegenüberzustehen. Mit dem Unterschied, dass Klaus keine Gnade kannte.

»He, Pa«, rief Klaus aufgeregt, während der Hals des Huhnes hin und her baumelte, »das kleine Kind glaubt, dass Brathühner aus dem Kühlschrank kommen.«

Klaus lautes, spöttisches Lachen zog nicht nur den Vater, sondern auch Luce an, die gerade die Blumen auf der Terrasse versorgte.

Großartig, das war genau, was er brauchte.

»Ich bin kein kleines Kind.« Er brachte nur ein schwaches Wispern heraus, Schamröte stieg ihm ins Gesicht.

Klaus achtete nicht länger auf ihn. Er lachte, als würde ihm jemand die lustigsten Witze ins Ohr flüstern. Luce stimmte in sein Lachen ein. Sie sahen ihn an, als sei er tatsächlich noch ein kleines Kind, während in einiger Entfernung hinter ihnen Pa missbilligend den Kopf schüttelte.

Ohne zu wissen, wie er dorthin gekommen war und ob es seine Beine waren, die ihn verraten und aus dem Hühnerstall getragen hatten, fand er sich vor dem Haus wieder. Pa und Luce saßen auf der Bank und beobachteten ihn. Stocksteif wie eine Vogelscheuche stand er neben Klaus, der ihm ein dickbäuchiges Huhn hinhielt. Das Tier war überaus lebendig, verängstigt und genauso erpicht darauf wegzulaufen wie er selbst.

»Hast du verstanden, wie man es macht?«, wiederholte Klaus mit amüsierter Miene und ernstem Lehrerton. »Du packst es mit der linken Hand an den Füßen, mit der rechten nimmst du den Kopf und drückst mit dem Daumen hier drauf, siehst du?«, sagte er und demonstrierte den Ablauf. »Etwas unterhalb vom Genick. Dann bewegst du die linke Hand zu dir hin, und genau in diesem Moment ziehst du mit der rechten schnell nach unten, mit einem einzigen energischen Ruck, so dass der Halswirbel unter deinem Daumen bricht.«

Er war sich nicht sicher, ob er sich an alle Schritte erinnern würde. Vor allen Dingen war er sich nicht sicher, ob er dieses arme Tier umbringen wollte, das ihn panisch ansah. Was um alles in der Welt machte er hier?

»Alles klar?«

Er bemühte sich um ein sicheres Auftreten und nickte entschieden.

»Gut, dann los.«

»Ich glaube nicht, dass ich es kann, Klaus.« Seine Stimme zitterte wieder.

»Weißt du, was, ich hab mich getäuscht.« Klaus kniff die Augen zusammen. »Du bist wirklich kein kleines Kind.«

»Schon gut.«

»Nein, nein, du hast recht. Du bist ein Mädchen, eine Memme«, platzte es aus ihm heraus, und er hielt ihm das Huhn entgegen.

Mädchen, Memme, klang es in ihm wieder. Darin lag das Echo längst vergangener Tage, von denen er geglaubt hatte, sie hinter sich gelassen zu haben.

Er machte einen Schritt nach vorne und packte das Huhn unter den Augen von Pa und Luce, die sich bestimmt königlich amüsierten.

Dann schloss er die Augen, atmete tief ein, konzentrierte sich und ging in seinem Kopf den Ablauf durch. Doch das Huhn zappelte wild, und seine Finger rutschten auf dem Gefieder ab. Er nahm den Arm nach unten, zog fest. Als es ihm aus den Händen glitt, war es nurmehr eine Puppe mit herunterhängendem Hals und ausgebreiteten Flügeln, die ziellos über den Hof rannte. Halb tot, halb lebendig. Klaus beendete das grauenhafte Schauspiel mit einem gezielten Schlag seiner Harke.

»Ich wollte nicht, dass es leidet«, sagte der Junge entschuldigend. Aber keiner reagierte. Auch Luce hatte sich abgewandt. Er fühlte sich schuldig. Bevor er womöglich für immer im Erdboden versinken würde, wiederholte er: »Ich wollte nicht, dass es leidet.« Die Worte verhallten ungehört.

Zum Teufel mit ihnen. Wie herzlos musste man sein, um einem wehrlosen Tier den Hals umzudrehen, mit derselben Hand, mit der man es eben noch gestreichelt hatte?

Klaus hob das tote Huhn auf und trug es in die Küche. Er ging an ihm vorbei, ohne Notiz von ihm zu nehmen. Gerade so, als würde er überhaupt nicht existieren, und diese Gleichgültigkeit verletzte ihn mehr als erwartet.

Luce schnalzte missbilligend mit der Zunge und wandte sich dann kopfschüttelnd wieder den Blumen zu.

»Wenn du ein Tier tötest, darfst du kein Mitleid mit ihm empfinden.« Es war Pa, der sprach. Inzwischen waren nur noch sie beide übrig.

»Ich bin nicht so.«

»Und wie bist du dann?«

»Ich will nicht, dass irgendjemand meinetwegen leidet. Ich bin ein guter Mensch.«

»Aber du isst Hühnerfleisch, stimmt's? Und die Hühnerbrühe schmeckt so köstlich, dass du sie aus dem Teller schlürfst, ohne einen Löffel zu benutzen.«

Der Junge nickte.

»Pass auf.« Während Pa redete, kam er näher und sah im unverwandt in die Augen. »Angst bedeutet Leid. Was meinst du, welche Angst dieses arme Tier ausgestanden hat, während du es kopfüber gehalten hast und dich nicht dazu durchringen konntest, es umzubringen?«

Der Junge ließ das Geschehene noch mal Revue passieren. Doch dieses Mal sah er es aus dem Blickwinkel des Tieres.

»Jetzt verstehst du es«, Pa nickte zufrieden. »Dein Mitleid hat ihm einen schlechten Tod bereitet. Denk immer daran, Hasenohr.«

Als Pa wegging, hallte der Name, der ihm nicht gehörte, noch nach. Genau wie der Rat, an den er sich immer erinnern würde, auch wenn er zunächst nichts damit anzufangen wusste.

Hund sprang an ihm hoch, eine echte Herausforderung für seinen schmerzenden Rücken, und leckte sein Gesicht ab.

»He, wie bist du denn aus dem Stall gekommen?«

»Ich kann mir schon denken, wie«, antwortete Pa von der Türschwelle. »Ihr zwei seid euch sehr ähnlich.«

Nachdem er sich überzeugt hatte, dass Pa ins Haus gegangen war, setzte er sich ins Gras und streichelte den Halbwolf ausgiebig.

»Meinst du, sie wollen dich auch fressen?«, flüsterte er ihm ins Ohr. »Vielleicht als Einlage in der Hühnerbrühe. Oder Halbwolfgulasch mit Bratkartoffeln.« Er versuchte zu lächeln, doch seine Lippen bewegten sich kaum.

Seine Gefühle und Gedanken wirbelten weiter ziellos durcheinander.

Immer noch benommen, setzte er sich an den Tisch. Die anderen reichten Schüsseln mit dampfender Brühe herum. Klaus und Luce stibitzten sich die Hühnerstücke. Die Gläser waren mit Wein gefüllt, und es herrschte wieder gute Stimmung.

Wie alt mochte Luce sein? In etwa so alt wie er, vielleicht ein Jahr älter. Sie wirkte reif, sie schien zu wissen, was sie tat.

»Das hier habe ich im Stall gefunden.« Sie deutete auf das Buch von Oma Ebe, das sie wieder an seinen Platz auf dem Bord an der Wand gestellt hatte. »Hattest du es mitgenommen?«

Der Junge nickte, das Gesicht über den Teller gebeugt, aus dem er lautstark die Brühe schlürfte.

»Es hat dir wohl nicht besonders gut gefallen, oder warum hast du es angezündet?«

Luce saß ihm gegenüber und steckte sich ein weiteres Stück Fleisch in den Mund.

»Ich lese nicht gern. Es hilft dir nicht weiter, wenn du allein im Wald bist und durch den Winter kommen musst. Da steht nur ein Haufen Unsinn drin.« Er lächelte sie an und wischte sich den Mund mit dem Handrücken ab. Normalerweise war Luce fasziniert, wenn er von seinem Jahr in der Wildnis erzählte. Dieses Mal erwiderte sie sein Lächeln allerdings nur gequält, und Klaus wechselte eilig das Thema: »Wer will noch Suppe?«

Seit er bei ihnen lebte, bemühte er sich, die Regeln zu befolgen, die Luce ihm erklärt hatte. Er schlief zusammen mit dem Halbwolf im Stall und schlug sich bei den Mahlzeiten den Bauch voll. Und er zählte die Tage, während er darauf wartete, dass seine Verletzungen heilten und sein Rücken nicht mehr bei der leisesten Bewegung protestierte. Doch einige der Wunden heilten nicht, sie eiterten und fingen erneut zu bluten an. Er hatte erfahren, dass es Klaus gewesen war, der ihm den tiefen Schnitt mit der Sense verpasst hatte. Als Entschuldigung hatte Klaus vorgebracht, dass er vor Schmerz die Sense nicht mehr kontrollieren konnte, als der Wolfhund zugebissen hatte. Er habe den Jungen nur erschrecken, nicht töten wollen.

Hasenohr – mittlerweile war das sein Name – bedankte sich stumm bei Hund, dass er ihm das Leben gerettet hatte. Wenn Klaus ungehindert gewesen wäre und seine Hand ruhig, wie wenn er einem Huhn den Hals umdrehte, wäre die Klinge in seine Seite gedrungen und hätte ihn womöglich umgebracht. Er beneidete Klaus um seine Fähigkeit, in Rekordzeit wieder auf die Beine zu kommen. Eine Nacht und ein Verband hatten genügt, um ihn den Biss vergessen zu lassen. Vielleicht war er auch besser darin, den Schmerz zu verbergen, oder er hatte auf Luce gehört und die Wunde mit der stinkenden Tinktur versorgt. Ihm gefiel der Gedanke, dass das Mädchen heilende Hände hatte. Dennoch traute er auch ihr nicht. Er hatte gelernt, sich von beiden fernzuhalten, und versteckte sich irgendwo im Haus oder im Stall, der schon vor ihrer Ankunft sein Rückzugsort gewesen war.

Abends, wenn Pa und Klaus auf den abgenutzten Liegestühlen saßen und sich austauschten, hörte er weg. Sie rauchten und betrachteten den Sonnenuntergang wie zwei Maler, die versuchten, alle Nuancen des Himmels in sich aufzunehmen, um ihn malen zu können, den Farbverlauf von Rot zu Orange, die weißen Sprenkel und die Schattierungen.

Einmal hatte er sie über die Sterne reden hören. Pa zeigte sie am Himmel. Er zeichnete mit der Hand Linien in die Luft, die der Junge kaum erkennen konnte, während er unter einem Baum am Waldrand saß. An der Schwelle zu einer Welt, die ihn weiter anzog, nach ihm rief und mit den schwarzen Augen der Hirschkuh beobachtete.

Wenn er sich dem Wald näherte, fühlte er sich unsichtbar. Pa und seine Kinder konnten ihn im gütigen Schatten des Waldes nicht länger sehen, doch er sah sie, und er spürte, dass sie abwarteten.

Genau wie er warteten sie darauf, dass seine Wunden heilten. Doch im Gegensatz zu ihm orientierten sie sich dabei nicht an irgendwelchen Zeichen auf seinem Körper, sondern an etwas, das über ihren Köpfen hing wie ein Omen, das sie verband. Dem Mond.

7

Jan sah erneut auf sein Handy. Seit er es vor zwei Jahren auf Wilmas Drängen in einem Einkaufszentrum in der Stadt erstanden hatte, benutzte er es kaum und knüpfte keinerlei Erwartungen daran. Nie zuvor hatte er in der Hoffnung auf den Bildschirm gestarrt, dass ihm jemand geantwortet haben könnte.

Der Empfänger hatte seine Nachricht gelesen. Unter dem Foto, das er verschickt hatte, waren zwei blaue Häkchen zu sehen, und Gabriele hatte ihm erklärt, was das bedeutete. Er starrte kurz auf die zwei Häkchen, die unter der Nachricht schwebten wie kleine Flügel, dann steckte er das Handy mit einem tiefen Seufzer wieder in den Rucksack und blickte gen Himmel. Richtige schwarze Flügel verdichteten sich über dem Gebirgskamm zu Wolken. Das schrille, nervöse Kreischen ließ keinen Zweifel. Genauso wenig die dunklen Schemen der Alpendohlen. Sie hatten das majestätische Wesen bereits entdeckt, das lautlos über den Berghängen kreiste. Mit gellenden Schreien meldeten sie sein Eindringen in ihr Revier und überwachten jede seiner Bewegungen.

Jan stellte den Rucksack auf dem Boden ab. Überwältigt von einem lange vergessenen Gefühl, nahm er sein Fernglas und richtete es nach oben. Unscharf fing die Linse den Flug des großen Adlers ein, ohne jegliche Bewegung der Flügel wurde er getragen von der günstigen Strömung. Die Sonne erwärmte das Tal, und durch die Thermik entstand ein kräftiger Aufwind, so dass der Adler stundenlang in der Luft schweben konnte, ohne auch nur einmal mit den Flügeln schlagen zu müssen. Etwas unterhalb war dafür einiges in Bewegung. Im Schatten seiner immensen Flügel balgten sich die jungen Adler, sie schlugen sich die Krallen gegenseitig in das Rückengefieder und stießen einander gegen die Felsen. Währenddessen suchten Kolkraben die Felswände nach Leckerbissen ab und sicherten sich eiligst einige davon, bevor die Königin zum Sturzflug ansetzen konnte.

Jan senkte das Fernglas und fokussierte den Felsvorsprung, auf dem die Raben ihr Festmahl abhielten, doch es gelang ihm nicht, einen Blick auf die Beute in ihrer Mitte zu erhaschen.

Es musste sich um ein Tier von beachtlicher Größe handeln. Die schroffe Bergwand war tückisch, selbst für erfahrene Kletterer wie Steinböcke oder Gämsen, die sonst auf den Felsen balancierten, als ob die Regeln der Schwerkraft nicht für sie gälten.

Mit aller Macht versuchte Jan, den Gedanken zu vertreiben, der sich ihm aufdrängte. Inständig hoffte er, dass dort oben ein Tier lag und kein Kind.

Er schnallte den Rucksack wieder auf den Rücken und lief dorthin, wo das Licht dunkle Schatten warf, die mit den Adlern tanzten.

Jan ging in Richtung der Gipfel und der Grenze.

Seine Schritte wurden beschwert von den dunklen Gedanken, die die schwarzen Schwingen mit sich brachten und die im Kreischen der Vögel nachhallten.

Das dort oben könnte Gabriele sein. Die Eltern des vermissten Kindes hofften, so wie er es auch getan hätte, wenn es sein Sohn gewesen wäre. Seine Knie wurden weich. Zusammengekrümmt vor Erschöpfung und dem Schmerz der pochenden Narbe schleppte er sich voran. Doch er spürte das Adrenalin, das ihn anspornte, weiterzugehen, den Schritt zu beschleunigen. Ohne sich umzusehen, kletterte er über die Felsen und riss sich dabei die Hände auf. Ein Urinstinkt leitete ihn, befahl den Lungen weiterzuatmen und wies ihm die weniger rutschigen Stellen, auf die er den Fuß setzen konnte. Zwischen rotem Staub und Schweiß stieg er hinauf, ganz so, als wäre er ein Teil des Berges.

Er dachte an Wilma, an die überstürzte Fahrt ins Krankenhaus an dem Tag, als Gabriele geboren wurde. An die herzzerreißende, fast schon schmerzhafte Freude, dieses Wesen im Arm zu halten, das sich ihnen anvertraut hatte. Das Verantwortungsgefühl und die Frage, die ihn nachts wachhielten: Würde es ihm gelingen, dieses Kind nicht zu enttäuschen, immer für es da zu sein?

Allein zu leben war einfach. Man war sich selbst genug, nicht gezwungen zu kommunizieren, zuzuhören.

In allem anderen war er gut, gut in seiner Arbeit, gut darin zu überleben. Selbst darin, die Tage mit Wilma zu teilen. Aber wie würde es sein, alles durch drei zu teilen?

Sobald Gabriele sich auf den Beinen halten konnte, ohne hinzufallen, nahm Jan ihn mit. Damals begann er, den Wald mit anderen Augen zu sehen. Wenn man darin mit einem kleinen Kind unterwegs war, musste man genauer auf jedes Geräusch achten, jeden Schritt vorausahnen, durfte nichts als selbstverständlich voraussetzen.

Im Dorf war sein Laden bekannt für die Sportartikel und das Campingzubehör. Und die Köder. Jan fertigte sie selbst aus Eisendraht, Nylon und Hirschleder. Alles, was er brauchte, war eine Hühnerfeder, fest an den Angelhaken gewickelt, wobei man darauf achten musste, dass die Federstrahlen aufgefächert blieben, um so eine voluminöse, verlockende Motte nachzubilden. Das war der anspruchsvollste Teil, eine Kunst, die Feingefühl und Geduld erforderte. Schließlich war es immer am schwierigsten, simple Dinge so nachzubilden, dass sie wie Zufallsprodukte der Natur wirkten. Ab und zu sammelte Jan auch echte Köder, die er lebend in Einmachgläsern aufbewahrte. Gemeinsam mit Gabriele suchte er unter den Steinen entlang des Baches nach Köcherfliegenlarven. Dabei gab er ihm das geheime Wissen weiter, das er sich im Laufe des Lebens angeeignet hatte.

Er ging in die Hocke und zeigte seinem Sohn den Inhalt des Glases. Hinter ihnen floss glitzernd das Wasser Richtung Tal.

Gabriele betrachtete die gallertartigen Röhrchen, die am Glasboden entlangwaberten und aus deren durchsichtigen Membranen winzige Gliedmaßen herausragten.

»Man könnte meinen, es seien einfach nur dicke, träge Larven. Aber die Fische sind ganz versessen auf sie. Alle glauben, dass man zum Angeln viel Geduld braucht und stundenlang bewegungslos auf das Wasser starren muss, in der Hoffnung, dass irgendwann ein Fisch anbeißt. Und das stimmt auch. Aber das, worauf es wirklich ankommt, ist das, was vorher passiert.« So war es immer, das Vorher war entscheidend. »Das Vorbereiten des Köders. Nehmen wir zum Beispiel diese Larven hier. Forelle oder Saibling verlassen sogar den sicheren Grund, um sich so eine zu schnappen. Weißt du, warum?«

Der Junge schüttelte den Kopf.

»Weil sie so verlockend und prall sind. Vollgesaugt mit Flüssigkeit, aber äußerst empfindlich. Deshalb musst du den

Köder ganz vorsichtig am Angelhaken anbringen.« Er hatte den Deckel aufgeschraubt und war mit der Fingerspitze an der Glaswand entlanggefahren, um eine Larve herauszuholen. »Du musst sie so befestigen, dass sie sich noch bewegen kann. Den Fischen gefällt es, ihre Beute zu jagen. Also lässt man ihnen die Illusion, auch wenn es in Wirklichkeit der Angler ist, der sie ihnen direkt vor die Nase setzt.« Der Junge hielt die Larve, die ihm der Vater gegeben hatte, zwischen Daumen und Zeigefinger und beobachtete, wie der kleine Körper in der Luft zappelte.

»Es braucht ein winziges Loch«, murmelte Jan und hob die Spitze des Angelhakens.

Hinter ihnen wurde Wilma langsam nervös. »Danke, Jan, auf die praktische Demonstration können wir verzichten.«

Es handelte sich um ein äußerst wertvolles Exemplar der seltenen Kohlschnaken, von deren beeindruckender Fähigkeit, ganze Wiesen abzufressen, Wilma allem Anschein nach nichts wusste. Außerdem waren da noch die Köcherfliegenlarven, die sich kleine Panzer aus Steinchen und Holzstückchen bauten und sich zum Heranwachsen schwer zugängliche Stellen suchten. Deswegen zerkratzte man sich beim Versuch, sie in den zerklüfteten Spalten des Flussbettes aufzuspüren, nicht selten die Knöchel.

»Es macht ihm Spaß, Wilma«, beruhigte er sie. »Kinder lieben so etwas. Und so funktioniert das Leben nun einmal.«

Langsam näherte er sich mit dem Angelhaken Gabrieles kleinen Händen.

»Wenn du es nicht richtig machst, tritt die Flüssigkeit aus, und die Larve platzt wie ein Luftballon.« Er machte ein lautes Plopp-Geräusch, und das Kind brach in Lachen aus.

»Was zum Teufel machst du da, Jan? Hör auf damit.«

Alarmiert von Wilmas wütender Stimme, drehte sich Gabriele abrupt um, dabei streifte seine kleine Hand den glänzenden Angelhaken, und die Spitze bohrte sich in seine Handfläche.

Jan sah nur das entsetzte Gesicht des Kindes, der Schmerzensschrei färbte die Wangen purpurrot.

Bevor er reagieren konnte, trat Wilma zwischen ihn und Gabriele, so, als wolle sie das Kind vor ihm beschützen. Sie kniete sich vor ihn, murmelte beruhigende Worte und flehte ihn an, ihr seine Hand zu zeigen, damit sie den feststeckenden Haken herausziehen konnte.

»Bist du jetzt zufrieden?«

Im Auto auf der Fahrt zurück stritten sie, während Gabriele, die Wimpern noch tränenfeucht, das Pflaster auf seiner Hand begutachtete.

»Er hat sich nichts getan, Wilma.«

»Nächstes Mal geben wir ihm die Angelschnur zum Spielen, Jan.« Sie lächelte säuerlich.

»Wenn du ihn nicht erschreckt hättest …« Doch dann überlegte er es sich anders und sagte in versöhnlicherem Ton, um sie nicht zu verletzen: »Du kannst ihn nicht immer vor allem beschützen.«

Sie hatte sich von ihm abgewandt, aber das, was Jan vorher in ihrem Blick gesehen hatte, machte, dass er sich dumm und leer fühlte.

»Er ist vier Jahre alt, Jan.« Daraufhin hatte er nichts mehr gesagt.

Wilma sah durch das Fenster zum Berg, der langsam aus dem Blickfeld verschwand, sie wirkte melancholisch. »Manchmal glaube ich, dass es dir nur gut geht, wenn du allein durch deine Wälder streifst.«

Wie kannst du Liebe geben, wenn du keine Vorräte angelegt hast, wenn niemand dir je beigebracht hat zu lieben? Das war es, was Wilma dachte. Jan fühlte es, ohne dass sie es aussprechen musste. Und dieses Gefühl glich einem eisernen Widerhaken, der auf ewig in seinem Herzen steckte.

In dieser Nacht war sie es, die sich ihm näherte. Sie umarmte ihn schweigend, hielt ihn eng an sich gedrückt unter der Bettdecke. Sie hatten einander verziehen, aber dieser Satz blieb lange in seinem Gedächtnis.

Es waren die Worte des Mannes, den er Vater genannt hatte. Für die Liebe braucht es Zeit und Hingabe. Sie zwingt dich dazu, tief in dir zu graben, das Beste aus dir herauszuholen und es dem anderen zu schenken, ohne zu wissen, ob er sorgsam damit umgehen wird. Was hatte er zu bieten, ein Taugenichts, der das Vertrauen anderer missbrauchte, ohne jeden Funken Dankbarkeit? Was konnte das Beste an ihm sein?

Jan hatte es damals ohne jede Rechtfertigung hingenommen, denn die Worte steckten in seinem Hals fest, und es gelang ihm nicht, sie auszusprechen, sie waren schon zu lange in seinem Inneren gefangen.

Der Hochzeit war der Alte ferngeblieben. Und in all den Jahren war er nur einmal ins Dorf herabgestiegen, um Gabriele kennenzulernen, dabei schien er für einen Tag vergessen zu haben, dass durch die Adern des Kindes auch Jans Blut floss.

Während er die Gebirgsluft einsog, rang er sich ein Versprechen ab. Er gab es den Gewässern dieses dunklen Landstriches, die weiter unten im Tal die Wurzeln versorgten und die Bäume aufblühen ließen.

»Mach, dass da oben nicht der Junge liegt. Und ich verspreche, dass ich mit dem Alten reden werde und ihn um Verzeihung bitte, für alles, was ich ihm angetan habe.«

1979

»Das ist kein Kinderspiel.« Klaus durchsuchte gerade die Regale im Stall. »Der Berg verzeiht keinen falschen Schritt, keine Unsicherheit. Er zwingt dich, Entscheidungen zu fällen. Und wenn du einen Fehler machst, ist es nicht wie in der Schule, wenn dich die Lehrerin am Ohr nimmt, nur um dir dann ein Bonbon zu schenken, sobald du anfängst zu heulen und dich entschuldigst. Dort oben hört dich keiner, da kannst du noch so lange heulen.« Er nahm ein Paar Schuhe aus dem Regal, wischte den Staub mit seinem Ärmel weg und hielt sie dem Jungen hin: »Probier die mal an.«

Sie waren ihm zu groß, aber immerhin in viel besserem Zustand als die, die er getragen hatte, als er vom Hof weggelaufen war.

»Die Predigt kannst du dir sparen. Ich kenne die Berge.« Schließlich hatte er fast ein Jahr allein draußen überlebt, ohne dass ihm jemand Ratschläge gegeben hätte, und Klaus brauchte er dazu bestimmt nicht. Das ließ er zwar unausgesprochen, aber es war unschwer an seinem Gesichtsausdruck abzulesen.

»Du weißt ja, bei wem du dich bedanken musst, dass du das überlebt hast«, platzte Luce heraus, die die Szene aus einiger Entfernung beobachtet hatte. Sie stand an die Wand gelehnt, ein Bein angewinkelt und den Fuß gegen einen krummen Balken gestemmt, der den Stall stützte.

Luce dachte an die randvollen Getreidesäcke, die Decken, in die er sich gewickelt hatte, und an das warme Haus. Sie fragte sich, ob ihm das Haus anders vorgekommen war, als er es nur von außen und vom Wald aus gesehen hatte. So wie man Dinge häufig anders wahrnahm, solange man sie nicht kannte und sich die dazugehörige Geschichte in seiner Phantasie zusammenreimen konnte. Das Haus zu betreten, darin zu leben mit all den unbekannten Dingen, war bestimmt aufregend gewesen und hatte ihn womöglich nach der ersten Enttäuschung nicht schlafen lassen. Denn meistens entsprach der erste Eindruck den lang gehegten Erwartungen nicht.

»Heute Nacht wirst du uns alle deine Tricks zeigen, Häschen«, sagte Klaus, schlug ihm zum Abschied auf den Rücken und bedeutete Luce, die letzten Vorbereitungen zu treffen.

Luce antwortete mit einem gezwungenen Lächeln und sah Klaus hinterher.

»Weißt du, was Pa immer sagt?« Jetzt wandte sie sich dem Jungen zu und blickte ihm tief in die dunklen Augen, die sie fragend anstarrten. »Wir Schmuggler stehen mit einem Bein im Grab und mit dem anderen im Gefängnis.« Dabei lachte ihr Vater immer, aber gleichzeitig waren seine Gesichtszüge so ernst, als befürchtete er, es könnte sich schon durch das bloße Aussprechen bewahrheiten. Der Junge schluckte.

»Zieh deinen Pullover hoch«, sagte sie, hob etwas Stroh vom Boden auf und hoffte, dass er sich nicht anstellen würde. Eine weitere Szene würde sie nicht ertragen, nicht nachdem Pa und Klaus den Jungen auserkoren hatten, mit ihnen auf den Berg zu steigen, während sie zu Hause bleiben und auf sie warten sollte. Doch der Junge gab keine Widerworte. Sein Gesicht war hinter dem Pullover verborgen, den er bis über den Kopf gezogen hatte, und für einen Moment zögerte Luce angesichts der Wunden auf dem Brustkorb.

»Die Salben hast du also nicht benutzt.«

Man hörte ein gedämpftes Gemurmel durch Wolle.

»Es hat weh getan.«

Luce ließ sich nicht erweichen. »Daran solltest du dich besser gewöhnen. Wenn du immer so stur bist, musst du mit den Konsequenzen leben.«

Sie wickelte eine Handvoll Stroh um seinen dünnen Bauch, das sie mit einer Schnur festband. Dann hockte sie sich hin und befestigte die Steigeisen an seinen Schuhen. »Das ist deine Ritterrüstung«, sagte sie und richtete sich wieder auf. »Das Stroh soll dich wärmen und den Aufprall dämpfen, falls du in eine Gletscherspalte stürzt. Die Steigeisen sind dafür da, dass das nicht passiert, wenn du schlau genug bist, sie richtig einzusetzen.«

Der Junge zog seinen Pullover wieder zurecht und biss sich auf die Unterlippe. Der Wolf stand hinter ihm.

»Wie läuft das ab? Kannst du mir sagen, worauf ich achten soll?«

Luce schüttelte den Kopf, und als er sich Hund zuwandte, schnalzte sie mit der Zunge: »Er kann nicht mitkommen.«

Der Junge schwieg. Seine Zuversicht, die ihn Klaus gegenüber so entschieden hatte auftreten lassen, war verflogen. Er wollte dort hinauf, aber er hatte Angst. Nicht um sich selbst, spürte Luce.

»Wirst du nach ihm sehen?«

»Ein Wolf braucht niemanden, der nach ihm sieht. Aber wenn du damit meinst, ob ich aufpasse, dass er nicht wegläuft oder sich in Schwierigkeiten begibt, dann ja.«

Der Junge betrachtete seine Schuhe. Er senkte die Stimme. »Und wenn mir etwas zustoßen sollte? Dann kümmerst du dich um ihn.«

Es klang nicht wie eine Frage. Luce nickte reflexartig, und seine Miene hellte sich auf.

»Also«, fuhr der Junge mit einem Lächeln fort, »sonst gibt es nichts weiter, was ich wissen sollte, oder?«

Luce überlegte. Die Bestellungen der Ladenbesitzer und der Bauern hatte Pa eingeholt. Beim Aufstieg erwarteten ihn die Nacht, der eisige Wind auf dem Gipfel, die Gewehre der Finanzpolizisten, die Felsspalten und das Eis. Ein zehnstündiger Marsch durch die Dunkelheit, bei dem er wie ein Seiltänzer am Rande des Höllenschlundes entlangbalancieren würde.

»Nein, ich glaube, das war alles.« Sie verbarg die Lüge hinter einem Lächeln.

»In Ordnung.«

Als er gehen wollte, schien ihm etwas einzufallen, und er hielt inne: »Du kommst nicht mit?«

Luce legte den Kopf schief und musterte ihn. »Das ist nicht witzig.«

Wenn er dachte, sich über sie lustig machen zu können, hatte er sich geschnitten. Aber der Junge sah sie unschuldig an, so als warte er auf eine Antwort und überlege, was an seiner Frage falsch gewesen sein könnte. »Sie haben sich für dich entschieden.« Das Eingeständnis schmerzte. Dadurch, dass sie es aussprach, wurde es real. »Sieh zu, dass sie es nicht bereuen.«

In dieser Nacht sah Luce zum Hinteren Seelenkogel hinauf. Die klirrend kalte Luft, die ungestüm von dort oben herunterwehte, ließ ihre Wangen gefrieren, und sie dachte daran, wie stark der Wind auf dem Gipfel sein musste. Aber immerhin würde kein Schnee fallen, und sie würden ihre Schritte auf weichen Boden setzen können. Vom Balkon ihres Zimmers aus betrachtete sie die zerklüftete Linie des Gebirgsgrats, die sich unter dem blauen Himmelszelt, besprenkelt mit winzigen leuchtenden Sternen, im Mondlicht abzeichnete. Luce atmete tief ein und schlug Oma Ebes Buch auf, das in ihrem Schoß lag. Morgen früh würde sie es wieder an seinen Platz zurücklegen, als handelte es sich um eine Reliquie, die man nie längere Zeit aus dem Schrein nehmen durfte, weil sie an der Luft Schaden nehmen könnte. Doch diese Seiten waren lebendiger denn je. Und sie gehörten ihr, wenn auch nur für eine Nacht. Sie besah die Zeichnungen, fuhr mit den Fingern entlang der Linien. Und mit jedem Detail, mit jeder Knitterfalte, die die Bleistiftzeichnung holpern ließ, war Luce mehr davon überzeugt, eine exakte Abbildung der drei Gipfel und der Pfade, die auf die andere Seite führten, in Händen zu halten. Es waren diese drei Gipfel, die vor ihr am Horizont lagen, wenn sie die Augen vom Papier hob. Die Berge stellten in der Dunkelheit einen Anblick dar, der ihr den Atem raubte. Sie strahlten eine absolute Stille aus, die ihr das Gefühl vermittelte, sich in einer Welt ohne Raum und Zeit zu befinden. Luces Herz bebte, so groß war ihr Verlangen, einmal dort oben zu stehen.

Hatte Oma Ebe dieselbe Sehnsucht gespürt? War es das, was sie dazu gebracht hatte, die Berge zu zeichnen?

Die Karte enthielt Details und Symbole, die man nur verstehen konnte, wenn man dort oben gewesen war. Aber Oma Ebe konnte unmöglich auf dem Gipfel gewesen sein. Die Leute aus den Bergen forderten Felsen und Eis nicht aus

Spaß oder Eitelkeit heraus. Es war die Not, die sie aus dem Wald heraus in Gefilde trieb, die nicht für die Menschen gedacht waren. Und wenn Oma Ebe wirklich den Aufstieg gewagt hatte – vielleicht als junge Frau –, welche Not hatte sie dorthin geführt? »Sie kennt die Pfade«, hatte Oma anerkennend über die Frau gesagt, die mit ihren starken Armen Steine von den Feldern räumte.

Und Luce fragte sich immer noch, was sie damit hatte sagen wollen und ob sie die Schleichwege zwischen Wald und Felsen meinte, die Luce so magisch anzogen und die ihr jetzt ein Junge ohne Namen und Vergangenheit streitig machte.

1979

Wie beglich man eine Schuld? Paul war nie für seine Schulden aufgekommen, bis auf das eine Mal, als sie das Kalb an einem Strick weggezerrt hatten. Aber selbst da war es jemand anders gewesen, der die Wut über den Verlust zu spüren bekam, weil ihnen etwas weggenommen worden war, ohne dass er den Grund dafür verstand. Hasenohr hatte tagelang geweint, die allein zurückgebliebene Mutterkuh getröstet und neben ihr im Stall geschlafen.

Während er durch die Nacht lief, kam ihm der Gedanke, dass er bisher nichts anderes getan hatte, als zu nehmen, vom Haus, von Pas Familie. Denn selbst jetzt, mit dem schweren Rucksack auf dem Rücken, hatte er das Gefühl, in ihrer Schuld zu stehen. Der Mond schien auf den Pfad durch das Gras, das von den Schuhen plattgetrampelt war. Der schmale Weg führte von der Felswand über die Wiesen bis zum Wald, in dessen Mitte sich das Haus verbarg.

Er füllte seine Lungen mit der guten Luft dieser Frühlingsnacht, in der so viele funkelnde Sterne zu sehen waren, dass er sich einbildete, ihr glänzendes Feuer ebenfalls in sich aufzunehmen. Genau wie die Gerüche, die Spuren in der Erde, das plätschernde Wasser und die Flügelschläge winziger Insekten um ihn herum.

Es war nicht der Wald, der ihm gefehlt hatte. Er war schließlich immer da gewesen, ringsum das Haus, hatte ihn am Morgen begrüßt und in der Nacht über seinen Schlaf gewacht. Vielmehr hatte er die Freiheit vermisst, die das Leben im Wald mit sich brachte.

Ein Rascheln bewegte das Gras, und er drehte sich erschrocken um. Die Nacht war voller Geräusche. Man hörte die Rufe der Käuzchen und die Schreie der Raubvögel. Die Beutetiere verhielten sich still, doch während sie sich in ihren Bauten versteckten, knarzten die feuchten Wurzeln unter ihnen. Die Bäume lauschten dem Wind und ließen die fernen Stimmen in ihrem Rauschen widerhallen.

Er fühlte sich nicht in Sicherheit. Es war, wie Luce gesagt hatte: ein Bein im Grab, das andere im Gefängnis.

Pa hatte persönlich die Bestellungen auf den entlegenen Höfen und Almen eingeholt. Dort war er immer willkommen, der gute Mann, der die Berge im Dunkeln überquerte, Gletscher passierte und auf dem Rückweg Saccharin und Feuerzeuge, Tabak und Zigarettenpapier, Salz und Zucker mitbrachte. Und das zu einem Preis, der die Finanzpolizei toben ließ und sie dazu brachte, Razzien und Durchsuchungen im Tal vorzunehmen. Klaus war für die Verteilung der Waren auf den Almen und in den Dorfläden zuständig. Doch vorher musste alles herbeigeschafft werden. Auf dem sieben Stunden langen Marsch durch den Wald über Felsen und durch die Dunkelheit hatten dreitausend Meter Tiefe an ihnen gezogen. Wie die Steinböcke waren sie hoch oben entlangbalanciert, hatten sich lautlos und mit angehaltenem Atem durch den Schnee vorwärtsgetastet, in der Hoffnung, dass weder die Finanzer auf der einen Seite noch die österreichische Polizei auf der anderen sie entdecken würden.

Es schien, als würde ein Schauer durch das Gras fahren.

Er versuchte, seinen schneller werdenden Atem unter Kontrolle zu bringen. Dieses Mal hatte er Hund nicht an seiner Seite, der ihm half, die Gefahr einzuordnen.

Sein Wolfsblut verlieh ihm Mut, wenn er es mit wilden Tieren, selbst großen, zu tun bekam, aber vor Menschen fürchtete er sich und mied sie. Der Junge war überzeugt, dass die Beutetiere zu Anbeginn der Zeit seine Freunde gewesen sein mussten, denn es gelang ihm immer, sie zu überraschen, als ob sich sein Geruch mit ihrem vereinte und sie ihn deshalb erst im Moment des Angriffs bemerken konnten. Der Wolf mischte sich unter sie, täuschte sie, indem er seinen Pelz veränderte und seine Stimme verstellte. So fand er ihre Schwachstellen heraus und passte den perfekten Moment ab, um sich zu erkennen zu geben und sie mit seinen Reißzähnen zu attackieren. Doch bis dahin war er einer von ihnen, ein harmloses Kind des Waldes. Er beobachtete ihren Nachwuchs ab dem Zeitpunkt der Geburt, speicherte den Geruch von Plazenta und Blut in seiner Nase, beobachtete ihre ersten Schritte, um herauszufinden, welches Tier die leichteste Beute war. Kilometerweit folgte er den Herden, verborgen im Schatten des Waldes. Er nahm die Witterung der alten und kranken Tiere auf und studierte Hirsche und Schafe mit einer solchen Hingabe, dass es fast an Liebe grenzte – fast. Und mit seinem untrüglichen Instinkt machte er stets das schwächste Tier der Herde aus.

Der Mensch dagegen war der echte Feind. Er war Meister der Täuschung, und es war ihm gelungen, den Wolf zu zähmen. Er hatte ihn nicht getötet, sondern in Ketten gelegt und hatte ihn so seiner Kraft und seines Willens beraubt.

Er fragte sich, ob dort im Dunkeln ein wildes Tier oder ein Mensch lauerte und wen er mehr fürchten sollte.

Klaus lächelte, als das Licht zwischen den Felsen des Gipfels aufblitzte. Es war das Zeichen weiterzugehen. Weiter, immer weiter, trotz der Kälte, trotz des Windes, trotz der Haut, die wie Feuer brannte, und trotz des Schwindels, der ihm Übelkeit bereitete.

Der Rückweg kam dem Jungen viel länger vor als der Aufstieg. Vielleicht weil die Aufregung, Klaus und Pa zu folgen, ihre Geheimnisse kennenzulernen, seinen Schritt beschleunigt hatte.

Kurz vor der Lichtung blieb er stehen, von hier aus hatte er oft im Verborgenen das Haus ausgespäht. Die Hühner schliefen, und die von Luce sorgsam eingepflanzten Geranien hingen üppig von den Balkonen und genossen die Kühle der Nacht.

Er dagegen glühte, nicht nur vor Anstrengung. Mit dem Handrücken berührte er seine Stirn, sie war heiß wie jeden Abend seit den Hieben, die Klaus ihm verpasst hatte. Aber er war sich sicher, dass das kein Fiebertraum sein konnte: Das Dachfenster war geöffnet, und aus Luces Zimmer drang Musik. Sie klang etwas schief, nicht so melodisch wie die aus Katharinas Radio. Doch der schnelle Rhythmus gefiel ihm, die Musik schwang sich auf zu frenetischen Höhenflügen, um sich dann auszubreiten wie ein überschäumender Wasserfall, der im Flussbecken zur Ruhe kommt. Sie war nicht perfekt, aber wahrhaftig.

Hasenohr hätte sie auch gefallen, und er hoffte, dass er sie hörte, wo auch immer er war.

Auf einmal legte sich die ganze Müdigkeit des letzten Jahres über ihn wie ein schwerer Mantel. Die Anstrengung, die es ihn tagtäglich kostete, diese Leute zu verstehen und den Abstand zu ihnen zu wahren, obwohl sie ihn anzogen. Die Wut auf den Halbwolf, der ihn für immer an die letzte Nacht auf dem Hof erinnern würde, und gleichzeitig die Dankbarkeit dafür, dass er ihn so mutig gegen Klaus verteidigt hatte. Die Angst, ihn zu verlieren. Die Mühe, die es ihn kostete, jeden Morgen aufzustehen und die Bruchstücke einer Vergangenheit zusammenzusetzen, die immer weiter zerfiel, wobei er sich fragte, ob es überhaupt das war, was er wollte. War es nicht besser, alles zu vergessen und sich in den Tiefen des Waldes zu verlieren?

In der Dunkelheit geriet er ins Straucheln, aber es war nicht so, als würde er fallen. Das Fieber und die Musik trugen ihn wie ein Blatt, das sich vertrauensvoll dem Wind überlassen hatte. Vielleicht waren es aber auch Pas Arme, dessen schwarzen Schnurrbart er für einen kurzen Moment im diffusen Licht des nahen Morgens erblickte, bevor er wieder wegdämmerte. Pa brachte ihn in den Stall und legte ihn behutsam auf das Stroh. Der Junge spürte das Gewicht der Decke und vernahm ein fernes Flüstern: »Gute Nacht, Hasenohr.«

Er antwortete, nicht sicher, ob seine Lippen sich bewegten, denn die bleierne Müdigkeit ließ ihn immer tiefer in die Wärme seines Strohbettes sinken: »Gute Nacht, Pa.«

Selbst in seinem schlaftrunkenen Zustand war er sich der Lüge bewusst: Beide Namen waren gestohlen. Sein Name hatte einem anderen gehört, und der des Mannes war weder ein richtiger Name, noch war der Mann sein Vater. Aber noch war es dunkel, und das würde fürs Erste reichen, zumindest bis zum Morgengrauen, wenn das Licht alles erhellen würde und man sich nicht länger vor der Wahrheit verstecken konnte. So also blieb alles, was man erlebt hatte, in der Vergangenheit gefangen und erschien wie ein Traum oder die Wahrheit von jemand anderem.

Er rekelte sich im goldenen Licht der Morgendämmerung, und als er eine Stimme hörte, war er noch so verschlafen, dass er zunächst nicht wusste, wo er war. Geschweige denn, wer die alte Frau war, die vor ihm stand. Sie legte einen Finger auf die Lippen und blickte sich nervös um.

8

Jan schaute in den Himmel und begann, auf die Felswand zuzugehen, wo die Krähen in einer Wolke aus Flügeln und Schnäbeln um das Fleisch kämpften und es gierig verschlangen, bevor die Adler vom Himmel kämen.

Er schnallte den Rucksack ab, nahm zwei Steine und schlug sie gegeneinander, so dass die dunkle Wolke aufstieg und sich in schwarze Flügelschläge auflöste. Für einen kurzen Moment gaben die aufgeschreckten Krähen den Blick frei auf den kleinen hingestreckten Körper mit den starren schwarzen Augen. Doch im Nu stießen die Vögel wieder herab und machten sich aufs Neue über das Tier her, und der fellbedeckte zierliche Körper der Gämse verschwand unter einem Inferno aus Krallen und Schnäbeln. Doch nicht für lange.

Der große Adler stellte die Rangordnung wieder her und holte sich die besten Stücke.

Es kam vor, dass Adlerjunge schwache Gämsen angriffen, die den Anschluss an die Herde verloren hatten. Sie schleuderten sie gegen die Felsen, flatterten mit ihren riesigen Flügeln um die Tiere, bis diese das Gleichgewicht verloren und in die Tiefe stürzten. Vielleicht war die junge Gämse so zu Tode gekommen. Auf jeden Fall musste sie bereits tot gewesen sein, als der Junge schätzungsweise eine halbe Stunde vor ihm hier vorbeigekommen war.

Jans Blick registrierte die Steine, die um den zerfetzten Körper herum lagen. Weder Krähen noch Adler konnten Steine dieser Größe hochheben, und der Gedanke lag nahe, dass der Junge vergeblich versucht hatte, die Vögel zu vertreiben, um die Gämse zu retten. Bestimmt hatte er Mitleid mit dem Tier gehabt. Hatte er versucht, das noch lebende Tier zu verteidigen, oder wollte er den Kadaver nicht dem Gemetzel der Raubvögel überlassen?

Jan konnte die Frustration des Kindes nachfühlen und spürte, wie sich gegensätzliche Emotionen in ihm ausbreiteten. Traurigkeit, Mitleid. Aber da war auch die Hoffnung, den Jungen bald zu finden, und die neue Kraft, die er aus der Vermutung schöpfte, auf der richtigen Spur zu sein. Der Himmel spiegelte seine gemischten Gefühle wider. Im Osten kämpfte die Sonne vergeblich gegen Gewitterwolken, die die Luft elektrisch aufluden.

Bald würde die Dunkelheit einsetzen und der Regen die Erde aufweichen. Jan nahm den Rucksack wieder auf und ging schnellen Schrittes weiter. Er war so nahe dran, alles, was er tun musste, war, zum Horizont zu gelangen, bevor das Gewitter ihm die Sicht nehmen würde.

1979

Luce konnte gerade noch die Geige in den Kasten zurücklegen und ihn unter dem Bett verstecken. Pa und Klaus waren viel früher zurück als gedacht. Ob dem Jungen etwas passiert war?

Schon wurde Luce von einem leisen Klopfen an der Tür überrascht, und bevor sie etwas sagen konnte, wurde die Klinke heruntergedrückt, und ihr Bruder kam herein.

»Ist Hase in eine Felsspalte gestürzt?«, fragte sie leichthin, bemüht, sich ihre Aufregung nicht anmerken zu lassen.

Klaus lachte. Er war müde, aber hatte noch keine Lust, sich schlafen zu legen. Er würde sowieso nur die Schuhe abstreifen und so wie er war ins Bett fallen.

»Er hat sich gut geschlagen.« Klaus zog den Tabak aus der Hosentasche und rollte sich eine Zigarette. »Auch wenn ich Pas Begeisterung nicht teile. Wenn jemand nach ihm sucht und ihn hier findet, sind wir dran.«

Luce zuckte mit den Schultern: »Und was würden sie sehen? Einen Hof im Wald.«

Klaus hatte sich auf den Rand der Matratze gesetzt. Er sah ihr geradewegs in die Augen. »Mit einem Schuppen voller geschmuggelter Ware.«

»Dann musst du dich eben mit der Auslieferung beeilen und sie so schnell wie möglich loswerden.«

Es war eine Frage von Beziehungen. Der Berg war überzogen von einem weitmaschigen Netz aus Almen und Höfen bis hoch oben, wo der Schnee auch im Sommer nicht schmolz. Jeder war für seinen Bereich verantwortlich in diesem Staffellauf, der die Menschen mit Waren versorgte wie die Venen den Körper mit Blut. Wenn Pa und Klaus die Grenze überquerten, warteten auf der anderen Seite prall gefüllte Säcke auf sie. Sie ließen ihre Waren dort, nahmen die neuen auf und machten sich damit auf den Rückweg. Von da an lief alles wie von selbst. Die Güter wurden von Hand zu Hand, von Alm zu Alm, von Hof zu Hof weitergereicht, zwischen Tieren in dunklen Ställen, Jauchegruben und Räucherkammern. Sie könnten den Ablauf beschleunigen, verbessern.

»Diese Welt geht zu Ende, das weißt du, oder?« Klaus nahm einen langen Zug. Die Zigarette glomm im halbdunklen Raum. »Die Welt von Pa und der Alten. Und dann beginnt eine neue. Die Straßen bringen die Städter in jeden Winkel der Berge. Und ihr Geld. Für uns wird kein Platz mehr sein.«

Luce dachte nach.

»Die Bauern wollen sich nicht länger krumm schuften, und selbst auf den abgelegensten Höfen an den steilsten Hängen weicht die Einsamkeit dem Lärm. Bald wird es kein ›dort unten‹ mehr geben.«

»Dann vermieten wir eben Zimmer.« Aber sie wusste, dass Klaus recht hatte, und seine Worte stimmten sie wehmütig.

»Du wirst mich verlassen, Luce«, flüsterte er mit einem rätselhaften Lächeln.

Luce hatte immer alles mit ihrem Bruder geteilt. Ihn zum Freund auserkoren, zur Ersatzmutter. Er war ihr Ein und Alles. Er war es, zu dem sie panisch gerannt war, als ihr erster Milchzahn wackelte. Ihn hatte sie um Hilfe gebeten, als sie sich in der Schule schwertat und es ihr einfach nicht gelingen wollte, die Zahlen auf das von ihren schweißnassen Händen aufgeweichte Papier zu schreiben. An Heiligabend kroch sie immer zu ihm ins Bett, wickelte sich in seine Decke, und er überließ ihr bereitwillig fast den ganzen Platz. Zusammen hatten sie sich die Nasen am Fenster platt gedrückt und auf den ersten Schnee gewartet und dann darauf, dass die Sonne das Eis schmelzen ließ, sie in den Fluss springen konnten, um zu sehen, wer von ihnen es länger unter Wasser aushielt.

Sie nahm einen tiefen Atemzug und blickte auf den unendlich weiten, dunklen Wald, der ihr kleines Haus im Arm hielt.

»Ich gehe nirgendwohin, Klaus.«

Ihr Bruder summte eine Melodie und ließ sich auf die Matratze sinken. »Ich könnte schwören, dass ich Musik gehört habe, als ich zur Tür hereinkam.« Er rieb sich die Augen und gähnte laut. »Ich muss wirklich müde sein. Vielleicht war es der Stromgenerator, der macht einen Höllenlärm. Schlimmer als die Hühner am Morgen.«

Luce lachte: »Na, dann war es wohl eher Krach als Musik.« Sie räusperte sich: »So wie die Platten, die du immer hörst.«

»He, das sind die Stimmen der Engel, junges Fräulein.«

Auf einmal wurde es stockfinster im Zimmer, so als hätte man ihnen ein Tuch über die Augen gelegt.

»Was ist passiert?«

Klaus setzte sich auf. Luce konnte seine Bewegungen nur am Rascheln seiner Kleidung und den Geräuschen der tastenden Hände erahnen. Er schien genauso überrascht wie sie und horchte still in das Haus hinein.

Pa rief von unten, dass es auch in der Küche keinen Strom gab.

»Ich gehe nachsehen.«

Nur weil Luce seine Stimme so gut kannte wie ihre eigene, konnte sie den leichten Bruch darin bemerken.

Und während sie wartete, dass Klaus zurückkam, dachte sie über ihr Gespräch nach. Draußen vor dem Fenster war nur die ruhige, schweigsame Nacht. Im Osten, wo die Sonne aufging, durchzogen erste blutrote Strahlen den Himmel und schnitten durch die dicke Wolkenschicht. Nichts bewegte sich, weder beim Schuppen noch am Stall. Ihre Gedanken wanderten zu dem Jungen.

Auch sie hatte die wohlige Wärme des Stalles immer geliebt. Mittlerweile stand er schon seit langer Zeit leer. Doch als sie klein gewesen war, war es manchmal vorgekommen, dass er sich plötzlich füllte, und das war für sie immer ein großes Fest gewesen.

An diesen Tagen war sie noch vor Sonnenaufgang aufgestanden und über die Wiese gerannt, um nachzusehen, ob sie angekommen waren. Schon von weitem hörte sie ihr Muhen, das wie eine Begrüßung klang. Wenn sie die Tiere dann mit ihrem sauberen Fell im Stall stehen sah, war sie atemlos vor Aufregung. Pa ermutigte sie, sich ihnen langsam zu nähern und ihre Köpfe zu streicheln. Fasziniert betrachtete sie die sanften dunklen Augen mit den langen Wimpern und die Schwänze, die unablässig die Fliegen verscheuchten.

Oma Ebe dagegen war dann immer ein bisschen angespannt. Einmal hatte Luce sie gefragt, woher die Kühe kamen, und sie antwortete kurz angebunden, dass sie das nicht zu interessieren brauchte.

Als eines Abends einer von Pas Freunden bei ihnen auftauchte, der einen Bauernhof auf der anderen Seite des Dorfes hatte, wurde sie noch nervöser. Trotz der späten Stunde und der Kälte war der Mann schweißgebadet. Beim Sprechen verhaspelte er sich und gestikulierte wild.

Pa hatte ihm aufmerksam zugehört, und gleich nachdem er gegangen war, brachen Klaus und er zum Hinteren Seelenkogel auf, obwohl der Himmel bewölkt war. Sie nahmen alle Kühe mit, und Luce war traurig, sie gehen zu sehen. Sie stellte sich die Tiere dort oben zwischen Schnee und Eis vor. Die trägen, gemächlichen Stalltiere waren nicht gemacht für den stundenlangen Marsch auf steinigem Gelände in klirrender Kälte. Sie dagegen war ausgestopft wie eine Vogelscheuche. Oma Ebe hatte ihr in aller Eile die zwei dicksten Wollpullover übergezogen, die sie besaß. Außerdem ein Wollkleid und Gamaschen.

»Was machen wir denn jetzt im Wald?«, hatte sie gefragt, während die Alte sie nach draußen in die Nacht zog. Sie war schrecklich müde gewesen und hatte in der Dunkelheit nicht die Hand vor Augen gesehen. Außerdem fürchtete sie sich vor der Stille. Doch Oma Ebe war nicht stehen geblieben, sie hatte sie in das Dickicht aus Ästen und Spinnweben geführt und orientierte sich mühelos in der Dunkelheit. Wenn Luce stolperte, packte sie ihren Arm und zerrte sie weiter.

Luce traute sich nicht zu sagen, dass sie sich vor Angst fast in die Hosen machte, und der Gedanke, dass ihr das passieren könnte, erschreckte sie noch mehr als der finstere Berg. Als sie endlich in einem Buchenwäldchen haltmachten, sah die Alte sie an, als wäre ihr die Anwesenheit des Kindes bis dahin gar nicht bewusst gewesen.

»Im Wald ist es sicher, Luce. Zwischen den Bäumen kann dir nichts Schlimmes geschehen, sie beschützen dich.«

Vor was sollten die Bäume sie beschützen? Der Wald war in der Nacht so anders, ein Versteck für tausend Augen, die sie beobachteten. Das Rascheln einer Maus verwandelte sich in ihrer Phantasie in das Schwanzschlagen eines Drachen und der Wind zu seinem Atem.

»Nicht alles, was sich in der Nacht verbirgt, ist böse. Im Gegenteil, bei näherer Betrachtung eigentlich gar nichts«, erklärte Oma Ebe.

»Die Farben sind verschwunden«, wandte Luce ein.

»Das stimmt, aber die Blumen lassen sich etwas einfallen, damit man sie trotzdem findet.« Sie wühlte in der Erde. »Komm her.«

Luce ging in die Hocke.

»Riech mal.«

Es waren winzige Blümchen mit bauchigen Beuteln, aus denen feine Blütenblätter emporstrebten, die sich trotz der Dunkelheit geöffnet hatten. Luce sog ihren Geruch ein. Er war so intensiv, dass ihr der Kopf schwirrte. Der schwere, süße Duft erinnerte sie an Gewürznelke und Bittermandel.

»Das ist Leimkraut. Nur nachts riecht es so gut. Auf diese Weise lockt die Pflanze die Insekten an, die ihre Pollen weiterverbreiten.«

»Warum verstecken sie sich nicht?«

»Sie sind hier sicher«, flüsterte die Alte. »Denk mal darüber nach Luce. Wovor sollten sie sich fürchten?« Oma Ebe setzte sich auf einen Stein und nahm sie auf den Schoß. »Höchstens vor kleinen Mädchen, die sie pflücken möchten.« Sie lächelte Luce an und kitzelte sie, bis sie lachen musste. Dann wurde Oma Ebes Stimme wieder ernst, und sie sagte leise und eindringlich: »Wenn du dich fürchtest und die Nacht dich überfällt, musst du besonders stark sein.

Du darfst niemals zulassen, dass die Dunkelheit dich aufhält. Mach es wie diese Blumen.«

Luce war in Oma Ebes Armen eingeschlafen, und als sie am Morgen erwachte, lag sie wieder in ihrem Bett. Doch die Kühe waren verschwunden. Zu Mittag bereitete die Alte Steaks zu. Sie dufteten so verführerisch, dass Luce darüber beinahe die Angst der vergangenen Nacht vergessen hätte.

»Die hier kennst du gut«, sagte ihr Bruder mit vollem Mund und zeigte mit dem Messer auf das Fleisch. »Die war so lahm wie du und ist vor Müdigkeit zusammengebrochen«, spottete er. »Das Fleisch hat sich gut verkauft.«

Luce dachte an die Kuh mit den schönen Augen, die sie gestreichelt hatte, und ihr wurde übel. Aber sie aß alles auf, denn Klaus, der erwartet hatte, dass sie vor Mitleid keinen Bissen hinunterkriegen würde, sah immer wieder zu ihr herüber.

Erst viel später hatte sie verstanden, dass Pa und Klaus die Tiere auf der anderen Seite der Grenze verkauften und damit gutes Geld verdienten, weil man dort einen stolzen Preis bezahlte. Wer fünf Kühe hinüberbringt, gewinnt noch mal drei dazu, so hieß es.

Bisweilen kam es vor, dass die Polizei die Höfe kontrollierte, um genau das zu verhindern. Die Leute fürchteten sich vor den Razzien, bei denen die Beamten in die Häuser und Ställe kamen, mit ihren Stöcken um sich schlugen und die Kinder erschreckten. Jeder Aufstieg auf den Hinteren Seelenkogel, jede Vollmondnacht konnte das ganze Dorf in Gefahr bringen. Luce kannte die Geschichten. Doch wie Pa ihr beigebracht hatte, kam es darauf an, die richtigen Freunde zu haben. Eine andere Bezeichnung für das Netz aus Kontakten und Beziehungen, den Austausch von

Gefälligkeiten und die Verschwiegenheit, welches das Dorf zusammenhielt und sein Überleben sicherte.

Als Klaus zurückkam, schien er erleichtert, doch etwas trübte seine Laune. »Ich hab's ja gesagt, der Generator macht komische Geräusche, und nun ist er ganz hinüber.«

»Was machen wir denn jetzt?« Keine Elektrizität, kein Strom.

»Dafür geht eine ganze Nacht Arbeit drauf.«

Ein neuer Generator war teuer.

Vielleicht konnten sie im Dorf ein gebrauchtes Ersatzteil auftreiben.

Klaus überlegte. Es würde auch ohne gehen, so wie früher. Sie würden sich wieder daran gewöhnen, öfter im Dunkeln zu sitzen und das Wasser über dem Feuer zu erhitzen.

»Ich mache einen Ausflug in die Stadt.« Damit meinte er die Stadt jenseits der Grenze. Dort kannten sie Leute, die ihre Waren verteilten. »Erinnerst du dich an Arianna und Teo? Sie haben jetzt ein Geschäft und verkaufen alles Mögliche, sogar Schallplatten. Einige haben sie mir auf die Seite gelegt. Solche, die man hier nicht bekommt. Es wäre eine gute Gelegenheit, sie abzuholen.«

Die Stadt. Ab und zu kam es vor, dass es jemand schaffte, in die Stadt zog und das für Pa Undenkbare wagte: die Zelte abzubrechen und ein anderes Leben zu führen. Manche kamen zurück. Von den Freunden und Verwandten, die fortblieben, vergaßen sie alsbald die Namen, denn wer den Absprung nicht wagte oder machen wollte, verdrängte die Existenz dieses anderen Lebens und tat, als gäbe es nichts weiter als das Dorf, in dem man geboren war.

»Die Stadt! Das ist ja phantastisch, Klaus.«

Die funkelnden Lichter in der Nacht, die Fahrt über die siebenhundert Meter hohe Europabrücke, die zwischen den Bergen und den Landesgrenzen schwebte.

»Ja, das wäre es«, seufzte er und ging zum Fenster. »Aber ich muss die Bestellungen ausliefern, Pa sitzt mir im Nacken und…« Er dachte nach, suchte nach einer Lösung. Plötzlich richtete er seinen Blick auf Luce: »Wie wäre es, wenn du hinfährst?«

»Ich weiß nicht, ich…« Die abgenutzten Saiten ihrer Geige kamen ihr in den Sinn. Der Plattenladen.

»Du hast gelächelt.«

»Gar nicht wahr.« Doch Klaus hatte recht, der Mondschein hatte sie verraten.

»Doch, ich habe es gesehen. Einverstanden Schwesterchen.« Er tat, als gäbe er ihrem Betteln nach. »Auch wenn ich nicht weiß, was an der Stadt so interessant sein soll. Die Frauen dort spielen sich auf, als wüssten sie alles besser.«

»Wie deine Freundin mit dem geblümten Tuch?«, fragte sie spöttisch. Doch Klaus entgegnete bedeutungsvoll: »Ja, da kommt sie her. Das ist ihre Grenze.«

»Was meinst du damit?« Klaus würde nie das Wort »Grenze« benutzen, ohne daran zu denken, was es für ihre Familie bedeutete. Er hatte schon gesagt, dass er und Hilde sich ähnlich seien, und sie hatte nie verstanden inwiefern.

»Sie glaubt, dass sie eine von uns ist, Schwesterchen. Dass sie das Gleiche tut wie Pa und ich. Aber sie ist nichts weiter als eine eingebildete Städterin, die sich in Schwierigkeiten gebracht hat, die sie den Kopf kosten könnten.«

Luce konnte sich nicht vorstellen, dass die Frau schmuggelte. Höchstens in ihrem komfortablen Auto. Aber das war nicht dasselbe, wie auf dem Gipfel sein Leben zu riskieren.

»Ein paar Stangen Zigaretten im warmen Auto über die Grenze zu bringen, ist keine große Sache.«

»Ich rede nicht von Zigaretten, Luce.«

»Was könnte sie denn sonst schmuggeln?« Sie lachte nervös.

Eine vage Ahnung breitete sich in ihr aus, die sie nervös werden ließ.

»Benutz mal deine Phantasie. Und sei mutig. Wenn du was riskieren willst, Schwesterchen, musst du zuerst deinen Kopf einschalten«, sagte er und klopfte sich mit einem Finger gegen die Schläfe. »Als Erstes brauchst du eine Vision.« Klaus war so ernst, dass sie erschrak. Als er es bemerkte, kniff er sie liebevoll in die Wange, setzte sich schwungvoll auf das Fensterbrett und winkte ab. »Hilde ist Schnee von gestern. Und wir brauchen einen neuen Generator.« Er sah sie an. Doch Luce konnte sich kein Lächeln abringen. »Jetzt zieh doch nicht so ein Gesicht, du fährst in die Stadt.«

Luce dachte an die Läden. Stellte sich die Fahrt mit Oma Ebe vor.

»Na endlich, jetzt lächelst du wieder«, neckte er sie. »Siehst du, ich hab's doch gesagt, du wirst mir davonlaufen.«

»Klaus …«

»Ich lass dich nur gehen, wenn du mir versprichst, dass du wiederkommst.«

Die Stadt, neue Saiten für ihre Geige. Schon arbeitete es in ihr – wie würde sie hinkommen, was würde sie Pa sagen?

Luce machte einen tiefen Atemzug, füllte ihre Lungen mit Luft, und die Welt begann wieder, sich zu drehen.

»Versprochen.«

1979

Während er das Holz klein hackte, rann ihm der Schweiß über die Stirn, und die Anstrengung trübte seinen Blick. Er hätte nicht sagen können, ob es die schwere Axt war, die ihn beunruhigte, oder die alte Frau, die immer wieder aus dem Haus kam, nach ihm sah und ihm zulächelte.

Sie hatte ihn am Morgen geweckt und um Hilfe gebeten. Dabei hatte sie ihn fast zu Tode erschreckt, obwohl sie nicht geschrien hatte, im Gegenteil, sie war leise an ihn herangetreten und sehr höflich gewesen. Aber gerade weil sie sich im Halbdunkel hereingeschlichen und geraunt hatte: »Junge, ich brauche deine Hilfe«, hatte sie ihn an Katharinas Geister erinnert.

Bei genauerer Betrachtung erkannte er vertraute Züge in ihrem Gesicht. Vielleicht war es die Ähnlichkeit mit Pa. Oder ihr durchdringender Blick, der ihn an Luce erinnerte. Die ins Haar gewebten Silberfäden verrieten ihm, dass sie die sechzig überschritten hatte und allmählich auf die siebzig zuging.

»Haben Klaus und Pa Sie heute früh hergebracht?«

Die Frau gab ihm etwas Wasser, und gemeinsam ruhten sie sich im Schatten aus.

»Aber nein, wie kommst du denn darauf, mein Junge«, kicherte sie. »Ich bin heute früh mit der da gekommen.« Sie deutete auf die alte Limousine hinter dem Haus. »Sie hat meinem Mann gehört. Die Kiste war ihm wichtiger als ich. Ich könnte schwören, vor die Wahl gestellt, hätte er eher mich als das Auto hergegeben.« Die Vorstellung schien sie zu amüsieren. »Aber seit er nicht mehr ist, haben wir uns angefreundet.«

Ihm gefiel das Fahrzeug mit seinen Chromleisten und der ausladenden Kühlerhaube, die ihm ein unverwechselbares Aussehen verlieh. Das Auto hatte viele Jahre auf dem Buckel und dringend eine Politur nötig. Aber die Karosserie war von einem bläulich schimmernden Silber, und der Junge hatte noch nie ein solches Auto gesehen.

Ihm wurde bewusst, wie weit er inzwischen von der Welt entfernt war, in der es asphaltierte Straßen gab, Menschen, die die Nachrichten im Fernsehen sahen und die Zeitung lasen. Läden mit Weihnachtsdekoration und holzgeschnitzten Osterhasen, Faschingsgirlanden in den Schaufenstern und Regalen voller Kerzen für Allerheiligen. Zusammen mit seinem Bruder hatte er sich gerne in solchen Geschäften aufgehalten und dabei die Zeit vergessen. Seine leibliche Mutter hatte in einem ähnlichen Laden gearbeitet, bevor sie Paul kennenlernte und zu ihm auf den Hof zog. Woher Katharina gekommen war, wusste er hingegen nicht, und es erschien ihm absurd, dass er sich die Frage erst jetzt stellte, wo ihm niemand mehr eine Antwort geben konnte. Der Gedanke, dass das Leben mancher Menschen so jäh abbrach wie ein gerissenes Seil, weil niemand übrig war, der sich an sie erinnerte, machte ihn sehr traurig. Es betrübte ihn, dass Katharinas Vergangenheit bislang niemanden, nicht einmal ihn, gekümmert hatte. Man war nur lebendig, solange sich jemand an einen erinnerte, und so gesehen, waren manche Menschen schon tot, bevor sie die Augen schlossen.

»Sie haben mir erzählt, dass du im Wald lebst.«

»So ist es.« Ihm gefiel, dass die Frau in der Gegenwartsform sprach. »Bald gehe ich wieder zurück.«

Doch sie teilte seine Begeisterung nicht. »Ich hoffe, dass dich da draußen niemand sucht, mein Junge.«

»Wenn Sie damit jemanden meinen, der an mir hängt und der es kaum erwarten kann, mich in die Arme zu schließen und nach Hause zu bringen, nein. Das ist eher unwahrscheinlich. Ich bin nicht von zu Hause weggelaufen, falls Sie das meinen.«

»Gut«, sie wirkte zufrieden mit seiner Antwort. »Wir können hier nämlich keinen Ärger gebrauchen.«

»Ich mache bestimmt keinen«, sagte er und zog sein Hemd aus, bevor er die Axt wieder aufnahm und seine Arbeit fortsetzte. Er schwitzte, und das Kleidungsstück klebte an seiner Haut und schränkte die verminderte Beweglichkeit seiner Schulter noch mehr ein. Sein übertriebenes Schamgefühl hielt er dabei in Schach, indem er sich sagte, dass die Augen der Frau höchstwahrscheinlich nicht mehr die besten waren und sie keine von der Sorte zu sein schien, die sich in fremde Angelegenheiten mischte.

Aber als sie ihn mit schriller Stimme rief, fragte er sich zähneknirschend, wann er endlich kapieren würde, dass er seinem Urteil nicht trauen konnte.

»Junge, komm mal näher.«

»Ich nehme mir noch die letzten Scheite vor, Sie haben mich ja darum gebeten, dass …«

»Ich weiß, worum ich dich gebeten habe. Und ich brauche das Holz, bevor sie mit einem Bärenhunger zurückkommen. Aber vorher sollten wir beide uns einmal unterhalten.«

Er hatte erwartet, dass er sich schämen würde, stattdessen genoss er das Gefühl der weichen Watte auf seinen Wunden.

Beim Anblick seines schlimm zugerichteten Rückens wischte die Alte seine Proteste mit einer Handbewegung beiseite, ging ins Haus und kam nach kurzer Zeit mit einem Korb voller Tiegel und Fläschchen wieder heraus. Darunter erkannte der Junge die Salbe, die Luce ihm angeboten hatte.

Trotz des üblen Geruchs und obwohl es auf den entzündeten Stellen etwas brannte, musste er zugeben, dass die Behandlung ihm guttat.

Danach half er ihr beim Grillen, wobei der Wolfhund das Fleisch nicht aus den Augen ließ. Als die anderen nach Hause kamen, aßen sie zusammen am Tisch vor dem Haus zu Mittag. Dabei wurde er das Gefühl nicht los, dass diese Frau, die aus dem Nichts aufgetaucht war, ihn an jemanden erinnerte, den er schon einmal irgendwo gesehen hatte. Luce, der nie etwas entging, lächelte ihm verstohlen zu. So als hätte sie ein Geheimnis aufgedeckt und könnte es kaum erwarten, ihm davon zu erzählen. Doch der Wissensvorsprung schien sie dann doch mehr zu befriedigen, als ihn einzuweihen.

»Hast du im Wald Hunger gelitten?«, fragte die Frau, und die ehrliche Sorge in ihrer Stimme verriet, dass sie wusste, was es hieß zu hungern.

Ihm fiel es schwer, sich in diesem Moment an den Hunger zu erinnern. Es war eine dieser Empfindungen, die man schnell vergaß, sobald das Bedürfnis gestillt war. Der Körper funktionierte auf eine einfache Art. Wenn er nach etwas verlangte und man es ihm gab, dann war er nicht nachtragend. Die Sache war erledigt. Bis zum nächsten Mal.

»Es gibt zwei Arten von Hunger. Als Erstes kommt der

kleine Hunger, der lässt sich recht einfach zufriedenstellen. Brennnesseln reichen schon. Man muss nur vorher die Brennhärchen entfernen. Das ist einfacher, als man denkt. Man nimmt das Blatt am Stiel, rollt es zusammen und reibt es so zwischen den Handflächen«, sagte er und demonstrierte ihnen die Bewegung, »und fertig. Auch Vogelbeeren sind in Ordnung, vorausgesetzt, man ist schneller als die Vögel. Dann sind da noch die Schlehenfrüchte und die Weißdornbeeren. Aber der große Hunger«, fuhr er fort und holte tief Luft, »ist eine gemeine Bestie, die nicht so schnell aufgibt. Sie bestimmt über dich, sagt dir, was du denken und was du tun sollst, sie verändert dich, bis du nur noch ein riesiger leerer Magen bist, nichts mehr fühlst außer dem Verlangen nach Nahrung. Du kannst an nichts anderes denken, dein Kopf, deine Beine, deine Lunge – alles wird Teil dieses monströsen Magens. Er bringt dich dazu, Dinge zu tun, die du sonst niemals tun würdest, weil du dein Herz nicht mehr spürst. Und Dinge zu sehen, die nicht da sind, weil deine Augen blind werden und sich nach innen richten. Sie registrieren nur noch die dunklen Gedanken, die in dir wüten.«

Als er aufblickte, bemerkte er, dass alle ihn schweigend ansahen. Auch Luce, die mit Hund gespielt hatte, hielt inne und betrachtete ihn mit neuer Aufmerksamkeit.

»Wie auch immer, die hätte ich nie gegessen«, lachte er, um die Stimmung aufzulockern, und zeigte auf die Blüten, mit denen die Frau die Strudelstücke garniert hatte. »Dass die den Magen füllen, kann auch nur in einem blöden Buch stehen.«

»Was meinst du?«, fragte die Alte, während Pa sich auf der Bank zurücklehnte, um genüsslich die Szene zu verfolgen.

»Das Buch, das ihr im Haus habt, das von dem alten Mütterchen, das kocht und Schnaps brennt.« Er sah Luce an, die sich auf die Lippen biss, um nicht zu lachen. Da ging ihm ein Licht auf, und er erinnerte sich an das Foto aus dem Kochbuch.

»Meinst du das?«, fragte Klaus und hielt mit einem diabolischen Lächeln das angekokelte Buch in die Höhe.

Luce lachte: »Das ist nicht irgendein Buch, sondern ein Tagebuch.«

»Ich dachte…«

»*Mein* Tagebuch…«, sagte die Frau.

»Aber es sieht doch aus wie ein…«, stammelte der Junge verwirrt.

»Tagebuch«, wiederholte Luce.

Woher sollte er den Unterschied kennen? Er drehte die Blüte zwischen den Fingern. »Sie ist bestimmt gar nicht so schlecht. Löwenzahnblüten schmecken ja auch oder Kamille, wenn man Tee daraus kocht«, sagte er achselzuckend, die Wangen puterrot vor Scham, und überlegte, wie er die Geranienblüte hinunterbekommen sollte.

»Die sind doch nur fürs Auge, ich verwende sie zum Verzieren meiner Gerichte«, flüsterte Oma Ebe und tätschelte seine Hand. »So wie die anderen Blüten, die du auf den Fotos gesehen hast. Du glaubst doch nicht wirklich, dass man Geranien oder Petunien essen kann?« Sie schüttelte den Kopf. »Luce hat recht, mein Junge. Bei dir sind wirklich ein paar Schrauben locker.«

Regeln über Regeln. Je mehr er sich anstrengte, sie zu befolgen, desto mehr Unheil richtete er an. Er hatte nicht übel Lust, diese ganze Familie in den Wind zu schießen, aber noch brauchte er sie, vor allem Oma Ebes Behandlungen. Seine Verletzungen verheilten langsam, und er hatte eingesehen, dass er erst aufbrechen konnte, wenn er wiederhergestellt war. Der Halbwolf erholte sich zwar schneller, war aber nicht mehr der Alte. In den letzten Tagen erschien ihm das Tier apathisch und traurig. Es lag ausgestreckt auf dem Balkon vor Luces Dachzimmer – die ihm den Müßiggang durchgehen ließ –, lauschte den Geräuschen des Waldes und spürte, dass sein Körper nicht mehr so stark und wendig war wie früher. Gerade wäre es nicht in der Lage gewesen, einen Hügel hochzujagen. Und das Tier wusste, dass Klaus schuld daran war.

Es behielt ihn stets im Auge, beobachtete ihn, wenn er den Raum betrat, und blieb auf der Hut, bis er ihn verließ.

Einmal lief Klaus Gefahr, von Hund angegriffen zu werden. Alles ging so schnell, dass sich der Junge erst im Nachhinein einen Reim darauf machen konnte, was genau geschehen war.

Klaus wollte ihm einen Streich spielen und tauchte plötzlich vor ihm auf, Luces Gewehr in der Hand. Dabei hatte er den Halbwolf nicht bemerkt, der zu knurren begonnen hatte, bereit anzugreifen.

Luce hatte sich eingemischt, und Pa war sehr wütend geworden.

»Ich will keine Waffen in meinem Haus«, hatte er gebrüllt.

Luce hatte ihrem Bruder das Gewehr aus der Hand genommen und entschuldigend gesagt: »Es ist nur mit Platzpatronen geladen, beim Schießen macht es einen schrecklichen Krach, aber man könnte damit nicht einmal eine Ratte töten, außer sie erleidet einen Herzinfarkt.«

Doch ihre Worte reichten nicht, um Pa zu beruhigen.

»Wir haben vereinbart, dass du es loswirst, Luce.«

»Aber beim letzten Mal habe ich es schließlich gebraucht.« Sie ging in den Angriff über. In Sachen Kriegsführung schien sie zu ticken wie der Halbwolf.

»Als du einen kleinen Jungen zu Tode erschreckt hast, der sich fast in die Hosen gemacht hätte?«, höhnte Klaus und zeigte auf ihn.

»Du meinst, als du vor einem Wolf weggerannt bist, der dich beinahe umgebracht hätte.« Luce sah ihren Bruder herausfordernd an.

»Er ist kein Wolf«, mischte sich der Junge ein.

Luce warf ihm einen vernichtenden Blick zu. Auch Pa und Klaus drehten sich zu ihm um. Im nächsten Moment fingen die drei wieder an zu streiten, bis Oma Ebe einschritt.

»Du lässt dieses Ding verschwinden«, sagte sie an Luce gewandt. »Du schaltest deinen Kopf ein, sonst endest du noch wie unser Alter«, schimpfte sie mit Pa. »Und du«, bei Klaus angekommen, dachte sie einen Moment nach. »Du musst lernen, wie man sich Gästen gegenüber benimmt, und vielleicht wäschst du dich ab und zu mal.«

Der Junge wartete, bis sie allein waren. »Pa, was hat Oma Ebe gemeint? ›Sonst endest du noch wie unser Alter.‹«

Pa zeigte auf die Berge, über denen Girlanden aus Sternen hingen. »Siehst du die Gipfel?«

Sie saßen im Gras und blickten in den Himmel.

»Ich sehe die Sterne. Du gibst ihnen Namen, stimmt's?«, fragte der Junge.

»Ich gebe sie ihnen nicht, ich kenne sie nur. Die Namen sind schon sehr alt.«

»Wie alt denn?«

»Viele gehen auf die alten Griechen zurück. Sie haben die Sterne betrachtet und sich Geschichten dazu ausgedacht, der Himmel war ihr Fernsehbildschirm.«

»Ich hatte nie einen Fernseher.« Sein Bruder und er hatten stattdessen den Wolken beim Vorbeiziehen zugesehen.

»Das ist auch besser so. Im Fernsehen siehst du nur die Träume anderer, und während du versuchst, ihnen nachzujagen, vergisst du deine eigenen.«

Der Junge zuckte die Achseln. »Ich lebe jetzt. Ich habe keine Träume.« Er überlegte: »Ich will nicht einmal an die Vergangenheit denken. Das gefällt mir am Leben im Wald, alles, was zählt, ist der Boden, über den man geht, ist es, den Magen zu füllen, wenn er knurrt, einen Bach zu finden, wenn man durstig ist. Und wenn du dich für einen Moment in deinen Gedanken verlierst, die Umgebung vergisst, dann ... *pfiu* ... beißt dir eine Schlange in den Knöchel.« Zum Beispiel eine Kreuzotter, die sich zwischen den Felsen hindurchwindet. Das einzige Tier, das er wirklich fürchtete. »Und dann heißt es: Auf Wiedersehen, Welt.«

Pa nickte, als würde er verstehen, was er da hörte. »Aber wir haben keine Wahl, weißt du? Wir tragen unser früheres Leben mit uns herum wie die Schildkröte ihren Panzer. Und die Schildkröte stirbt, wenn man ihr den Panzer herunterreißt. Sieh nur«, fuhr er fort und blickte wieder in den Sternenhimmel. »Sie sehen so nah aus, oder?«

»Na ja«, antwortete der Junge lächelnd. »Wenn ich die Hand nach ihnen ausstrecke, kann ich sie nicht berühren, den Wald dagegen schon.«

»Aber du kannst sie jetzt in diesem Moment sehen. Sie sind am Himmel, um von dir bewundert zu werden«, sagte

Pa mit seiner sanften Stimme, die die Dunkelheit durchdrang. »Aber einige von ihnen existieren jetzt vielleicht schon nicht mehr und sind von größeren verschlungen worden.«

»Wie meinst du das?«

»Lass dich nicht von ihrem Glanz blenden. Galaxien sind Kannibalen, sie fressen ihre schwächeren Geschwister auf, ohne mit der Wimper zu zucken.«

Der Junge hatte lange genug im Wald gelebt, um zu wissen, dass die Starken selten Rücksicht auf die Schwachen nahmen. »Aber warum kann ich sie sehen, wenn sie nicht mehr existieren?«

Pa zog so genüsslich an seiner Zigarette, dass der Junge auch Lust bekam zu rauchen. Doch er erinnerte sich noch an den Geschmack und das Brennen in der Kehle, als er im Schmugglerhaus eine Zigarette gefunden und sie angesteckt hatte.

»Was wir sehen, sind nicht die Sterne. Wir sehen nur ihr Licht«, antwortete Pa und wandte sich ihm zu. »Und dieses Licht hat Jahre gebraucht, um zu dem Jungen zu gelangen, der zusammen mit einem alten redseligen Mann vor einem alten Haus im Wald sitzt. Das Licht einiger dieser Sterne ist bereits vor der Erde selbst entstanden, seit Beginn des Universums ist es unterwegs.«

»Aber was macht das für einen Sinn, wenn es das, was ich sehe, gar nicht mehr gibt?« Allein bei dem Gedanken platzte ihm der Kopf.

»Die Vergangenheit und die Gegenwart vermischen sich. Sagen wir so: In die Ferne zu schauen, ist ein bisschen so, als würde man den Ursprung von allem sehen.«

Pa drückte die Zigarette auf dem Boden aus.

»Aber jetzt sind wir vom Thema abgekommen, oder, Hasenohr?«

Jedes Mal wenn er den Namen seines Bruders hörte, zuckte er unwillkürlich zusammen. Pa konnte nicht ahnen, dass dieser alberne Name, vor langer Zeit im Scherz erfunden, genau wie der Himmel über ihnen alle Zeiten des Universums umspannte. Vergangenheit und Gegenwart vermischten sich darin. Hasenohr lebte nicht mehr, aber er trug ihn für immer bei sich.

»Vorhin hast du auf die Gipfel gezeigt und wolltest mir von deinem Vater erzählen.«

»Dort oben ist man nur ein winziger Punkt, genau auf der Kippe. Und es kommt vor, dass derjenige, der an dieser Grenze steht, Lust verspürt, einen Blick auf die andere Seite zu werfen. Sieht man etwas, das einem gefällt, steigt man hinunter, holt es sich und nimmt es mit nach Hause. Doch nicht immer geht alles gut.«

»Wie bei den Dieben?«

»Wie bei den Schmugglern. Immer auf der Kippe. Mit einem Fuß im Gefängnis und mit dem anderen am Rande des Abgrunds«, sagte Pa lächelnd und hob die Augenbrauen. »So wie ich und vor mir mein Vater. Aber das weißt du längst, stimmt's?«

Er brauchte nicht lange nachzudenken. Pa half ihm auf die Sprünge: »Es ist alles in der Schachtel, die du gestohlen hast.«

»Die Schießerei, die getöteten Männer …«, erinnerte er sich.

Pa nickte. »Einer der Schmuggler war mein Vater. Er war derjenige, der die Grenzer erschossen hat, als sie bereits entwaffnet auf dem Boden lagen. Ich war damals noch zu klein, um etwas zu verstehen, aber für meine Mutter und die ganze Familie war es schwer. Die Polizei kam ins Dorf und hat fünfzig Männer und Jungen in deinem Alter mitgenommen. Sie haben sie durchsucht und mit dem Knüppel zum Reden gebracht. Und sie haben sie ausfindig gemacht.«

Ein Leben in Angst, das einen zwang, sich zu verstecken. Er erinnerte sich an die Worte des Mannes mit dem Hut, dem er vor langer Zeit auf dem Silian-Hof begegnet war: Um die Freiheit zu finden, muss man immer etwas aufgeben.

»Warum hast du dich entschieden, denselben Weg einzuschlagen?«, fragte der Junge.

»Manchmal haben wir keine Wahl, Hasenohr. Der freie Wille ist eine Mär. Alles, was wir tun können, ist Schadensbegrenzung zu betreiben. Könntest du einen Fluss in einer Nacht trockenlegen?«

»Ich weiß nicht, einen Gebirgsbach vielleicht.« Der Junge zuckte die Schultern. »Nicht in einer Nacht, aber wenn die Sonne scheint und keine Wolken aufziehen …«

»Ich rede von einem Fluss«, beharrte Pa. »Die Strömung drückt dich Richtung Tal, und die Stromschnellen reißen dich mit.«

»Ich denke nicht«, gab der Junge klein bei.

»Das Leben«, schloss Pa, »ist wie dieser Fluss. Wir können ihn nicht trockenlegen, nicht verhindern, dass er irgendwann ins Meer fließt. Alles, was wir tun können, ist, seine Bahn kaum merklich umzuleiten.«

»Ist das der Grund, warum du so eine Abneigung gegen Waffen hast? Warst du deswegen wütend auf Luce?«

»Ganz genau«, antwortete er und zündete sich eine weitere Zigarette an.

»Klaus und Luce wissen nicht, dass ihr Opa ein Mörder

war. Manchmal glaube ich, sie begreifen überhaupt nicht, dass das, was wir tun, kein Spiel ist. Und das ist auch gut so. Hör zu«, sagte er und suchte seinen Blick. »Ich möchte nicht, dass Luce je davon erfährt. Jeder hat seinen eigenen Fluss, mit eigenen Ängsten und Abzweigungen. Du musst dich um deinen kümmern, sieh zu, dass er ruhig dahinfließt, damit das Wasser nicht über die Ufer tritt und uns alle mitreißt.«

»Verstanden.«

»Darauf hätte ich wetten können«, sagte Pa lächelnd.

Bevor der Junge in den Stall ging, bemerkte er das Schwanzwedeln des Halbwolfs, das zuverlässig Luces Anwesenheit ankündigte. Sie stand an der Ecke, verborgen in der Dunkelheit. Er spürte ihren weichen Atem in seinem Nacken: »Na, guckst du immer in die Sterne wie ein Dichter?« Sie klang amüsiert. Aus der Ferne musste sie gesehen haben, wie er mit Pa geredet hatte.

»Morgen Abend hier. Du, ich und Klaus«, sagte sie und verschwand in der Nacht, »aber nur, wenn du den Mumm dazu hast.«

Als er sich umdrehte, lag nur noch der Duft von Heu und Honig in der Luft, den ihre wehenden Haare hinterlassen hatten.

9

Der Wind hatte sich gedreht. Er wehte nun von Osten, feucht und kalt. Brachte dunkle Wolken, den Geruch von Leder und Fett, das Geräusch von Schritten und das Knacken brechender Äste unter den Schuhen.

Die Männer, die den Pfad hinaufkamen, grüßten Jan mit einem Kopfnicken. Ein Mann, der allein hinaufging, war ungewöhnlich, zumal bei dem Wetter. Jan dachte dasselbe beim Anblick der beiden Jäger, die aus den Wäldern im Tal kamen.

»Unten bei den Wasserfällen wimmelt es von Suchtrupps und schwerem Gerät. Sie graben in der Erde und machen einen solchen Lärm, dass sie uns alle Tiere verjagen. Scheinbar haben sie etwas gefunden.«

Jans Herz machte einen Sprung. »Ein Kind? Es wird seit gestern vermisst.« Auch wenn er sich schwertat, eine Erklärung dafür zu finden, warum der Junge zu den Wasserfällen gegangen sein sollte, die unterhalb des Zeltplatzes lagen. Vielleicht war er doch abgestiegen, wie die Leute aus dem Rettungsteam vermuteten. Müde, verwirrt und ausgekühlt war er dann zu weit hinuntergeraten und, ohne es zu merken, am Campingplatz vorbeigelaufen.

Der ältere der beiden Männer schüttelte den Kopf, nahm die Mütze ab und wischte sich damit über die schweißnasse Stirn, während sich der jüngere auf einen Felsblock setzte, den Rucksack abstellte und erklärte: »Teile eines Autos.«

Jan wusste nicht, wie er diese Information deuten sollte. Vielleicht ein Unfall, ein Auto, das aus der Kurve geflogen war. Schon möglich bei der Sintflut der vergangenen Nacht.

Er roch den Duft von warmem Brot, und das Wasser lief ihm im Mund zusammen. Der junge Mann öffnete seinen Rucksack und nahm einen Beutel heraus. Jan stellte fest, dass er dem Hunger bis zu dem Moment, in dem er das Knistern des Butterbrotpapiers und den Geruch des Essens wahrnahm, keine Beachtung geschenkt hatte.

»Ich hoffe, es ist niemand verletzt?«

»Irgendjemand schon«, entgegnete der Jüngere und bot ihm etwas von seinem Essen an. Wer in diesem unwegsamen Gelände unterwegs war, wusste, was Hunger und Durst bedeuteten. Und kannte die Erschöpfung.

Jan nahm das Brot an, die geräucherte Salami lehnte er dagegen ab. Beim Gedanken daran, die Kadaver von Lebewesen zu verspeisen, die für ihn getötet worden waren, wurde ihm übel. Doch dieses Mal fiel ihm der Verzicht schwerer als sonst.

»Wie es aussieht, wurde wohl tatsächlich jemand verletzt. Aber was auch immer passiert ist, es muss ewig her sein.«

»Es ist ein altes Autowrack«, erzählte der Ältere. »Der starke Regen hat den Boden ausgehöhlt, dabei wurden einige Bäume entwurzelt. Bei den Räumarbeiten hat man das Wrack entdeckt. Darin haben sie einigen alten Kram gefunden: einen Pullover und eine Zeitung, anhand der sie den Unfall datieren konnten. Dunkle Spuren, vielleicht Blut. Wer kann das jetzt noch mit Bestimmtheit sagen?«

Jan war sich bewusst, dass er keine Zeit zu verlieren hatte. Er konnte sich nicht länger aufhalten, doch die Worte des Jägers fesselten ihn, und er blieb wie angewurzelt auf dem

Baumstumpf sitzen. Was bedeutete »ewig her«? Tage, Wochen?

»Der Sommer, in dem sich die Tragödie auf dem Gamper-Hof zugetragen hat«, fuhr der Alte fort, bohrte seinen Stock in die Erde und verlagerte sein Gewicht auf ein Bein. »Jedes Unheil in diesem Tal hängt mit diesem vermaledeiten Sommer zusammen. Sogar wenn ein altes Autowrack auftaucht, gibt es eine Verbindung zu dieser Katastrophe, wie ein Krebsgeschwür, das sich immer weiter ausbreitet.«

»Welche Katastrophe?«, fragte der jüngere Mann verwundert. Offensichtlich hatte er noch nie etwas davon gehört.

»1978 war das«, antwortete der Alte. »Eine üble Geschichte, eine Tragödie, die eine ganze Familie zerstört hat. Sie haben auf dem alten Hof auf dem Felsvorsprung über dem Tal gewohnt. Es ist einer von diesen mysteriösen Fällen, die nie aufgeklärt werden.«

Der Jüngere fuhr über sein Gewehr. »Das sind doch Gespenstergeschichten. Davon hast du mir schon genug erzählt«, er grinste. »Und Sie, was treiben Sie in dieser Gegend? Suchen Sie das Kind?«

Jan unterbrach seine Gedanken und rutschte an den Rand des Baumstumpfs.

»Nicht offiziell. Ich verfolge eine eigene Spur.«

»Eine Fährte«, der junge Mann lächelte. »Ich dachte mir schon so etwas, die Rettungskräfte suchen nämlich sehr viel südlicher. Wir haben sie mit ihren Suchhunden gesehen. Was ist Ihre Einschätzung?«

»Ich vermute, dass der Junge hinaufsteigt.«

Der Alte hörte ihm aufmerksam zu.

»Ich bin auf Hinweise gestoßen, die nach dort oben führen«, sagte Jan. Sie würden ihm jetzt sagen, dass das alles vergeblich war, dass er besser daran täte, sich den Suchtrupps anzuschließen oder nach Hause zu gehen.

Aber stattdessen nickte der Alte. »Ich habe die Angelegenheit verfolgt und bin sicher, dass der Junge auf der Flucht ist. Vor was kann ich Ihnen nicht sagen, aber wenn es stimmt, was die Zeitungen schreiben, dann hat er zu Hause kein besonders schönes Leben.«

Jan dämmerte, was ihm bislang gefehlt hatte. Er besaß nur ein Foto des Jungen, ein Bild ohne jede Dreidimensionalität. Und einige Zeichen, flüchtig wie Asche, die ihn zur Überzeugung brachten, dass dieses Kind etwas an sich hatte, das er besser verstand als die anderen. Aber er kannte seine Geschichte nicht, wusste nichts über seinen Hintergrund.

Der Alte erzählte Jan von den Gerüchten um die Schreinerei Widmann, dessen Gehirn die Informationen verknüpfte.

»Was hätten Sie an seiner Stelle getan?«

Kein Ausweg. Ganz auf sich allein gestellt.

Jan stemmte sich gegen die Welle, die in ihm aufstieg und versuchte, ihn ins dunkle Meer seiner Albträume zu ziehen – das Geräusch der zu Boden fallenden Kette, der Vollmond, der sich in einer Pfütze unbewegten Wassers spiegelte.

»Ich weiß nicht«, antwortete er und zog seinen Rucksack zu sich heran. »Man müsste sich in die Denkweise des Jungen hineinversetzen.« Weglaufen war eine Möglichkeit. Stillhalten und abwarten die andere. Er hatte beides ausprobiert. Die Gefahr war nicht hier draußen, sie ging nicht vom Berg mit seinen Schluchten aus.

»Tja, nicht einfach.« Der jüngere Mann überlegte. »Kennen Sie seine Eltern? Es muss Ihnen ganz schön nahegehen, wenn sie allein während eines Unwetters aufbrechen und ihr Leben aufs Spiel setzen.«

Jan hatte nicht wirklich darüber nachgedacht, was ihn mit dem Jungen verband.

Kepler hatte ihn gerufen. Es schien keine große Sache zu sein. So einfach wie das Aufspüren eines Hirschkalbs, das sich ängstlich im hohen Gras versteckte. Inzwischen hatte sich der Fall verkompliziert, eine andere Wendung genommen. Er hatte die Reste des Feuers gefunden und das Handy. Und in alldem hatte er etwas gesehen, das ihm bekannt vorkam: einen Hilferuf an jeden, der ihn hören konnte. An den Berg, der ihn ohne Vorurteile oder Fragen aufnehmen würde.

»Er war zusammen mit meinem Sohn unterwegs.« Obwohl es die Wahrheit war, fühlte es sich an wie eine Lüge.

»Ich verstehe. Und dazu kommt der Jagdinstinkt«, sagte der Junge mit einem Lächeln. »Wenn man einmal die Fährte aufgenommen hat, kann man nicht anders, als ihr zu folgen. Sie scheinen ein feiner Kerl zu sein.«

Jan wollte erwidern, dass dem nicht so war, aber er lächelte nur und zuckte die Schultern. Es blieb keine Zeit, länger auszuruhen, von jetzt an zählte jeder Moment.

Er dankte den Jägern, die ihm viel Glück wünschten, und verabschiedete sich mit dem Versprechen, sich vor dem nahenden Gewitter in Acht zu nehmen.

1979

Luce konnte sich selbst nicht erklären, warum sie den Jungen gefragt hatte, ob er sie und Klaus an diesem Abend begleiten würde. Vielleicht wollte sie es sich nicht eingestehen, weil es ein Zeichen von Schwäche war, zu viel darüber nachzugrübeln. Sie wollte das Wesen des Jungen ergründen, ihn auf die Probe stellen. Zu diesem Zweck beobachtete sie jede seiner Handlungen und verglich sie mit ihren eigenen, wobei sie krampfhaft nach Hinweisen dafür suchte, warum Pa ihn ins Herz geschlossen hatte.

Es war bei weitem nicht so einfach, wie in der Luft zu schnuppern und herauszufinden, aus welcher Richtung der Wind kam, oder dem Schnee zu lauschen. Er entsprach keiner Norm, nichts an ihm war vorhersehbar. Etwas Wildes haftete ihm an, das sie nicht einordnen konnte.

Luce blieb noch etwas Zeit, ehe es Abend wurde und sie sich wieder mit dem Jungen befassen musste. Ein paar Stunden hatte sie noch, um die gute Bergluft zu tanken, bis die Sonne wieder unterging.

Während sie durch ihren geliebten Wald lief, dachte sie über die Fäden nach, die sie alle miteinander verbanden.

Der Weg, den Luce einschlug, führte geradewegs zur Pension Regina.

Das spitz zulaufende Dach entsprach der Skizze auf dem Zettel, den sie zerknüllt auf der Treppe gefunden hatte.

Sie war nie hineingegangen, doch wenn Klaus von seinen Nächten außer Haus erzählte, endeten die Geschichten häufig im Keller der Pension, wo es jungen Wein und Schnaps gab.

Die Restaurantterrasse war auf langen verwitterten Holzbalken gebaut. Von den Holztischen aus blickte man ins Tal, in dem die ersten schwachen Lichter angingen. Das Lokal war Teil eines alten Hofes, die Eigentümer lebten noch dort. Unter der Woche bestellten sie die Felder, und am Wochenende bewirteten sie die Gäste. Die grünen Werbetafeln für das Bier und die Sonnenschirme mit der Eisreklame hatten die Lastwagen mitgebracht, die sich immer montags den Berg hinaufschraubten und Vorräte für zwei Wochen oder sogar einen Monat abluden.

Aber Luce interessierte sich nicht für die Brotzeitbretter und das Eis mit Sahne, das die Bedienungen zu den Tischen brachten. Der Sportwagen mit dem österreichischen Nummernschild parkte hinter dem Heuschober. Die Frau, deretwegen sie den Weg auf sich genommen hatte, saß an einem der äußeren Tische und nippte an einem Glas Bier. Unter ihrem Tuch trug sie eine grüne Bluse, die leuchtete wie ein Feld im Morgentau. Das unverwechselbare Profil, die schmale Nase, die leicht nach oben zeigte – es war eindeutig Klaus' Freundin Hilde. Luce war hierhergekommen, um mit ihr zu sprechen. Sie hatte gehofft, Hilde auf der Restaurantterrasse anzutreffen. Seit sie das Stück Papier gefunden hatte, stellte sie sich vor, wie Hilde hier in Begleitung von Klaus Eistee trank. Doch jetzt war Luce sich mit einem Mal nicht mehr sicher, ob sie die Frau wirklich treffen wollte. Klaus' Erzählungen und die Charakterzüge, die daraus hervorgingen, hatten sie neugierig gemacht. Aber je näher Luce ihr kam, desto überzeugter war sie, dass es besser wäre, zurück nach Hause zu gehen. Das Gespräch würde unweigerlich auf Klaus kommen, und vielleicht würde die Frau sie um Rat bitten, ihr erzählen, wie unglücklich sie war. Klaus, der einfach verschwunden war, ohne ein Lebenszeichen, unauffindbar. Und welche Erklärung würde sie ihr geben können? *So ist mein Bruder einfach, du bist nicht die Erste, der es so ergeht, da gibt es eine ganze Reihe von Frauen. Er ist ein Junge im Körper eines Erwachsenen.* Ein Körper, an dem man Gefallen finden konnte, Luce bemerkte durchaus die Blicke der Bäuerinnen. Doch das Verlassenwerden, der Schmerz und die Stille waren die Konsequenzen für die Frauen, die sich ihm näherten. Geblendet von seinen goldschimmernden Haaren und den breiten Schultern, bemerkten sie die Schatten nicht, die er in sich trug und die sich auf alle legten, die ihm zu nahe kamen. Es war nicht die Schuld der Wurzel, wenn jemand, der nicht auf den Weg geachtet hatte, über sie stolperte und fiel. Eigentlich blieb Hilde nur das Selbstmitleid.

»Luce«, sie erschrak, als sie die Stimme hörte, die überrascht und erfreut klang.

Langsam drehte sie sich um und rang ihren Gesichtsmuskeln ein möglichst natürliches Lächeln ab.

Die Frau winkte und bedeutete ihr, sich an ihren Tisch zu setzen. Vor Aufregung war ihr das Tuch von den Schultern gerutscht.

Hilde stand auf, um ihr den schöneren Platz auf der Bank zu überlassen, und setzte sich auf die andere Seite mit dem Rücken zum Tal. Hinter der Frau wurden die Schatten über den Wiesen und Weingärten bereits länger. Sobald sie zu reden begann, hing Luce an ihren rot geschminkten Lippen. Verglichen damit kam sie sich kindisch vor, mit ihren geflochtenen Zöpfen, auf die sie am Morgen noch stolz gewesen war. Ihr Wollpullover wirkte wie einer der Säcke, in dem sie Salz transportierten, im Gegensatz zur leichten Stoffbluse der Frau. Luce hatte noch nie einen so glänzenden Stoff gesehen. Erst recht nicht in dem Laden, in den Oma Ebe sie schleppte und wo sie ihre Kleider aus Kartons heraussuchte oder von krummen Eisenbügeln streifte. Sie zwang sich, an ihre Streifzüge durch den Wald zu denken, das Gewehr im Rucksack – wenn es auch nicht geladen war –, um die Scham zu unterdrücken und sich an das zu erinnern, was sie ausmachte.

»Die Bräune steht dir.« Hilde lächelte sie an, bevor sie sich umdrehte, um die Bedienung heranzuwinken.

Zum ersten Mal hatte Luce sie an dem Abend gesehen, an dem Klaus nach Hause gekommen war, um einen Kanister Motoröl zu holen. Er hatte hinter dem Schuppen geparkt. Hilde hatte auf dem Beifahrersitz gesessen, nicht mehr als ein unscharfes Profil im Gegenlicht, das ihr durchs Fenster ein Lächeln zuwarf. Aber niemand hatte sie miteinander bekanntgemacht. Sie hatten sich immer nur flüchtig gestreift, so wie die Luft das Seidentuch, das in der leichten Brise um Hildes Hals flatterte. In der Nacht, als Luce aufgestanden war, um sich ein Glas Wasser aus der Küche zu holen, und dabei Hilde begegnete, die aus Klaus' Zimmer trat, waren sie sich am nächsten gekommen. Doch auch damals hatten sie nicht miteinander gesprochen. Beide kannten nur den Namen der anderen und das, was Klaus erzählt hatte.

Hilde wartete, bis Luces Limonade gebracht wurde. Dann erst nahm sie einen Schluck aus ihrem Glas. Nachdem sie es zurückgestellt hatte, bemerkte Luce den unverwechselbaren Abdruck ihres Lippenstiftes am Glasrand.

»Klaus hat mir viel von dir erzählt. Du glaubst nicht, wie oft ich ihn gebeten habe, uns miteinander bekanntzumachen.«

»Mein Bruder ist eigen«, sagte Luce und spielte mit der Zitronenscheibe. »Es tut mir leid, wie er sich dir gegenüber verhalten hat.« Sie saugte die Zitrone aus und hoffte, dass die Säure ihre lose Zunge betäuben würde. Kaum dass sie saß, hatte sie das Gespräch schon auf ein Minenfeld gelenkt.

Aber Hilde schien nicht verärgert.

»Es ist gut so, wie es ist«, sagte sie und strich sich eine goldene Strähne hinters Ohr. »Wir haben von Anfang an gesagt: nichts Festes, keine Verpflichtungen. Ich hasse Reue. Aber auch Ketten.« Ihr entfuhr ein Lachen, es wirkte offen und ehrlich. »Ich weiß nicht, ob du mich verstehst, Luce.«

Sie nickte und vermied einen Kommentar, indem sie an ihrem Glas nippte. Die Limonade schmeckte süß. Die Schatten tanzten hinter Hildes Rücken, und Luce begann zu frösteln.

Ein kleines Mädchen mit einer Eistüte in der Hand rannte zu Hilde, schlang die Arme um ihren Hals und drückte ihr einen Kuss auf die Wange. Hilde entzog sich der Umarmung nicht, wie die Bäuerinnen es taten, und strich dem Kind behutsam über die zum Pferdeschwanz gebundenen Haare.

Dann flüsterte sie etwas in das Ohr des Mädchens, dessen grüne Augen neugierig in Luces blickten. Das Kind löste sich mit einem Lächeln, das Hildes glich und rannte zur Schaukel.

»Ist das deine Tochter?«

Hilde nickte. »Das Beste, was ich je gemacht habe. Das

Verhältnis zum Vater ist gut, wir wohnen in Innsbruck in einem Haus und teilen alles.«

Luce konnte dem Wortschwall kaum folgen.

»Aber jeder von uns geht seiner Wege und trifft eigene Entscheidungen.« Hilde zuckte mit den Schultern und lächelte. »So läuft das eben, meinst du nicht? Man kann jemanden sehr lieben, aber wenn diese Liebe dazu führt, dass man sich selbst verrät, hat es keinen Sinn. Dann ist sie nur ein Käfig. Daran festzuhalten, wäre so, wie einen Vogel im Haus zu halten, nur weil er schön singt.«

Oma Ebe hätte das so gar nicht gefallen. Und Luce fragte sich, wie die Frau so fröhlich sein konnte, in einer Situation, die die Hälfte der Frauen im Dorf zum Erblassen gebracht hätte, während die andere Hälfte sofort zum Beten in die Kirche gerannt wäre.

»Und du, Luce, was willst du machen? Du hast sicher nicht vor, dein ganzes Leben in diesem Haus im Wald zu verbringen?«

Luce dachte an ihr Zimmer, in dem sie ihre Schätze aufbewahrte: eine abgenutzte Geige und eine Schrotflinte, die wahrscheinlich nicht einmal mehr richtig schoss, aber es war alles, was ihr von Opa geblieben war. An die Geranien, die an den hölzernen Balustraden hingen, wie ihre Mutter es gemocht hatte. Das war ihre ganze Welt: kaputter Kram und Menschen, die nicht mehr am Leben waren.

»Vielleicht gehe ich in die Stadt«, wagte sie sich vor.

Hilde griff über den Tisch und umfasste ihre Hände.

»Das ist eine ganz wunderbare Idee, Luce. Ich könnte dir helfen, eine Unterkunft zu finden und Arbeit. Du ahnst nicht, was die Stadt alles zu bieten hat. Und du bist ein kluges Mädchen, du kannst es weit bringen.«

Luce versuchte unbeholfen, ihre Scham zu verbergen. »Da bin ich mir nicht sicher.« Sie dachte an Klaus und sein wehmütiges Lächeln: *Du wirst mich verlassen, Luce.* An Oma Ebe, die ihr ganzes Leben damit zubrachte, auf die Rückkehr der Männer zu warten, mit ihren knotigen Händen Menschen und Tiere zu heilen und eine Methode zu finden, um die Zeit anzuhalten. »Nur für einen Besuch«, ruderte sie zurück.

Luce fürchtete, Hilde enttäuscht zu haben, aber ihr Lächeln schien noch wärmer. »Alles zu seiner Zeit. Du musst nur deinem Herzen folgen.« Dann fügte sie leise hinzu: »So habe ich Klaus kennengelernt. Mir gefiel an ihm, dass er nur auf seinen Instinkt hört, wie ein Kind. Deswegen kann man ihm auch nicht länger als fünf Sekunden böse sein.«

Bald würde der Abend hereinbrechen, und Luce blieb nicht viel Zeit, auch wenn sie den Erzählungen von Hildes sonderbarer Welt gerne noch länger gelauscht hätte. Sie wurde davon angezogen wie von bunten Blumen und Pilzen, die sich vom Grün des Waldes abhoben.

Hilde war so anders als alles, was sie kannte. Mit ihr zu sprechen, fühlte sich an, wie mit den Beinen über dem Abgrund zu baumeln, mit der Gewissheit, dass sie nicht hinunterstürzen würde, weil sie jederzeit in ihre sichere Höhle zurückkonnte. Und dann war da noch Klaus, der immer auf ihrer Seite war. Klaus, den Hildes Unabhängigkeit für einige Zeit fasziniert hatte und der sich dann doch für seinen Berg und seine Familie entschieden hatte.

»Wie habt ihr euch kennengelernt, du und Klaus?« Am liebsten hätte Luce sie gefragt, inwiefern sie sich ähnelten und welche Herausforderung die Grenze für sie bedeutete. Und ob es stimmte, dass eine Frau dasselbe tun konnte wie Pa und ihr Bruder.

Hilde schob ihr Glas zur Seite. Mit einem Mal wirkte sie ernst, und die Stille, die plötzlich einkehrte, überraschte Luce.

»Willst du das wirklich wissen?«

Luce nickte. Sie verstand nicht, warum ihre Frage so befremdlich war. Vielleicht hatte sie die scheinbare Vertrautheit zwischen ihnen falsch gedeutet und war einen Schritt zu weit gegangen. Man tat nicht gut daran, die Nase in fremde Angelegenheiten zu stecken. Doch die unwillkürliche Veränderung in Hildes Verhalten schüchterte Luce nicht ein, sondern ließ sie nur noch neugieriger werden.

»Wir haben uns hier kennengelernt, und dieser Ort bedeutet uns viel, Luce.«

Luces Blick glitt über die Tische um sie herum.

»Es kommt darauf an, wie intensiv du die Dinge betrachtest, auf deine Fähigkeit, wirklich zu sehen.«

»Ein alter Hof, der zum Restaurant umgebaut wurde«, lachte Luce. »Klaus hat mir von den Festen und dem Weinkeller erzählt.«

Hilde sah zu ihrer Tochter auf der Schaukel, die sich mit ihren dünnen Beinen, die in hellen Strümpfen steckten, vom Boden abstieß. Mit ihren feinen Lackschuhen würde sie hier nicht weit kommen. Genau wie Hilde mit den Absätzen, die sie einen Kopf größer machten.

»Du siehst hier also nichts weiter als einen Hof, umgestaltet zu einem Vergnügungspark für Touristen, die ohne große Anstrengung die Höhenluft genießen wollen?«

»Ja, ich denke schon.«

Hilde hatte gesagt, es käme darauf an, die Dinge mit ganzer Kraft anzusehen. Doch wenn man zu lange auf den Schnee starrte, wurde man blind, wusste Luce. Vielleicht sollte sie sich eher an das einfache Gesetz des Hühnerstalls halten: Die dummen Augen der Hühner ruhten nie lange auf etwas, sie sprangen zu schnell hin und her, um sich ein Bild von der Welt zu machen. Und das war ihre Rettung. Andererseits war es Angst, die die Augen der Tiere vom Stillstehen abhielt, und sie wollte kein Feigling sein.

»Vielleicht hast du recht, Luce.« Hilde lächelte. Die Spannung hatte sich gelöst. Sie wollte noch eine weitere Limonade bestellen, aber Luce lehnte ab. Sie musste zurück, sie hatte es Klaus versprochen, und dann war da noch der Junge.

Und am nächsten Morgen erwartete sie der Ausflug in die Stadt mit Oma Ebe.

Hilde zahlte und gab der Bedienung ein so großzügiges Trinkgeld, dass diese errötete und über das ganze Gesicht strahlte. Sie liefen zu dem kleinen Mädchen, und Hilde half dem Kind, noch höher zu schaukeln, indem sie die Seile energisch nach hinten zog.

»Lisa liebt die Berge. Hier oben lebt sie richtig auf.«

Das Tal lag ausgebreitet vor ihnen, eine Komposition aus unendlich vielen verschiedenen Grüntönen. Aus der Ferne war Glockengeläut zu hören. Wenn Luce die Augen zusammenkniff, konnte sie die Spitze des Glockenturms zwischen den Tannenwipfeln ausmachen.

»Ich bin auch gerne hoch hinaufgeklettert, um hinunterzuschauen.«

Hilde nickte zustimmend. Sie hatte eine weiße Sonnenbrille aufgesetzt, die sie wie eine Pilotin aussehen ließ. »Ich glaube, wir haben das alle gern gemacht, als wir Kinder waren.«

Luce lächelte. Sie freute sich, etwas entdeckt zu haben, was sie mit dieser Frau verband. Aber da war noch etwas anderes. In ihrer Gegenwart fühlte sie sich plötzlich erwachsen. Vor ihrem geistigen Auge sah sie die kleine Luce, wie sie verwirrt am Rande des Abgrunds auf ihrer Schaukel saß. Doch mit Hilde an der Seite gelang es ihr, das Mädchen von außen, aus einem anderen Blickwinkel zu betrachten. Sie war nicht länger dieses kleine Mädchen.

Lisa bettelte, höher zu schaukeln, während sie sich lachend an die Seile klammerte. Hilde tat ihr den Gefallen und stieß sie fester an. »Wenn wir das Gleichgewicht verlieren, fühlt es sich an, als würde ein Schlag durch unseren Körper gehen, und mit einem Mal sind wir hellwach.« Sie hielt die Schaukel kurz an, und genau in dem Moment, als Lisa protestieren wollte, stieß sie sie mit aller Kraft so weit nach oben wie möglich. Lisa hielt den Atem an, dann lachte sie, den Wind im Gesicht. »Du bist mein kleiner mutiger Pirat«, rief Hilde dem Mädchen zu.

»Aber was, wenn man sich nicht traut, das Gleichgewicht zu verlieren?«

Hilde zuckte mit den Achseln. »Dann verlieren wir uns selbst.« Doch sie wirkte unbekümmert. Für Luce galt wohl das Gleiche wie für Klaus: Jeder ging seinen eigenen Weg.

Bevor Luce aufbrach, nahm Hilde einen Zettel aus der Tasche und schrieb ihre Telefonnummer darauf. Luce hatte keinen blassen Schimmer, was sie damit anfangen sollte. Aber Hilde bestand darauf. »Tu, was immer du für richtig hältst, Luce, aber ich gebe dir einen Rat. Wenn du die Antworten auf deine Fragen nicht findest, solltest du aufhören, sie dort zu suchen, wo du immer schon gesucht hast.« Das Papier verströmte ihren Duft nach Blumen und Lippenstift. Luce steckte es tief in ihre Tasche und winkte zum Abschied.

Sie verspürte einen Hauch von Wehmut, weil sie wusste, dass sie sich nie wiedersehen würden. Hildes seltsame, verlockende Welt würde die ihre nie wieder streifen. Und ganz tief in ihrem Herzen, an dem sicheren und verborgenen Ort, wo sie ihre Geigenmelodien aufbewahrte, spürte sie wieder das Bedauern einer verpassten Chance.

1979

Den ganzen Tag über fragte er sich, was Luce wohl vorhatte. Doch sie wich ihm aus, grinste ihn an, wenn die anderen gerade nicht hinsahen, und auf einmal war sie verschwunden. Auch Klaus kümmerte sich um seinen eigenen Kram. Brachte seine Werkzeuge in Ordnung und hackte Holz, seine Art, sich fit zu halten. Der Junge hatte sich im Stall versteckt und beobachtete ihn durch den Spalt der angelehnten Tür. Während er ihn musterte, streichelte er den Halbwolf zu seinen Füßen. Er konnte die Kontraktionen der Muskeln unter Klaus' gebräunter Haut sehen, das geschwungene Kinn war angespannt und er führte die Bewegungen so konzentriert und präzise aus, dass es aussah wie der Tanz eines Kriegers. Klaus schwang die Axt mit der gleichen Hingabe und Sorgfalt, die Oma Ebe beim Heilkräutersammeln an den Tag legte und Luce, wenn sie mit ihrer Schrotflinte umherzog und imaginäre Feinde ins Visier nahm.

Und er? Was hatte er Wichtiges zu tun? Er hatte eine alte Karre zum Laufen gebracht, die ihn schon in der ersten Kurve im Stich gelassen hatte, hatte sich wie eine Ratte im Wald versteckt und Hasen gejagt, die flinker und schlauer waren als er. Dann hatte er sich von Pa und seiner Familie erwischen lassen, und jetzt war er hier und wartete darauf, beweisen zu können, dass er mehr war als der Trottel, der sich Geranien in den Mund steckte.

Selbst das Warten war anstrengend.

Während er zwischen den Brettern hindurchspähte und auf ein Zeichen von Klaus oder Luce wartete, fielen ihm die Augen zu. Er träumte gerade, dass sie auf ihn zuliefen, als er schweißgebadet hochschreckte. Doch er war so müde, dass ihn der Schlaf wieder übermannte. Er hatte nicht einmal seinem Bruder eine gute Nacht gewünscht und sogar Katharinas Kreuz über seinem Kopf vergessen.

Die Geister statteten ihm trotzdem einen Besuch ab. Aber sie schienen nicht wütend auf ihn zu sein, und sie rochen nicht nach Amber und Weihrauch, sondern wie sein alter Hof, nach Rauch gemischt mit Alkohol und einem Hauch von Lakritz. Und sie wisperten mit Luces Stimme: »Hasenohr.«

Er spürte, wie sich eine Hand auf seine Schulter legte und ihn schüttelte. Der Junge riss die Augen auf, und noch bevor er Luces Gesicht wahrnahm, sah er Hund, der schwanzwedelnd neben ihm hockte, statt ihn zu bewachen. So aufgeregt, als wäre eben ein Eichhörnchen vorbeigerannt. Luce begrüßte das Tier deutlich freundlicher als ihn.

Nachdem Luce ihm mit einer entschiedenen Bewegung die Decke weggezogen hatte, erhob sich der Junge von seinem Lager aus Stroh und war froh, dass er, sich bereits angezogen schlafen gelegt hatte, um vorbereitet zu sein.

Klaus wartete in Oma Ebes alter Limousine auf sie.

Luce schwang sich auf den Beifahrersitz. Sie drückte dem Bruder zur Begrüßung einen Kuss auf die Wange, was der mit einem Lächeln quittierte. Der Junge setzte sich auf die Rückbank, schmiegte sich eng an Hund und fragte sich, ob dieser Kuss nicht etwas zu nah am Mund gelandet war. Machte man das unter Geschwistern so?

»Und Oma?« Luce sprühte vor guter Laune, zauberte eine Flasche Likör aus einem Seitenfach hervor und trank einen großen Schluck.

»Ich hab ihr heute Abend einen Tee mit Schuss gemacht.« Klaus ließ den Motor an, ohne die Scheinwerfer anzuschalten, und Luce warf ihm einen bewundernden Blick zu. Das Auto war gleich neben dem Schuppen geparkt, an der fensterlosen Rückseite des Hauses. Der Junge fragte sich seit Tagen, wie Oma Ebe mit dem Auto durch den Wald gekommen war.

Nun sollte er es herausfinden. Klaus jagte zwischen den Bäumen hindurch, dass ihm sich der Magen umdrehte. Wenn man genau hinsah, konnte man eine Spur erkennen. Er fragte sich, wie Klaus sich so gut zurechtfand, denn selbst jetzt im Scheinwerferlicht, konnte er nicht mehr als eine Armlänge weit sehen. Er fuhr, als ob die Baumstämme mit einem Neonstift gekennzeichnet wären und ihm den Weg wiesen. Einigen galt es auszuweichen, andere zeigten eine Kurve an, und ein paar hatte er wohl gefällt und nur die Wurzeln übrig gelassen.

Die Musik durchfuhr ihn mit der Gewalt eines Schreies, wie wenn man sich den Finger in der Tür einklemmte und der Schmerz einen bis an die Decke springen ließ. Obwohl er sich die Hände so fest möglich auf die Ohren presste, hämmerten die Klänge weiter erbarmungslos auf ihn ein, vibrierten in seinem Inneren und brachten das Blut zum Rasen.

»Gefällt es dir?«, schrie Luce über die Musik hinweg. Sie hatte die Schuhe ausgezogen und die Beine auf das Armaturenbrett gelegt. »Das ist Deep Purple.« Sie lachte, und er konnte den Alkohol in ihrem Atem riechen. »Das Lied heißt ›Highway Star‹.«

»Was bedeutet das?« Der Junge musste die Stimme erheben und sich nach vorne beugen. Er nahm eine Hand vom Ohr und hielt Hund fest, damit der sich nicht weh tat, während das Auto holperte und ihn gegen das Fenster drückte. Hund hatte die Ohren aufgestellt, fasziniert von den leuchtenden Lichtkegeln der Scheinwerfer, und hechelte mit heraushängender Zunge, wobei sein Atem einen noch übleren Geruch als Luces Lakritzlikör verbreitete.

»Es geht um eine Straße und eine Höllenmaschine, die die Schallmauer durchbricht. Wahnsinn, oder?« Dann grölte sie eine Strophe mit und schüttelte ihren Kopf im Takt. Plötzlich hielt er die Flasche in seinen Händen, er sollte einen Schluck probieren. Er betrachtete skeptisch die ölige Flüssigkeit, bevor er es Luce gleichtat und die Flasche an seine Lippen führte und den Kopf in den Nacken legte. Der Schnaps brannte, er musste husten, und anstatt seinen Hals hinunterzufließen, stieg die Flüssigkeit wieder hoch und kitzelte in seinen Nasenlöchern. Er zwang sich, den Likör hinunterzuschlucken, und reichte die Flasche mit tränenden Augen und brennendem Hals an Klaus weiter.

»Wohin fahren wir?«

Er fing Klaus' Blick im Rückspiegel auf. Klaus konzentrierte sich auf die Straße, doch ab und zu warf er ihm einen Blick aus seinen Eulenaugen zu. Scheinbar konnte er mit ihnen nicht nur im Dunklen sehen, sondern erkannte auch die Angst, die der Junge zu verbergen versuchte.

»Vertrau uns, Häschen.«

Luce drehte sich zu ihm um, nickte im Rhythmus der Musik und schenkte ihm ein vielsagendes Lächeln, mit dem sie ihm zu verstehen gab, dass sie mehr wusste als er.

Nie zuvor hatte er eine so aggressive, ohrenbetäubende

Musik gehört. Er fragte sich, ob Hund plötzlich taub geworden war, weil er weder ein Winseln von sich gab noch mit den Ohren zuckte. Aber wenn die Musik Klaus und Luce gefiel, musste sie ja gut sein.

»Nicht schlecht, die Musik«, sagte er, die Stimme rau und schleppend vom Alkohol. »Du spielst auch ein Instrument, stimmt's, Luce? Klassische Musik.«

Er wollte nur die Stimmung auflockern, die Verlegenheit vertreiben, in erster Linie seine eigene. Aber es schien Luce unangenehm zu sein. Nach einem weiteren Schluck aus der Flasche entgegnete sie so verächtlich, dass es ihn zurückschrecken ließ: »Bist du jetzt völlig verrückt geworden?« Dann wurde ihre Stimme süßlich, triefte vor Sarkasmus: »Vielleicht sind es die Stimmen von deinen imaginären Freunden, die du da hörst.«

Klaus brach in sein typisches wieherndes Lachen aus: »Merk dir das, Häschen, meine Schwester hat mehr Mumm als du und ich zusammen. Ich kann mir Luce beim besten Willen nicht vorstellen, wie sie im Tüllröckchen und auf hohen Absätzen Querflöte spielt. Aber dir würde das sicher gut stehen«, sagte er, grinste ihn im Rückspiegel an und prostete ihm mit der Flasche zu.

Unterdessen waren sie auf eine Straße gelangt. Keine asphaltierte, nur Erde und Staub, um sie herum der Wald. Kurven, Übelkeit und noch mehr Musik.

Als das Auto anhielt, waren sie immer noch mitten im Nirgendwo, sie stiegen aus und gingen zu Fuß weiter. Ab und zu musste er Luce stützen. Es war nichts Neues für ihn, er hatte Übung darin, Betrunkenen zu helfen.

Klaus ging voraus. Wenn er stehen blieb, den Arm hob, hielten sie inne. Sogar Hund wartete dann. Sie ließen den

Wald hinter sich, liefen über den nackten Felsen bis hin zum Abgrund. Doch vor ihnen tat sich nicht die unendliche, tiefe Finsternis auf, die der Junge erwartet hatte. Stattdessen funkelten Abertausende Stadtlichter, und weiter oben hatten die Gipfel Feuer gefangen.

Luce setzte sich im Schneidersitz auf den Boden. »Zwei Tage lang haben die Bauern auf ihren Rücken Holzbündel die Schotterwege hochgeschleppt wie Maultiere. Es ist wunderschön, nicht wahr?«

Sie hatten das Holz zu gleichmäßigen Haufen aufgetürmt, daraus riesige Herzen und Kreuze geformt und sie bei Sonnenuntergang entzündet. Jetzt kroch das Feuer über die Gipfel wie eine orangerote Schlange. Jedes Jahr zur Sommersonnenwende gedachte man so dem Sieg über Napoleons Armee. Damals hatten die Menschen das Heiligste Herz Jesu um Hilfe und Schutz gebeten und waren erhört worden.

Aber die Tradition der Feuer war viel älter. Sie stammte aus einer Zeit, als die Berge sich in den Himmel erhoben und man den Göttern Opfer darbrachte. Bei Gefahr schlugen die Dorfbewohner Alarm, indem sie die Feuerschlangen losschickten, sie über die Gipfel züngeln ließen, von Tal zu Tal, bis zu den abgelegensten Weilern und zum allerletzten Haus.

»Wunderschön«, war alles, was er sagen konnte.

Aber Luce schien das zu reichen. Sie nickte. »Ja, es ist wirklich ein magischer Anblick.«

Klaus setzte sich neben seine Schwester und reichte die Flasche weiter. »Du klingst schon wie Pa mit seinem philosophischen Schwachsinn. Mit Magie hat das überhaupt nichts zu tun. Ihr hättet die Feuernacht sehen sollen, die ich gesehen habe. Ich war noch ein Kind, und du warst noch nicht einmal geboren, Luce.«

»War Pa auch dabei?« Er wusste nicht, warum er das gefragt hatte.

»Nein, ein paar ältere Jungs haben mich mitgenommen. Ihr müsst es euch so vorstellen.« Er zeigte mit der Hand hinunter ins Tal und auf die Lichter der Stadt. »Ein tiefstehender Stern, der dreimal im gleichen Intervall aufleuchtet, einmal lang, zweimal kurz. Eine Stille, die in den Ohren schmerzt. Dann plötzlich ein Rauschen. Wie ein Windhauch, der durchs Fenster weht und die einzige Kerze im Raum auslöscht. Und die Stadt fällt in Finsternis.«

»Alle Lichter? Gleichzeitig?« Der Junge konnte es sich nicht vorstellen.

»Nicht nur eine Stadt, ein ganzes Tal, Häschen. Zwanzig abgestimmte Aktionen. Völlige Dunkelheit von einem Moment auf den anderen. Nur die Feuer auf den Bergen brannten, wie Zeichen dafür, dass ihre Kraft unbezwingbar ist.«

»Was steckte dahinter?«

»Gewiss keine Magie«, lachte er. »Männer, Häschen. Mutige Männer, die für ihre Überzeugungen kämpfen, für die Berge, für unsere Heimat. Wir lassen sie uns nicht wegnehmen. Und das Land versteckt sie, beschützt sie, weil es auf sie angewiesen ist.«

Klaus' Worte, sein entschlossener Ton, der fast so klang, als käme das Feuer aus seinem Innersten, erinnerten den Jungen an ein anderes Gespräch. Er musste nicht lange nachdenken, ein Blick auf den Halbwolf neben ihm genügte, um sich an den Silian-Hof und den Mann mit Hut zurückzuerinnern. Er hatte ebenfalls von Freiheit und Heimat gesprochen. Und er hatte sich versteckt.

»Was er sagen will, ist, dass sie die Strommasten in die Luft gesprengt haben«, mischte sich Luce ein, pragmatisch wie immer.

»Und warum haben sie das gemacht?« Der Blick von hier oben über das Tal, das ganz plötzlich in Dunkelheit versank, musste atemberaubend gewesen sein. Aber wie reagierten die Leute, von einem zum anderen Moment von der Stromversorgung abgeschnitten. Hunderte Menschen, die dort unten lebten und arbeiteten? Wie viele von ihnen mussten die Ärmel hochkrempeln und den Schaden reparieren, den einige in wenigen Sekunden verursacht hatten?

»Weil dieses Land uns gehört, Häschen, den Menschen der Berge.« Klaus, von einer Wut erfasst, die der Junge nicht verstand, sah hinunter auf die Stadt. »Sie sprechen ein paar Brocken Deutsch, aber sie sind nicht von hier. Sie kommen aus dem Flachland am Meer. Hier im Tal haben sie ihre Fabriken gebaut, sich alles unter den Nagel gerissen. Sogar die Apfelfelder haben die Italiener beschlagnahmt. Kurz vor der Ernte, als die Bäume voll mit Geld hingen, haben sie den Bauern ohne Vorwarnung alles weggenommen. Dann haben sie darauf Straßen gebaut und quadratische Häuser mit winzigen Fenstern, aus denen sie auf unsere Berge schauen. Wir sind wie die Adler, wir bauen unseren Horst auf dem Felsen. Sie dagegen sind Mäuse, die im Schlamm versinken.«

»Aber wir tun doch schon unser Möglichstes, indem wir Zucker und Tabak hinter dem Rücken der Finanzer über die Grenze bringen, Klaus. Auf diese Weise helfen wir unserem Volk.«

Luces logisches Denkvermögen funktionierte noch, trotz des Alkohols. Als sie die Flasche an den Jungen weitergab, tat er nur, als würde er trinken, denn er bekam keinen Tropfen mehr hinunter. Keiner schien es zu bemerken.

»So redet er immer, wenn er betrunken ist«, flüsterte Luce. »Ich weiß auch nicht genau, was er gegen die Italiener hat. Er glaubt, dass es ihre Schuld ist, dass die Welt sich verändert, Straßen und Geschäfte entstehen. Und das, obwohl er Seite an Seite mit diesen Jungs die Straßen repariert hat.« Sie zuckte mit den Schultern und sagte mit lauterer Stimme an ihren Bruder gewandt: »Du bist ja nur neidisch auf ihre Städte, die du so sehr hasst. Auf die Kinos und Diskotheken.«

Klaus lachte. »Du sprichst wohl von dir, Luce. Hast du es unserem Häschen hier schon erzählt?« Er lehnte sich zu ihm hin. »Luce fährt morgen mit Oma Ebe in die Stadt.«

»Für immer?« Es war die erste Frage, die ihm in den Sinn kam, und er konnte sie nicht aufhalten. Dieser Gedanke war ebenso bedrohlich und düster wie eine Stadt, in der die Lichter ausgehen. Und er konnte die plötzliche Kälte, die er fühlte, nicht einordnen. Tausende Mücken schwirrten durch seine Gedanken, die bis vor einer Minute klar und deutlich gewesen waren.

»Ach was«, lachte Luce. »Nur für einen Tag.«

»Was machst du in der Stadt?«

»Besorgungen«, sagte sie, als sei das selbstverständlich. »Klamotten, Decken, Stoffe. Meinst du, die wachsen im Wald? Na ja, vielleicht in deinem Fall«, sagte sie spöttisch. »Wir kaufen endlich eine Tiefkühltruhe. Und einen neuen Generator, damit Oma Ebe dich nicht länger um fünf Uhr morgens zum Holzhacken weckt.«

»Kommt Pa nicht mit?«

Klaus erhob sich schwankend: »Was hast du nur immer

mit Pa? Er hat genug Dinge, um die er sich kümmern muss, und ich auch. Luce kann allein fahren, mein Schwesterchen ist ziemlich clever. Sie schafft es sogar, die verrückte Alte in Schach zu halten.« Dann warf er die leere Flasche weg. »Ich besorge mal Nachschub. Häschen, du bist ein Schlappschwanz, ich werde mich gleich um dich kümmern.«

Der Junge und Luce blickten ins Tal hinab. Hinter ihnen waren Klaus' Schritte zu hören, der in den Wald hineinlief. Bald würde er mit neuen Flaschen zurückkommen, und der Junge fragte sich, wie er es anstellen sollte, den Schnaps abzulehnen. Er spürte schon, wie sich sein Magen zusammenzog.

Luce zündete sich eine Zigarette an.

»Klaus ist gar nicht so, wie man denkt«, wisperte sie.

Ihr Profil, vom Sternenlicht umschmeichelt, gab ihm das Gefühl, nur ein kleiner Junge zu sein. Wie konnte sie so schön sein?

»Lass dich nicht davon einschüchtern, dass er manchmal so ein Großmaul ist. Es ist seine Art der Verteidigung, wir alle haben unsere eigene.«

Hatte sie ihm gerade wirklich tief in die Augen geblickt? Es war nur für den kurzen Moment eines Zigarettenzugs gewesen.

Um sie herum loderten die Herz-Jesu-Feuer auf den Felsen, so als bezeugten sie, dass die Berge hier das Sagen hatten. Die gigantischen Riesen, die über eine lange Zeit aus der Erde entstanden waren und die Wurzeln dieses Landstrichs in sich trugen. Mit dem Lichterschmuck aus Herzen und Kreuzen zollten die Menschen ihnen Tribut, während die Stadt in der Finsternis unterging. Ein erhabenes Schauspiel.

»Du hast Glück, dass du in die Stadt fahren kannst.«

»Häschen, ich komme wieder zurück.«

»Vielleicht gefällt es dir dort so gut, dass du bleiben willst.«

»Mir gefällt es hier. Das Haus im Wald zwingt dich nicht dazu, eine Entscheidung zu treffen. Es stellte eine Art Zwischenwelt dar, findest du nicht? Und ich bin keine Bauerntochter.«

»Was wäre so schlimm daran?« Er dachte an seine Mutter und an Katharina.

»Sie heiraten aus Pflichtbewusstsein. Wenn ein Bauer eine Frau kennenlernt, die bereit ist, mit auf seinen Hof zu kommen, heiratet er sie. Mehr muss er nicht wissen, und er wird sie auch nie nach etwas anderem fragen. Sie verlässt ihre Familie und verbringt ihr Leben damit, Kinder zu gebären und zu schuften. Ohne Liebe. Ein Leben so hart wie der Fels, reich nur an Schnee und Nebel, in völliger Einsamkeit.«

Was hatte Katharina getan, um die Einsamkeit zu ertragen? Sie besaß ein Radio, das sie, wer weiß wo, aufgetrieben hatte und verstecken musste. Einen holzgeschnitzten Tabernakel, von rostigen Nägeln zusammengehalten. Die Nächte, in denen sie auf Paul wartete, reglos im Bett, ohne ein Geräusch zu machen und die Tage, an denen sie sich den Schmutz wegwusch, als könnte das Wasser auch die Striemen entfernen.

»Ich bin frei.«

Er bewunderte Luce. Ihre Kraft, die sich in ihren ungezähmten Haaren widerspiegelte, die ein Gesicht einrahmten, das in seinen Augen perfekt war.

Beide blickten den Abhang hinunter, aus dem ihnen die Lichter entgegenblitzten wie aus einem gewaltigen gusseisernen Kessel. Zitternde Flammen zeichneten sich vor dem schwarzen Hintergrund der Berge ab, deren Gipfel sich irgendwo im dunklen Firmament verloren, an dem nur ein paar einsame, blasse Sterne standen.

»Wie es wohl gewesen sein muss.«

»Was?«

»Die Stadt schlagartig in der Dunkelheit versinken zu sehen.«

»Hast du etwa Angst im Dunkeln?«, lachte sie.

»Ich bin kein Feigling. Und auch kein kleines Kind.«

Luce nickte unbeeindruckt. »Es ist, wie wenn man einen Schalter ausknipst«, sagte sie. »Oder so«, sie nahm die Hände vor die Augen und senkte sie langsam wie einen Vorhang Richtung Tal. »Versuch's mal.«

»Du bist betrunken«, lachte er. »Für dich ist es dort unten auch mit offenen Augen dunkel.« Aber er probierte es aus.

»Gut, und jetzt mach die Augen zu. Und dann machst du sie schnell wieder auf.«

Er hatte Spaß am Spiel des Mädchens und folgte ihren Anweisungen.

»So?«

»Nein.« Sie hielt ihre Hand vor seine Augen und ließ sie dort liegen. »So.«

»Wo ist der Lichtschalter?« Sein Lachen verstummte unter dem Mund des Mädchens. Er spürte ihre warmen Lippen auf seinen. Ihr Feuer übertrug sich auf ihn und raubte ihm den Atem. Er fühlte sich so lebendig wie nie zuvor und gleichzeitig wie gelähmt.

Dann wurde der Kuss des Mädchens drängender und feuchter, und er spürte den Halbwolf auf sich, während Luce herzhaft lachte und ruhig und gelassen neben ihm saß, so als hätte sie nichts von dem Wirbelsturm bemerkt, der den Jungen erfasst hatte.

Nach Klaus' Rückkehr schien die Zeit zu rasen wie ein überdrehter Kreisel. Er konnte es auf das Bier schieben, auf die warme Sommerluft oder auf die wilde Seele des Halbwolfs, die in dem Jungen auflebte, sobald er Waldboden unter den Füßen spürte. Er fühlte sich dem Tier näher als Klaus oder Luce. Ein Teil dieser animalischen Seele musste auf ihn übergegangen sein. Vielleicht hatte er während der Nächte im Wald schlafend den Geistern des Halbwolfs gelauscht. Oder es war geschehen, als er in die Augen der Füchsin geblickt und darin denselben Überlebenswillen erkannt hatte, der auch ihn antrieb. Auch wenn das Leben Leid mit sich brachte und man sich leicht in seinen Maschen verstricken konnte, war es das wert, denn wenn man es am wenigsten erwartete, belohnte es einen mit Wogen goldenen Lichts bei Sonnenuntergang. Löschte den Durst und linderte die Müdigkeit mit feinem Regen, der die Haut streichelte. Es verhielt sich wie eine gütige Mutter. Nachdem es einen auf seinen Platz verwiesen, der Arroganz einen Dämpfer verpasst hatte, nahm es sich der Seele an, gab ihr genau das, was sie brauchte. Er verstand schon, was Klaus gemeint hatte, auch er liebte die Berge. Mit dem Unterschied, dass er wusste, dass sie niemandem gehörten.

Es war Luce, die entschied, zu den Wasserfällen zu gehen, und die zwei Jungen folgten ihr. Sie verliefen sich ein wenig in den Schluchten, aber nie richtig, denn die Sterne leiteten sie, und in dieser perfekten Nacht konnte man sich unmöglich verirren.

Am nächsten Morgen würde er sich an das ausgelassene

Lachen erinnern, das die Lungen fast zum Platzen brachte, daran, wie sie zum Auto zurückgerannt waren und an die laut aufgedrehte Musik. Sie hatten im Wasser geplanscht und waren über die glitschigen Steine gerutscht. Luce hatte sich an dem Jungen festgehalten, und der Halbwolf war freudig um sie herumgesprungen. So wie damals, als er das erste Mal in den Wald gelaufen war. Doch die glänzende alte Dame war weit weg. Sie schlief inzwischen begraben unter Laub und Moos, zusammen mit allem, was einmal war.

»Er kann nicht schwimmen«, hatte Luce lachend geschrien, während Klaus wie ein Seiltänzer auf einem Baumstamm über den Gebirgsbach balancierte.

»Aber im Hinfallen macht mir keiner was vor. Nur wer fällt, lernt zu fliegen.«

»Jetzt wirst du aber zum Philosophen genau wie Pa.«

Sie waren in Gelächter ausgebrochen, und Klaus, dem es egal war, dass er nicht schwimmen konnte, war ins Wasser gesprungen, dass es nur so gespritzt hatte.

Auch an die Ankunft am Haus würde er sich lange erinnern, nass bis auf die Haut und torkelnd. Klaus verschwand sofort, und er blieb bei Luce, hielt ihre Haare zurück, während sie versuchte, sich mit ihrem Magen auszusöhnen.

»Daran ist nur das letzte Bier schuld«, verteidigte sie sich, kalkweiß im Gesicht.

Er würde sich an die Stille im Stall erinnern, während in seinem Kopf die Musik weiter hämmerte und dröhnte. An Klaus, der Luce befahl, leise zu sein, und daran, wie sie gestolpert war. Plötzlich war sogar der Gedanke, erwischt zu werden, lustig gewesen.

Am Morgen danach brachen die ganze Verwirrung und

das Gefühlschaos, ausgelöst durch die vergangene Nacht, über ihn herein.

Und er begriff, dass seine Euphorie einen Namen hatte und einen Strohhut trug.

10

Wilma beobachtete Daniels Eltern, die zwischen den Polizisten saßen.

Sie hätte gerne mit der Frau gesprochen, sie gefragt, warum sie nie etwas sagte. Warum sie es ihrem Mann überließ, mit Kepler zu diskutieren und mit den Journalisten zu reden, während sie mit gesenktem Blick danebenstand, das Gesicht hinter einem Vorhang aus kastanienbraunem Haar verborgen. Es machte den Anschein, als ob sie verschwinden, unsichtbar werden wollte.

Wilma hätte das nie mit sich machen lassen. Und Jan wusste das auch. Vom ersten Augenblick an hatte er ihr erlaubt, sie selbst zu sein, und verstanden, dass sie nicht von den Entscheidungen anderer abhängig sein wollte. Aber trotz des Glücks einer solchen Beziehung war da doch immer ein Schweigen zwischen ihnen, das sie trennte. Sogar in den glücklichsten Zeiten wie der Eröffnung ihres Ladens oder der späten Geburt ihres Sohnes und dem Erreichen vieler kleiner Ziele, die sie unter ihrem Lieblingsbaum auf dem Hügel hinter dem Haus feierten. Nur sie beide und der Wald um sie herum. Es hatte mit den Nächten zu tun, vor allem den Vollmondnächten, wenn Jan unvermittelt aus dem Schlaf hochschreckte. Er konnte dann bis zum Sonnenaufgang nicht mehr einschlafen, drehte sich auf die Seite und stellte sich schlafend. Am Anfang hatte sie sich hintergangen gefühlt, es mit der Zeit jedoch hingenommen und sich gefragt, ob es allen Paaren so erging, auch den innigsten wie Clara und Alfred. Ob auch sie sich nicht alles erzählten, Probleme nicht gemeinsam angingen. Eines Abends hatte sie sich ein Herz gefasst und die Freundin danach gefragt. Clara hatte mit einem geheimnisvollen Lächeln geantwortet und von einer vagen Erinnerung an einen Urlaub am Meer erzählt, bei dem Alfred im Büro festsaß. »Diese unbändige heiße Strandbrise, bei der man einfach alles abstreifen möchte«, hatte sie gesagt. Ihr Blick hatte träumerisch in den Wolken gehangen, und sie schien für einen Moment eine andere zu sein, von einem Feuer erfasst, das ihre Augen zum Glänzen brachte. Wilma hatte nicht weiter nachbohren und auch nicht fragen wollen, was sie mit »alles abstreifen« meinte. Sie kam zu dem Schluss, dass sie ihrem Mann vertrauen, ihm mehr Zeit lassen musste.

Jan hatte sie nie gebeten, sich zurückzunehmen. Und sie war immer an seiner Seite, wachte in den schlaflosen Nächten über ihn. Bereit, ihn vor allem zu beschützen, sogar vor dem Fluch des Mondes. Auch wenn das bedeutete, dass sie wie eine Schlafwandlerin in die Küche taumelte, um ihm eine Tasse Tee zuzubereiten.

Wilma blickte sich um. Das Feld war vom Regen aufgeweicht, der auf die Zelte prasselte und Rinnsale auf dem Gras bildete.

Kepler war mit einer Mannschaft aufgebrochen, und von Jan hatte sie nichts mehr gehört.

Wilma hing ihren Gedanken nach, als die Psychologin an sie herantrat und sie aufschrecken ließ.

Die Frau fragte, wo Gabriele sei und ob sie mit ihm reden könne.

»Wir glauben, dass jemand auf der anderen Seite auf das Kind wartet.«

In Wilmas Kopf spielten sich daraufhin beängstigende Szenarien ab, gefüttert von zu viel Fernsehen und zu vielen Zeitungsmeldungen.

Die Psychologin beschwichtigte sie: »Wir wissen, dass die Familie Widmann die Sommerferien auf der anderen Bergseite verbracht hat. Es könnte ein Freund sein, vielleicht handelt es sich um eine Mutprobe oder etwas Ernsteres. Wir prüfen verschiedene Möglichkeiten. Ich weiß übrigens, dass Ihr Mann nach dem Kind sucht.«

»Er kennt die Berge wie seine Westentasche.«

»Seltsam, dass er sich auf eigene Faust auf die Suche macht, ohne die ausdrückliche Aufforderung der Eltern, die er ohnehin nur flüchtig kennt. Und entgegen der Anweisung des Koordinators der Einsatzkräfte«, entgegnete die Psychologin. Die dunklen Wimpern umrahmten ihre Augen, die wie geschliffene Amethyste wirkten, und sie anstarrten: »Warum liegt Ihrem Mann so viel an diesem Kind?«

Darauf wollte sie also hinaus.

Wilma zuckte die Achseln. Eigentlich war es nur natürlich. Der Gedanke an das Kind, allein und verloren im Wald, würde bei allen Vätern den Beschützerinstinkt wecken. »Weil es allein ist und Hilfe braucht.«

Die Frau nickte, ohne dem etwas hinzuzufügen. Doch sie sah Wilma weiter durchdringend an, so als hoffte sie, so die Wahrheit aus ihr herauszubekommen.

1979

Oma Ebe saß hinter dem Steuer. Die kurvenreiche Straße verlief durch einen Flickenteppich aus Wiesen, die rechts und links vorbeizogen, ohne dass Luce die Zeit gehabt hätte, sie wirklich betrachten zu können.

»Sie sind nett, die Freunde von Klaus, findest du nicht?«, fragte Oma Ebe.

Luce drehte die Lautstärke des Radios herunter, um nicht schreien zu müssen. Außerdem konnte sie die Nachrichten nicht mehr hören. Sie hatte keine Lust, der knisternden Stimme eines Moderators zu lauschen, der von einem weiteren Anschlag berichtete, einer gesprengten Hochspannungsleitung oder dem in die Luft gejagten Grabstein von weiß Gott wem auf dem Friedhof irgendeines winzigen Dorfes. Und jetzt begannen die Italiener, als Vergeltung die Skigebiete in Sterzing, Meran und Sand in Taufers zu sabotieren.

Dieser Hass war ihr unverständlich.

In ihrer Familie gab es Deutsche und Italiener, sie selbst trug einen italienischen Namen. Hasenohrs Mutter und Großmutter waren Italienerinnen gewesen. Das wusste sie, denn er sprach Italienisch auf seinen Streifzügen durch den Wald, wenn er sich allein glaubte. Und mit ihr. Alle, ob oben auf dem Berg oder unten im Tal, hatten die Erinnerungen und Geschichten vieler Generationen im Blut. In dieser Gegend, wo die Berge den Horizont bildeten, so dass es aussah, als würden Himmel und Erde miteinander verschmelzen, waren seit jeher Menschen aus Nord und Süd aufeinandergetroffen.

Doch wenn die Anschläge kein Ende nahmen, würde es mehr Grenzkontrollen auf dem Gipfel geben, und ihr Leben würde beschwerlicher werden.

»Sie scheinen sich gut eingelebt zu haben, und der Musikladen ist wirklich riesig«, antwortete sie geistesabwesend. Alles in der Stadt war gigantisch. Die Geschäfte, die Straßen.

Die neuen Saiten für ihre Geige steckten aufgerollt in ihrer Jackentasche.

Sie sollte sich freuen, dass sie sie gekauft hatte, glücklich sein, dass sie die Stadt gesehen hatte. Und das war sie auch, doch jetzt konnte sie es kaum erwarten, nach Hause zu kommen. Sie war noch erfüllt von den Ereignissen der vergangenen Nacht und lachte in sich hinein, bei der Erinnerung an Hase, dessen Augen noch geschlossen waren, als sie ihre Lippen von seinen gelöst hatte. Sie hatte ihn aus Übermut geküsst und weil sie sich wegen des Alkohols so leicht gefühlt hatte. Losgelöst von allem, was sie zurückhielt, die Gedanken benebelt und von der Musik berauscht. Das Gleiche passierte auch, wenn sie ihre Lieblingslieder hörte oder Geige spielte. Es war als breite sich eine Substanz in ihr aus, die alles andere in den Hintergrund drängte, die Realität, die Gegenwart, und hinter einer undurchdringlichen, schalldichten Mauer verbarg.

Aber was hatte sie dabei gefühlt? Es war lustig gewesen, Hases Gesicht zu sehen, als er versuchte, das Tier abzuschütteln, das ihm in die Arme gesprungen war. Und für einen Moment hatte sie sogar vergessen, dass der Junge ihren Platz zwischen Klaus und Pa eingenommen hatte. Dass ihm Möglichkeiten offenstanden, die ihr versagt blieben, obwohl sie ihren Stolz überwunden und die beiden bestürmt hatte. Doch dann hatte ein neuer Tag begonnen, an dem sie ihre Geige verstecken und den alten Pullover überziehen musste, der an ihr herunterhing wie ein Sack.

»Die Menschen überschätzen die Stadt, die Straßen, die Geschwindigkeit«, sagte Oma Ebe und riss sie aus ihren Tagträumen. Dass sie nicht viel von Geschwindigkeit hielt, merkte man an ihrem Fahrstil. Selbst mit einem von Klaus' Fahrrädern wären sie schneller angekommen als mit Oma Ebe am Steuer.

»Die Stadt hat viel zu bieten«, wandte Luce ein.

Die Alte zuckte mit den Schultern. »Glaubst du etwa, die Leute hier unten langweilen sich nie? Meinst du, sie fühlen sich nie gefangen? Ich kenne niemanden, der es nicht früher oder später bereut hätte, den Berg verlassen zu haben, um sich in einen dieser Betonklötze zu sperren.«

Luce stockte der Atem. Sie kannte jemanden, und sie hätte Oma Ebes Worten wirklich gern geglaubt, aber sie konnte es nicht. »Meine Mutter ist nicht mehr zurückgekommen.«

Die Alte schwieg. Sie wiegte ihren Kopf und sah mit zusammengekniffenen Augen auf die Straße vor ihnen, so als lägen dort die Worte, die ihr nur schwer über die Lippen kamen.

»Vielleicht hat sie es versucht, Luce.«

»Was willst du damit sagen?« Sie sah Oma Ebe erwartungsvoll an, in der Hoffnung, den Sinn von alldem in ihrem Gesicht lesen zu können.

»Als du noch sehr klein warst, ist sie gekommen, um dich zu sehen. Du konntest dich zwar kaum auf den Beinen halten, wolltest aber schon deinen Hühnern hinterherlaufen.

Du kanntest die Namen der Pflanzen des Waldes. Dein Haar war immer zerzaust, die Hände waren schmutzig, aber du warst glücklich. Du wusstest bereits, welche Beeren giftig sind, und hast mit den Bäumen gesprochen. Aber sie hast du nicht wiedererkannt.«

»Du hast mir nie davon erzählt. Pa auch nicht.«

»Und du hast nie danach gefragt«, antwortete Oma Ebe.

»Aber das bedeutet doch nicht, dass ich nie darüber nachgedacht hätte.« Auch wenn sie immer so tat, als würde sie nichts vermissen, fühlte sie doch diese Leere.

»Pa hatte Angst, sie könnte dich mitnehmen. Klaus war schon größer, er konnte selbst entscheiden, und er wäre niemals fortgegangen. Du weißt ja, wie er ist, wie ähnlich die beiden sich sind. Aber du …«

»Warum hat sie es nicht getan? Sie hätte mich mitnehmen können.«

Vielleicht hatte sie ihr nicht gefallen, hatte sie ihre Mutter enttäuscht? Sie war ein plumpes, wildes Mädchen gewesen, das erst spät richtig zu sprechen begann, als alle bereits die Hoffnung aufgegeben hatten. Um mit den Eichhörnchen und den Hirschen zu sprechen, reichte es schließlich, sie anzuschauen. Wer würde an einem solchen Kind schon Gefallen finden? Sie selbst hatte sich geschämt, als sie in der Schule kein Wort herausbrachte. Aber sie war musikalisch. Die Klänge erinnerten sie an die Geräusche des Waldes, für lange Zeit waren sie ihre Stimme.

»Es war zu spät, Luce. Sie hatte dich schon zu sehr verletzt, und sie erkannte, dass dein Leben ohne sie weitergegangen war. Du warst glücklich, und da hat sie, glaube ich, wieder Angst bekommen.«

Luce dachte an den Tag, an dem sie sich verlaufen hatte.

An den Schnee, an Pas sichere Arme, die sie zurückbrachten. Bis jetzt hatte sie nie auf die andere Hälfte der Erinnerung geachtet. Auf die Frau, die sie weinend in die Arme geschlossen hatte. Luce hatte diese Umarmung nicht auskosten können, weil Pa sie in das warme Zimmer mit dem Ofen gezogen hatte. Ihr das Haar trocknete und warme Milch machte.

Diese Frau war damals plötzlich aufgetaucht, als sie mit Arbeiten im Schuppen beschäftigt waren. Sie hatte mit ihrem Vater diskutiert, während Luce sich entfernte, ohne dass es jemand mitbekam. Denn Pa und die Frau stritten heftig, und sein Blick war immer finsterer geworden, während sie die Stimme hob und wild gestikulierte. Klaus hatte laut zu schniefen angefangen, wie es seine Angewohnheit war, wenn er nervös wurde. Und Luce hatte gespürt, dass es das Beste war, das Weite zu suchen. Auch nachdem Pa sie auf seinen Schultern nach Hause getragen hatte wie einen Sack Mehl und sie so kitzelte, dass sie sich krümmte vor Lachen, hatte sie sich der Frau nicht genähert. Die Frau rief sie beim Namen, aber Luce konnte nichts Vertrautes in ihrem verheulten Gesicht entdecken. Sie weinte, und Luce erschrak über ihr unkontrolliertes Schluchzen. Sie musste sehr traurig gewesen sein.

»Ich war noch ein Kind, wie hätte ich das verstehen sollen? Wenn überhaupt, war ich diejenige, die Angst hatte, alleingelassen zu werden.« Diese Angst war so schrecklich gewesen, dass sie versucht hatte, sie tief in ihrem Inneren einzusperren, was dazu geführt hatte, dass sie wie ein schiefer Baum gewachsen war – so stellte sie es sich jedenfalls bisweilen vor.

»Sie hatte Angst, euch nicht zu genügen, zumal Klaus

schon immer Pa bevorzugt hat. Da kann es passieren, dass man sich von seinen Zweifeln überwältigen lässt. Nicht alle Frauen sind dafür gemacht, Mütter zu sein.«

»Daran hätte sie früher denken können.« Luce war selbst überrascht von der Bitterkeit in ihrer Stimme.

»Man hat ihr beigebracht, dass ein Kind nie ein Fehler ist. Und das stimmt auch, Luce. Sie hat versucht, eine gute Mutter zu sein, aber niemand hat ihr gezeigt, wie das geht, oder es ihr vorgelebt. Ihre eigene Mutter hing mehr an der Flasche als an der Familie. Als sie gemerkt hat, dass sie es nicht schafft, hat sie die Schuld bei sich gesucht. Und ist fortgegangen mit der Begründung, frei sein zu wollen.«

Aber sie war zurückgekommen. Luce gelang es nicht, ihre Gedanken zu ordnen. Irgendetwas entging ihr noch, oder vielleicht hielt sie selbst eine Erinnerung zurück, weil sie zu schmerzhaft war.

»Wie auch immer, ich werde sie niemals wiederfinden.«

»Man kann alles wiederfinden, Luce. Vorausgesetzt, man meint es ernst mit der Suche.«

»Vorausgesetzt«, dachte Luce, »man will gefunden werden.«

Kurz vor dem Grenzübergang bremste Oma Ebe ab. Ein uniformierter österreichischer Beamter musterte Luce, die durch die Scheibe zurückblickte, während ein zweiter nach ihren Papieren verlangte und fragte, was sie nach Italien einführten.

»Schallplatten und Klamotten«, antwortete Luce und blickte zu dem jungen Beamten, der den Kofferraum aufmachte. Er öffnete einen Karton und nahm eine der Platten heraus.

»The Buggles.« Er schien mit der Wahl einverstanden. »Hörst du die?«

»Mein Bruder.« Auch wenn sie sich nicht erinnern konnte, dass er sich je für diese Musik interessiert hätte.

»Er hat einen guten Geschmack.«

Als Nächstes öffnete der junge Mann eine Tüte mit Dingen, die sie gekauft hatte, während Oma Ebe abgelenkt gewesen war, und wühlte darin. Er zögerte, als er einen BH und ein Höschen aus transparentem Stoff und mit Herzchen bedruckt zutage förderte. Mit einem verstohlenen Blick zu den Kollegen warf er sie zu den anderen Kleidungsstücken zurück in die Tüte. Niemand hatte es gesehen außer Luce, die ihn im Rückspiegel beobachtete. Sie war an die Männer gewöhnt, die die Berge observierten und die Grenzen bewachten. Man konnte nie wissen, woran man bei ihnen war – Wölfe im Schafspelz. Die Uniform verwandelte selbst den unbedeutendsten von ihnen. Oma Ebe würde sagen »wie ein Kuchen im Ofen, von der heißen Luft aufgebläht. Wenn man ihn herausholt und er abkühlt, sinkt er in die Form zurück.«

Es störte sie nicht, dass er in ihrer Unterwäsche herumgeschnüffelt hatte. Sie würde von nun an stets unter der Kleidung verborgen sein, abgeschirmt vor indiskreten Blicken. Ihr gefiel das Muster, der rosa Stoff. Sie hatte kurz überlegt, BH und Höschen dann der Kassiererin gereicht und alles schnell in der Tüte verschwinden lassen. Ob das zu waghalsig war? Sie sagte sich, dass niemand die Sachen sehen würde, wenn sie es geschickt anstellte. Die weiten Hosen und Wollpullover verbargen ihre Figur und ließen sie aussehen wie ihr Bruder. Ihr sich verändernder Körper, die fester werdenden Brüste unter dem Unterhemd, die sie abband, damit sie beim Klettern, Rennen und Springen nicht störten, würden Pa und Klaus nicht in Verlegenheit bringen, solange sie sie unter der Männerkleidung versteckte. Wie sollte sie ihnen beweisen, dass sie genauso war wie sie, wenn alles an ihr sich verwandelte und ihr Mädchenkörper langsam zu dem einer Frau wurde? Ihre Rebellion war wie ein Feuer, das unter der Glut schlummert.

Die Unterwäsche war nicht so schön wie das, was Hilde in Luces Phantasie unter der grünen Bluse getragen hatte, für den ersten, heimlich gekauften BH aber wirklich nicht schlecht. Sie hatte sich sehr verwegen gefühlt, bis ihre Oma die Geschichte erzählt hatte, die sie zurück in die Vergangenheit katapultierte und ihr Glück trübte.

Der Mann, der Oma Ebes Papiere kontrollierte, reichte sie durch das Fenster zurück und nickte auf das Zeichen des jüngeren, der soeben den Kofferraum schloss.

Sie durften weiterfahren. Es war noch eine lange Strecke, und sie mussten noch eine weitere Zollkontrolle hinter sich bringen, aber die Grenze hatten sie passiert, und das Haus im Wald rückte näher. Schon bald wäre sie wieder in ihrem Zimmer, umrahmt von Geranien. Dann würde sie ihren Pullover ausziehen, die Binde abnehmen, tief durchatmen und zum allerersten Mal einen richtigen BH anziehen.

Sie legten eine kurze Pause an einem Rastplatz ein. Während Luce die Brotzeit aus dem Kofferraum nahm, stöberte sie durch die Platten, lächelte angesichts der seltsamen Cover und der ausländischen Namen. Doch plötzlich bemerkte sie, dass der Karton einen doppelten Boden hatte, auf dem lediglich vier Platten lagen. Sie versuchte, ihn anzuheben, er konnte ja nicht schwer sein. Aber er ließ sich keinen Zentimeter bewegen. Beim zweiten Versuch fragte sie sich, was zum Teufel darin versteckt sein konnte. Sie dachte an Klaus, an seine Freunde, die sie ans Auto begleitet und darauf bestanden hatten, den Karton selbst zu tragen. Luce sagte sich, dass ihr Verdacht völlig unbegründet war, denn ihr Bruder würde es nie zulassen, sie in Gefahr zu bringen, indem er sie gefährliche Güter über die Grenze schmuggeln ließ. Er hätte vorher mit ihr gesprochen, sie nach ihrer Meinung gefragt.

Sie trat zu Oma Ebe, die gerade den Ölstand prüfte. Nicht weit entfernt sah sie zwei Polizisten aus einer Bar kommen. Sie gingen zu ihrem Wagen, der neben der Limousine parkte. Luce setzte ein freundliches Gesicht auf, damit niemand etwas bemerkte, und rief die Alte. Sie betete, dass die Beamten ihren Herzschlag nicht hörten, ihr bleiches Gesicht nicht sahen. Das war die erste Regel: Niemals Blut verlieren. Man musste die Verletzung, so gut es ging, abdecken und sich im Windschatten aufhalten, damit das Raubtier die Fährte nicht aufnehmen konnte.

1979

»Sie wird spät zurückkommen.«

»Wie spät?«, bohrte der Junge nach.

Klaus war bester Laune, doch er schien nicht willens, sich in langen Erklärungen zu ergehen. Er hackte Holz, bis die Sonne auf das Gras brannte und der herbe Blumenduft sich mit dem Geruch nach Schweiß und Heu vermischte. Dann ging er in den kühlen Schuppen, um an einem alten Radio herumzuschrauben.

»Wann sie möchte. Luce ist kein Kind mehr.«

Ohne sie fühlte sich das Haus so leer an, dass es schmerzte. Hund döste neben ihm. Der Junge half Pa, das Holz zu stapeln, und mittags aßen sie gemeinsam das Omelett, das Oma Ebe vor ihrem Aufbruch vorbereitet hatte. Den Nachmittag verbrachte er damit, Hund zu pflegen. Er massierte seine Pfote mit ätherischen Ölen, wie die Alte es ihm gezeigt hatte, und wechselte den Verband.

»Hinkt er noch?«

Pa beugte sich zu ihnen hinunter, um die Verletzungen des Tieres zu begutachten.

»Die Vorderpfote setzt er immer noch nicht auf.« Wochen waren seit dem Vorfall vergangen. »Ich verstehe es nicht, vielleicht bleibt es für immer so.«

Hund hob den Kopf und sah ihn ungewohnt traurig an. Ob er Luce ebenfalls vermisste? Oder das Tier hatte verstanden, was er eben zu Pa gesagt hatte. Tief in seinem Wolfsherzen wusste er bestimmt, wie es um ihn stand, und erinnerte sich wehmütig daran zurück, wie schnell er früher gerannt war. An den Wind auf seinem Fell, die brennenden Muskeln und das Kribbeln des Adrenalins, bevor er zum Sprung ansetzte. Aber während er so darüber nachdachte, fiel dem Jungen ein Moment ein, in dem die verletzte Pfote kein Hindernis dargestellt hatte. Doch er konnte Pa auf keinen Fall vom Bad im Wasserfall mit Klaus und Luce erzählen, auch wenn er sich ziemlich sicher war, Hund dabei beobachtet zu haben, wie er, fröhlich wie ein Welpe, im Wasser herumgesprungen war. Vielleicht hatte Katharina doch recht, und Wasser besaß die Kraft, allen Schmerz fortzuspülen?

»Ich glaube, ihr zwei solltet euch mal in Ruhe unterhalten«, sagte Pa nachdenklich und wickelte die Mullbinde ab, die der Junge gerade liebevoll um die Pfote gebunden hatte. Er würde mindestens eine halbe Stunde brauchen, um sie wieder anzubringen, umgeben vom Dunst der Tinkturen und den lästigen Fliegenschwärmen.

Als er sah, wie Pa die Binde aufwickelte und zur Seite legte, wusste er nicht, ob der Mann nun verrückt geworden war oder ob das Ganze ein eigenwilliger Scherz sein sollte.

»Na los, geht schon. Das braucht ihr nicht mehr«, sagte er und erhob sich.

Der Halbwolf trottete los, die Vorderpfote angewinkelt, so als wäre der Boden glühend heiß und er hätte Angst, sich zu verbrennen.

Der Junge verstand nicht, was er jetzt mit dem eigensinnigen Tier anfangen sollte. Aber Pa war bereits hinter dem Haus verschwunden, wo er die Holzstapel abdeckte, um sie vor Regen zu schützen.

Er seufzte tief, pfiff Hund zu sich und lief in den Wald hinein. Es war so anders als in der Nacht, in der sie mit dröhnender Musik zwischen den Bäumen hindurchgerast waren. Es hatte sich angefühlt, als würden sie heiligen Boden entweihen. Auch wenn es ihm gefallen hatte – trotz oder gerade wegen des Nervenkitzels. Doch jetzt, da sich der Wald wieder wie sein Reich anfühlte, merkte er, wie sehr er ihn vermisst hatte. Er wollte alles sehen, die Augen nicht einmal schließen, um dem Gesang der Vögel zu lauschen oder zu erahnen, auf welchen Zweigen sie gerade ihre Tänze vollführten. Er wollte gemeinsam mit Hund den Wald in all seinen Schattierungen aufsaugen. Er spürte seinen kleinen Bruder Hasenohr neben sich, der mit einem Ast herumspielte und ab und zu lächelnd zu ihm aufsah, die Hände schwarz vor Dreck.

»Du bist hier«, flüsterte er.

Auch Luce war da. Mit ihrem geblümten Strohhut und der Schrotflinte. Bei der Erinnerung an den Kuss schämte er sich so, dass er am liebsten bis hoch zum Gipfel gerannt wäre, um sich dort in die Erde einzugraben wie ein Murmeltier.

Im Wald fand er all die Schätze wieder, die er tief in sich vergraben hatte und von denen er niemandem erzählen konnte. In seinem Kopf hörte er ein Durcheinander von Stimmen, die um seine Aufmerksamkeit buhlten.

Es stimmte nicht, was er Pa über das Leben im Wald erzählt hatte. Natürlich zählte das Hier und Jetzt, das Wegstück, das man beschritt, die Fähigkeit, eine auftretende Gefahr vorauszuahnen, doch es gab auch Raum für alles andere. Die Erinnerung ließ sich hier einfacher bewältigen, umgeben von klarer Luft und beschützt von der Weisheit der Bäume.

Der Halbwolf steuerte auf das Dickicht zu, wo ein Wald aus Farnen die Felsen verdeckte. Das Tier preschte voraus, selbst auf drei Beinen war es nicht gewillt, dem Jungen zu folgen. Die Schnauze gen Boden gerichtet, die Muskeln angespannt – seine Spürnase hatte eine Fährte aufgenommen. Wie magisch angezogen, folgte es dieser Spur – auf allen vier Pfoten.

Hatte Pa recht? Lag es daran, dass sie den Wald betreten hatten? Oder an der abgenommenen Bandage? In jener Nacht, als Hasenohr ihn von der Kette befreit hatte, hatte er sich zunächst nicht vom Fleck gerührt, denn das Eisenhalsband hatte sich in sein Fleisch eingebrannt und seine Wirkung getan, selbst als er nicht mehr angebunden war.

Doch dann hatte Paul den Zwinger betreten, und das Tier griff ihn an, sprang auf ihn wie eine Furie.

Er verjagte die Erinnerung, bevor sie auf den Höhepunkt zusteuern konnte, wo der Schmerz verheerend sein würde.

Der Anblick, der sich ihm bot, half ihm, nicht weiterzudenken.

Hund hatte die Hirsche gefunden. Einige von ihnen ruhten sich unter den Schatten spendenden Bäumen aus. Seine weiße Hirschkuh aber erkannte ihn. Sie hob den langen grazilen Hals, blickte ihn aus dunklen, unergründlichen Augen an und bewegte sich nicht.

Sie schien ihn zu fragen, warum er nicht mehr in den Wald gekommen war. Er hätte seine alte Höhle aufsuchen oder sich ein neues Reich unter dem Sternenzelt bauen können.

»Es ist noch nicht so weit«, wisperte er in den Wind und hoffte, die Hirschkuh würde ihn verstehen. Und dass alles, was er zurückgelassen hatte, jenseits der Felsen auf ihn wartete, dort, wo das Gelände in die Weite aus Bäumen und Moos, Wasser und dunkler Erde überging.

Als er zurück zur Lichtung kam, war es tiefe Nacht. Niemand hatte nach ihm gesucht, und das Haus schien so verlassen wie damals, als er zum ersten Mal auf seine blühenden Balkone inmitten dieser Stille gestoßen war. Die Hühner schlummerten in ihrem Stall. Er blickte zum Mond, eine unbewegte, perfekte Scheibe. Normalerweise hätte er die dunkle Einsamkeit genossen, eine leichte Erregung verspürt, die zart wie eine Feder über die Haut strich, und unter Luces Fenster ihrer Musik gelauscht.

Aber das Fenster war geschlossen, und sie war nicht da.

An seinen Halbwolf geschmiegt, fiel er in einen unruhigen Schlaf, als wäre das Fundament des Stalles auf dem schlammigen Grund eines Sumpfes gebaut, der ihn immer tiefer hinabzog. Klaus kam herein, und sein langer Schatten fiel über den Jungen. Und er ahnte bereits, was Klaus ihm mitteilen würde. Er hatte es im Flüstern des Windes, im Prasseln des Regens gehört. Und jetzt las er es auf dem unbewegten, verschwitzten Gesicht von Klaus.

»Ein Unfall.«

Er dachte an Luce, an Oma Ebe. An die Autos, die einen verraten konnten mit ihren Herzen aus Blech, wenn das Leben dich weit fortzubringen schien. An den Biss einer Kreuzotter, die aus ihrem Reich der dunklen Steine hervorschnellte.

»Pa will dich sehen.«

11

Jan blickte zum Gebirgskamm, wo die Grenze verlief, doch das Unwetter war zu stark, und er senkte den Kopf. Die Hütten lagen unter Wolken verborgen, die langsam gen Tal sanken, sich in den Felsspalten drängten und über Wiesen legten wie Schleier aus Pech. Der Regen behinderte sein Vorankommen. Er überschlug gerade, wie viel Zeit ihm noch blieb, als er den dunklen Schatten hinter einen Felsen gleiten sah. Dieses Mal handelte sich nicht um eine Gämse oder ein anderes Tier. Jan hatte den roten Rucksack erkannt. Und sein Herzschlag setzte aus.

»Daniel«, rief er durch den Regen.

Das Kind drehte sich um, das Gesicht unter der Kapuze verängstigt wie ein aufgeschrecktes Eichhörnchen. Daniel rannte davon.

Jan war gezwungen, ihm zu folgen, schneller zu klettern, auch wenn er damit riskierte, dass das Kind sich erschrak und das Gleichgewicht verlor.

Doch er hatte keine andere Wahl, abzuwarten würde bedeuten, es erneut zu verlieren.

Die Gummisohlen seiner Schuhe rutschten auf dem Geröll weg, aber die Grasdecke war noch tückischer und bot kaum Halt. Daniel verließ den sicheren Weg. Er lief geradewegs über die Grasebene, watete durch Gebirgsbäche und stolperte mit den vollgesogenen Schuhen auf die Felsen zu.

Der Wind peitschte den Regen auf sie herab und schien den Himmel spalten zu wollen. Jan gelang es nicht, durch den Vorhang aus Wasser zu sehen, und dem Kind musste es ähnlich ergehen.

Beide hielten inne, ungefähr zehn Meter lagen noch zwischen ihnen. Das Kind versteckte sich hinter einigen von der Gebirgswand abgegangenen Gesteinsbrocken, und Jan befreite sich von seinem Rucksack.

»Ich will dir nur helfen«, schrie er laut.

Nur der Wind antwortete ihm. Und eine Erinnerung drang an die Oberfläche, sie kam direkt aus dem Rascheln des Waldes zu ihm. Der Berg selbst schien zu Jan zu sprechen, ihm einzugeben, was er dem Kind sagen sollte.

»Ich weiß, wie du dich fühlst, Daniel.«

Jan gab sich mit geschlossenen Augen den Bildern aus der Vergangenheit hin. Er klammerte sich nicht länger an eine Steilwand, kämpfte nicht mehr gegen Regen und Sturm. Es war Sommer, und vor ihm erstreckte sich eine Wiese, die sich wie Samt an den Hang schmiegte. Die Luft war lau, und er streckte die Arme von sich, ließ sich ins Gras fallen und sog den Duft von Wildblumen, Blütenpollen und Heu ein. Er war klein und verletzlich wie eine Ameise, wie er da von der Erde aus den Himmel und die bizarren Wolkenformationen betrachtete. Sie bestanden aus Licht, das zu Materie wurde. Waren aus demselben Material gemacht wie die Träume.

Er fühlte sich unendlich, ohne Grenzen. Aber er war nicht allein. In der Dunkelheit hatte er viele verwandte Seelen getroffen, Herzen, die im Gleichklang mit seinem schlugen. Und in dem Moment, als es kein Licht mehr, keine Luft zum Atmen gab, weder Schmerz noch Freude, hatte er all seinen Mut zusammengenommen, die Vergangenheit losgelassen und sich von der Strömung treiben lassen wie das Wasser im Gebirgsbach. Bis er ein sicheres Fleckchen Erde gefunden hatte, das ihn aufnahm und beschützte.

Eine Kinderstimme brachte ihn zurück zu den Felsen: »Du weißt überhaupt nichts.«

Jan konnte kaum atmen, seine Narbe schmerzte, als würde man ihm eine Klinge ins Fleisch jagen. Er spürte sie mehr als je zuvor, sie lähmte seine Bewegungen und Gedanken.

»Ich weiß, dass du nicht allein bist, es gibt viele Menschen, die dich liebhaben. Der Berg kann dich eine Zeitlang beschützen, der Wald dich verstecken. Aber irgendwann musst du dich entscheiden. Dieser Augenblick kommt immer, auch wenn wir versuchen, ihn hinauszuzögern. Wir müssen uns entscheiden, wer wir sein wollen, ob wir für immer weglaufen«, er wischte sich über das Gesicht. Die Jacke war völlig durchnässt, und die Kälte – Gott, er hatte gar nicht mehr gewusst, welche Schmerzen sie einem zufügen konnte – verbrannte die Haut, und es fühlte sich an, als leckte eine Flamme an einer offenen Wunde. »Oder ob wir vergeben.«

»Ich gehe nicht nach Hause zurück.«

»Die Erwachsenen machen manchmal Fehler.« Er ging nun langsam, schätzte die Schritte auf dem unwegsamen Gelände bis zu dem Kind ab. »Ich erwarte nicht, dass du das akzeptierst, aber zusammen können wir eine Lösung finden. Bestimmt gibt es da unten etwas, das du zurücklassen musstest und das du vermisst.«

Das Kind überlegte. Jan sah, wie sich der kleine, an den Felsen geschmiegte Körper in der blauen triefnassen Jacke im Rhythmus seiner Atmung hob und senkte. Er war so nah dran.

Daniel drehte sich zu ihm. »Meine Mutter. Aber wenn ich zu ihr zurückgehe, tut er ihr wieder weh.«

»Das hat nichts mit dir zu tun, Daniel. Es ist nicht deine Schuld.« Denn Dinge passieren, und manchmal überwältigen sie uns. Aber wir können nicht die Richtung eines Flusses ändern. Wir müssen lernen, mit dem Strom zu schwimmen und die Gewichte, die uns an den Knöcheln nach unten ziehen, loszulassen, damit wir nicht untergehen.«

Der Junge war einen Schritt zurückgewichen. Unter ihm tat sich eine scharfe Felsspalte auf, in deren Vertiefungen sich das Schmelzwasser des darüberliegenden Gletschers sammelte. Der Schnee des vergangenen Winters und der Neuschnee reflektierten die Wolken in Spiegeln aus Eis. Der Himmel war gefangen zwischen dem düsteren Grün des Grases und den kalten Grautönen der Felsen und des Gerölls.

»Solange ich da bin, wird sie ihn nie verlassen. Sie sagt, dass sie nicht weiß, wie sie uns durchbringen soll, ohne Arbeit. Sie will nicht, dass ich auf der Straße lande.«

»Das wird nicht passieren.« Jan streckte die Hand nach ihm aus.

»Du bist Gabrieles Papa, oder?«

Er nickte.

»Er macht sich große Sorgen um dich. Wir alle. Wenn du mit mir zurückkommst, verspreche ich dir, dass dir und deiner Mama keiner mehr weh tut und dass ihr zusammen sein könnt. Niemand wird euch trennen.« Während er es dem Jungen versprach, schwor er es sich selbst. Vor seinem geistigen Auge tauchte das Bild einer Eisenkette auf, die krachend zu Boden fiel und damit die Nacht über ihn hereinbrechen ließ. Er war wieder dort, über ihm der Vollmond. Doch Jan war nicht bereit, sich darauf einzulassen.

»Gabriele sagt, du bist ein guter Vater. Einer, auf den Verlass ist.«

Das Kind sah erschöpft aus, die Nacht in der Kälte und der aufkommende Hunger hatten ihre Spuren hinterlassen.

»Könntest du ihm sagen, dass Captain Fantastic es bis zum Gipfel geschafft hat?«

Jan lächelte. Der Gipfel war direkt über ihnen, nur einen Steinwurf entfernt. Nach dem stundenlangen Marsch auf Serpentinen und dem beschwerlichen Aufstieg streckten der Hintere Seelenkogel und seine nebelverhangenen Berggeschwister die verwitterten Felsenarme nach ihnen aus. »Du hast es geschafft, Daniel.«

Die zitternde Hand des Kindes schwebte in der Luft, und als sein Gesicht jäh vom gleißenden Licht des Blitzes erhellt wurde, war es vor Angst verzerrt. Die Welt um sie herum erstarrte, vibrierte zusammen mit dem Donner wie ein angehaltener Atem in der Lunge und begann dann so schnell zu entgleiten, dass Jan keine Zeit hatte, den Ablauf der Geschehnisse zu verstehen. Er sah nur Bruchstücke, zusammenhanglose Fetzen: Daniels Fuß, der über dem Nichts schwebte, den Wind, der ihn im Strom aus Geröll und Schlamm nach unten zog. Schwarze Wogen aus kaltem Regen, die sie auseinanderrissen.

Das Kind rutschte etwa zehn Meter hinab, zusammen mit den Gesteinsbrocken, die sich gelöst hatten. Jan stemmte sich mit Händen und Füßen in die Steilwand und versuchte, zu ihm zu gelangen. Über ihnen erhob sich der Berg.

1979

»Nadel und Faden.« Oma Ebe war nicht dabei aufzuzählen, welche Besorgungen sie jenseits der Grenze gemacht hatten. Hase starrte mit weit aufgerissenen Augen auf das zuckende Fleisch im Licht der Taschenlampe. So wie alle anderen auch, die in einem Kreis um den Stuhl herumstanden.

In der Brille der Alten spiegelte sich das zerfetzte Bein, das der Junge kaum anzusehen wagte. Es schien, als suche er nach einer Ausrede, um den Anblick nicht länger ertragen zu müssen.

»Dieser verdammte Felsblock«, stöhnte Pa, nahm einen Schluck aus der Flasche, die Klaus ihm reichte, und stieß zwischen zusammengebissenen Zähnen weitere Flüche aus.

Draußen war es noch dunkel, und Luce war so müde, dass sie von ihrem Bett träumte und nur das Adrenalin dafür sorgte, dass sie sich auf den Beinen hielt. Nicht nur Pas Unfall machte ihr zu schaffen, sondern vor allem auch die Entdeckung im Kofferraum von Oma Ebes Wagen. Sie musste allerdings zugeben, dass das Bein gar nicht gut aussah. Ein Blick in das Gesicht des Jungen reichte, um den Ernst der Lage zu erkennen. Hätte der Wolf seine Zähne in das Bein gegraben und es als Zahnstocher verwendet, wäre es wohl weniger übel zugerichtet gewesen. Der spitze Felsblock hatte den ganzen Unterschenkel vom Knöchel bis hinauf zum Knie aufgeschlitzt.

Sie waren nur stumme Beobachter, während Oma Ebe ungewohnt schweigsam in der Küche hin und her lief. Sie tat, was sie immer getan hatte: pflegen, umsorgen. Nachdem sie mit unendlicher Geduld auf die Rückkehr des Sohnes gewartet hatte, war sie jetzt zur Stelle, die Aufopferung in Person, und führte Luce lebhaft die Zukunft vor Augen, die alle Möglichkeiten und alle Vielleichts erstickte.

Sie kramte in Schubladen und schraubte Tiegel auf. Sie erteilte Hase knappe Anweisungen und forderte Klaus auf, Pa mit Alkohol zu betäuben, um die Schmerzen zu lindern. Aber auf jeden Stich folgten neue Verwünschungen.

Die fünfzig Kilo schwere Fracht, die Pa auf seinen Schultern ins Tal hatte bringen wollen, war beim Sturz auf ihn gefallen. Ein falscher Schritt, der Knöchel war umgeknickt, und auf einmal war da nichts als Leere gewesen, und er war auf den scharfkantigen Felsblock gestürzt. Luce konnte es sich so lebhaft vorstellen, als wäre sie an seiner Seite gewesen.

»Wenn du schon die Heiligen bemühen musst«, schimpfte Oma Ebe, »dann bitte lieber Maria und den heiligen Josef um Beistand.«

Trotz der ernsten Situation musste sich Hase das Lachen verkneifen, und Luce konnte es ihm nicht verdenken. Dass Pa mit gefalteten Händen Gebete murmelte wie ein braver Messdiener, überstieg ihre Vorstellungskraft. Doch genau das tat dieser Bär von einem Mann jetzt, während Oma Ebe sich bemühte, ihn wieder zusammenzuflicken.

»Warum ausgerechnet Maria und der heilige Josef?«, fragte er neugierig.

»Weil sie derselben Arbeit nachgingen wie Pa und Klaus«, antwortete die Alte. »Und damit meine ich nicht das Handwerk des Zimmermanns«, sagte sie verschmitzt. »Man erzählt, dass sie an der Grenze zu Ägypten auf zwei Grenzposten trafen, die sie fragten, ob sie etwas zu verzollen hätten. Da fiel Josef der Tabak in seiner Tasche ein, und er wurde nervös. Einer der Zöllner bemerkte es, nahm ihn zur Seite und durchsuchte ihn. Dabei fiel das Tabaksäckchen zu Boden. Maria, klug und geistesgegenwärtig, strich sich über den Bauch, der sich unter der Tunika wölbte. Daraufhin beruhigte sich Josef und sagte mit fester Stimme: ›Meine Frau erwartet ein Kind. Sie braucht ihren Kräutertee.‹ Während Josef den Atem anhielt, steckte der Zöllner seine Nase in das Beutelchen und fand Lindenblüten darin. Der Tabak hatte sich auf wundersame Weise in Tee verwandelt.«

»Deshalb ist der heilige Josef unser Schutzpatron«, fügte Pa mit schmerzverzerrtem Gesicht hinzu.

»Denkt daran, dass sie zusammen waren, er und Maria. Sie haben dieselbe Angst ausgestanden. Und ich würde sagen, dass Maria diejenige war, die sie aus der Bredouille gerettet hat. Eine Frau, wie immer«, hob Oma Ebe hervor.

»Ich glaube, du hast dir den Ruhestand verdient, alter Mann«, lachte Klaus.

An diesem Abend konnte Luce kaum seine Stimme ertragen. Sie klang nach Betrug und Verrat. Luce dachte an die Zollkontrolle, an den Karton mit dem doppelten Boden. Sie sah ihn vor sich, aber die Lust hineinzusehen war ihr vergangen.

»Ich könnte jetzt sofort wieder aufbrechen«, protestierte Pa, stützte sich mit den Armen ab, um aufzustehen, und fiel zurück auf den Stuhl, wobei er den heiligen Josef sowie alle Heiligen und alle Teufel, die ihm einfielen, verwünschte.

»Lass ihn in Ruhe«, platzte es aus Luce heraus.

»Hey, hey, das feine Fräulein«, entgegnete Klaus, irritiert von ihrer Reaktion, und baute sich vor ihr auf. »Der Spaziergang in der Stadt ist dir wohl zu Kopf gestiegen.«

»Hör auf.«

»Ich sage doch nur, wenn Pa ausfällt, müssen wir anderen härter arbeiten.« Er wandte sich an den Jungen, der mit Übelkeit zu kämpfen schien. »Häschen«, sagte Klaus lächelnd, »bist du bereit, dir das Rückgrat zu brechen?«

»Es hat nichts mit ihm zu tun, zieh ihn da nicht mit rein.«

»Luce, Häschen ist kein Kind mehr. Stimmt's Häschen? Sag du es ihr.«

Luce hielt den Jungen mit einem bösen Blick von einer Antwort ab.

»Raus mit euch.«

Alle drei drehten sich zu Oma Ebe um, die eine Nadel über die Kerzenflamme hielt.

Hase war kreidebleich und sah aus, als würde er gleich an der Wand hinunterrutschen.

»Du bleibst hier«, befahl die Alte entschieden. »Ich brauche deine Hilfe.«

Klaus zog eine Grimasse, die den Jungen nicht zum Lachen brachte, und verschwand mit Luce hinter der Tür.

»Kann es sein, dass dich der Anblick von Blut nervös macht?«, fragte er, als sie allein waren.

»Mich macht es nervös, die Grenze mit fünf Kilo Sprengstoff unter dem Hintern zu überqueren, während mir die Polizei im Nacken sitzt.«

Klaus grinste und wich kaum merklich zurück. Luce wurde bewusst, dass alles von langer Hand geplant war.

Schon sein Vorschlag, mit Oma Ebe in die Stadt zu fahren, war reine Berechnung gewesen. Diese plötzliche Erkenntnis erzürnte sie noch mehr.

»Ist das die Zukunft, von der du gesprochen hast? Ist es das, was du für uns willst?«

»Ich kümmere mich nur um die Gegenwart, Luce«, sagte er mit versteinerter Miene. »Mein Blick reicht nicht über den Wald hinaus, und das schon seit langer Zeit.«

»Erklärst du mir jetzt mal, was du vorhattest?«

»Beruhig dich«, sagte er leise.

Doch die anderen konnten sie unmöglich hören. Ein weiterer Schrei von Pa ließ die Fensterscheiben klirren und übertönte alles andere.

»Warum hast du mich geschickt?«

Klaus schüttelte seufzend den Kopf. »Kommst du nicht von selbst drauf, Luce?« Sein Ton war so geduldig, als würde er einem Kind eine Banalität erklären. »Denk mal darüber nach. Was ist an der Grenze passiert?«

Luce erinnerte sich daran, wie der Zollbeamte nach den Papieren verlangt und sein Kollege den Kofferraum durchsucht hatte. Wie er den Blick gesenkt hatte, als er auf ihre Unterwäsche gestoßen war. Wahrscheinlich hatte er es genossen, den transparenten Stoff zwischen den Fingern zu spüren, und sich dabei die Konturen eines Frauenkörpers vorgestellt. Aber er hatte sich zusammengerissen, schnell die Hand gehoben, als wolle er diese Gedanken verscheuchen, und sie durchgewinkt.

»Ich habe Glück gehabt.«

Klaus verzog das Gesicht. »Das Gleiche hat Hilde auch immer gesagt.« Ohne es zu wollen, hatte er den Gedanken laut ausgesprochen.

»Was hat das denn mit Hilde zu tun?«

Sie konnte sehen, wie er mit dem Impuls rang, ihr etwas zu erzählen, und sich gleichzeitig darüber ärgerte, dass ihm dieser Satz herausgerutscht war.

»Bist du nicht die, die in die Stadt gehen will, die nicht so enden will wie die Bäuerinnen? Tja, dann tut es mir leid. Du bist nur ein wütendes kleines Mädchen, das sich beklagt, weil die Dinge nicht laufen, wie es das will. Ein Kind, dem die ganze Welt zu Füßen liegen soll, so als wären wir alle nur seine Puppen, aber gleichzeitig zittert es vor Angst.« Klaus trat nah an sie heran. Sie konnte den Ausdruck seiner kalten Augen nicht deuten. »So läuft das nicht, Luce. Man muss sich alles im Leben hart erarbeiten. Ihr Frauen, du und Hilde, tragt ein bisschen Lippenstift auf, lächelt nett, und schon ist alles ganz einfach. Wer würde denn ein Auto anhalten, in dem eine trottelige Alte und ein Mädchen sitzen, das nach Milch stinkt und sich die Zeit vertreibt, indem es im Mondschein Lieder singt und vom Märchenprinzen träumt? Jetzt weißt du, warum du in diesem Auto gesessen hast.«

Luce ballte die Hände zu Fäusten, grub die Fingernägel in die Handflächen, und der Schmerz half ihr, nicht vor Wut in die Luft zu gehen.

»Ich habe dich gefragt«, sie bemühte sich um eine feste Stimme, »was das mit Hilde zu tun hat.«

Klaus war ganz ruhig. »Es hat nichts mehr mit ihr zu tun, Luce. Aber egal, was war, sie ist immerhin eine Frau. Und du solltest auch endlich erwachsen werden.«

»Die Wahrheit ist, dass ich dir wieder einmal den Hintern gerettet habe«, zischte sie. Dann wurde die Tür aufgerissen, der Junge stürmte heraus, eine Hand auf den Mund gepresst, und rannte in Richtung des Hügels.

Einen Augenblick später trat Oma Ebe vor die Tür, die Brille beschlagen, der Haarknoten zerzaust.

»Der Junge hat einen schwachen Magen, wie es scheint. Na, wer von euch beiden hilft mir?« Sie wischte sich die blutverschmierten Hände am Saum ihrer gerüschten Kittelschürze ab und wartete.

Klaus holte tief Luft. »Geh du, Luce. Nähen ist Frauensache. Ich sehe mal nach Schneewittchen.«

Im Grunde war es wirklich wie eine Flickarbeit. Oma Ebes Finger drückten und nähten die Haut zusammen, wie sie es bei einem Stück Stoff tat, auch wenn der besser nachgab. Manchmal verfing sich der Faden, und die Alte war gezwungen zu ziehen, wobei sich nicht nur Nadel und Faden, sondern auch die Haut hoben. Pa wimmerte, lamentierte und verfluchte die Alte, die ihn umbringen wollte, wie er sagte.

Voller Wut auf Klaus und sein übles Spiel hatte Luce Pa zuvor kaum Beachtung geschenkt und fühlte sich jetzt schuldig.

»Hör nicht auf ihn«, beruhigte sie Oma Ebe. »Morgen schläft er sich ordentlich aus, und danach ist er wieder ganz der Alte.«

Aber die Blutlache, die sich unter dem Stuhl ausbreitete, beunruhigte sie. Auch die Alte hatte sie bemerkt. Doch genau wie Luce versuchte sie, die dunkle Flüssigkeit auszublenden, die aus der Wunde ihres Sohnes rann und Teile seiner Seele mit sich trug. Und wenn seine Seele sich erst mal auf dem unebenen Holzboden ausgebreitet hätte, würde sie nie wieder den Weg zurück in seinen Körper finden. Was würde danach passieren? Auf welchen Abgrund würden sich Pas leere Augen dann richten?

»Siehst du, der Alkohol zeigt Wirkung.«

Wenig später war Pa in einen unruhigen Halbschlaf gefallen und das Bein zur Hälfte wieder zusammengeflickt.

Luce fiel es nicht schwer, Oma Ebes Anweisungen vorauszuahnen, ihr das richtige Fläschchen oder die in Thymian- und Rosmarinessenz getränkte Mullbinde zur Wunddesinfizierung zu reichen. Oma Ebes Buch lag aufgeklappt auf dem Tisch, und Luce schob es zur Seite, damit es keine Flecken abbekam. Es war ungewöhnlich, dass es sich nicht an seinem Platz befand, weil Oma Ebe es sonst mit einer bemerkenswerten Sorgfalt behandelte, die Luce lange Zeit nicht nachvollziehen konnte. Schließlich handelte es sich nur um ein paar vergilbte Seiten mit Kochrezepten, hatte sie gedacht, bis sie damals die Karte und die geheimnisvollen Symbole darin entdeckte. Luce erinnerte sich, wie die Alte, die des Schreibens kaum mächtig war, über das Buch gebeugt penibel ihre Rezepte notierte und so den einfachen Wissensschatz zusammentrug, der von Generation zu Generation von den Frauen der Familie weitergereicht wurde. Die Handgriffe, die sie auf den abgelegenen Höfen ausführten, folgten wie ein Tanz dem Rhythmus der Jahreszeiten, die die immer gleiche Aussicht vor dem Fenster ein wenig veränderten. Details, die man nur wahrnahm, wenn man seine Zeit damit verbrachte, aus dem Fenster zu blicken und das Leben an sich vorbeiziehen zu lassen. Für Luce waren diese Frauen nicht mehr als treue Hunde, die auf die Rückkehr ihrer Herrchen warteten.

»Tut mir leid, Oma, dass dein Buch so ramponiert ist.«

»Ist ja nur Papier. Das löst sich nun mal im Nullkommanichts auf, ähnlich wie ein Nachtfalter, der ins Licht fliegt und verbrennt«, wiegelte sie ab.

»Fotos sind auch aus Papier, und du hebst sie trotzdem auf.«

Oma Ebe nickte.

»Ich habe nie richtig schreiben gelernt. Es kostet mich mindestens ebenso viel Mühe, wie es mich gekostet hat, mir diese Falten zuzulegen. Mit den Fotos ist es anders, sie halten ein Gesicht in einem Moment fest, sind wie ein Schuhabdruck auf feuchter Erde.«

Während Oma Ebe über die Bedeutung der Zeit sprach, rieb sie sich ihre fettigen Hände an ihrer Küchenschürze ab.

»Es sind nur Rezepte.« Luce lächelte hintergründig. Und Symbole und Daten, die scheinbar zufällig auf dem Papier gelandet waren.

»Die man mir erzählt hat. Sie kommen von all den Bergen, die ich überquert habe.«

»Du bist auf die Berge gestiegen?«

»In deinem Alter viele Male. Und später auch noch.«

Luce fiel es schwer, sich Oma Ebe als junge Frau vorzustellen. Der Gedanke war so abwegig wie Sonnenschein inmitten eines Schauers.

»Du bist mir ähnlich, Luce.«

Luce schnaubte abschätzig, die Alte hatte an diesem Abend wirklich komische Gedanken. Schließlich verbrachte sie ihre Zeit nicht damit, Kräuter zu sammeln, und hatte auch nicht vor, andere über ihr Leben bestimmen zu lassen.

»Als junges Mädchen war ich genauso tollkühn wie du«, fuhr Oma Ebe fort. »Mit zwei Freundinnen trieb ich Kühe über die Grenze. Mit dem Geld, das ich als Hausmädchen bekam, wurde das Studium meines Bruders bezahlt, der Pfarrer werden sollte. Die heimliche Arbeit in der Nacht brachte mir ein schönes Sümmchen ein, das ich für mich behalten konnte. Dadurch fühlte ich mich frei, auch wenn es eine rechte Plackerei war. Um sieben Uhr morgens, nach sieben Stunden Marsch, kamen wir auf dem Viehmarkt an. Und ich war so müde und kaputt, dass ich auf dem Boden neben dem Herd eingeschlafen bin. Dann wurde ich älter und habe die Alpinisten kennengelernt, aber das ist eine andere Geschichte. Du musst auf dich achtgeben, Luce. Du hast nur zwei Beine, mach es nicht wie Pa.«

Luce setzte in ihrem Kopf die Bilder zusammen. Oma Ebe als junges Mädchen, mit langen geflochtenen Zöpfen, die Wangen rot vom Wind, und mit strammen Waden, die sie bis auf die andere Seite des Gipfels trugen. Mitten in der Nacht, versteckt hinter den Bäuchen der grauen Kühe, war sie über die Grenze gegangen.

»Ich weiß, was du denkst, und ja, es stimmt«, sagte die Alte mit gewissem Stolz in der Stimme. »Ich war eine Schmugglerin.« Sie reichte ihr vorsichtig die Nadel, damit sie sich nicht stach. Nun war Luce an der Reihe, aber sie war viel zu verwirrt, um sich auch nur daran zu erinnern, wie man eine Nadel hielt.

»Aber Pa und Klaus ...« Sie hatten ihr nie davon erzählt. Außerdem waren sie ihr gegenüber immer mehr als deutlich gewesen. Sie hatten den Jungen vorzogen, überzeugt, dass sie dort oben mit der Last auf dem Rücken nicht lange überleben würde.

Oma Ebe machte eine wegwerfende Geste. »Wann haben uns die Männer je um Hilfe gebeten? Erst wenn es gilt, ihre Wunden zu versorgen, kommen sie zu uns. Die Gedichte und Lieder erzählen immer nur einen Teil der Geschichte. Der andere gerät mit jedem Tag, der vergeht, mehr und mehr in Vergessenheit. Und manchmal kommt ein Junge vorbei und verbrennt die Seiten.« Sie setzte sich ans Fenster, während Luce die Arbeit der Alten fortführte. »Wenn du etwas willst, Luce, musst du es dir nehmen. Aber du musst aufpassen, denn je größer dein Traum ist, desto mehr Opfer musst du bringen.«

Luce dachte wieder an Oma Ebes Buch, an die sorgfältig eingetragenen Notizen und Zahlen, die jetzt verloren waren.

»Was stand in dem Buch?«, fragte sie. Hinter ihr blätterte die Alte durch die wenigen verbliebenen Seiten. Waren Geheimnisse dasselbe wie Lügen?

»Nur das, was war. Und ich weiß, dass es so gewesen ist, auch wenn es immer verschiedene Möglichkeiten gibt, von dem zu erzählen, was vergangen ist. Die Seiten mit den Wegbeschreibungen sind auch verbrannt.«

»Waren die von dir?«

»Von den Bergen, die ich bestiegen habe, ergänzt mit den Bemerkungen der Menschen, die ich hinaufgebracht habe.«

»Dann warst du eine Bergsteigerin.«

Die Alte lachte. »Bergsteiger waren die, für die ich gearbeitet habe. Wir haben ihre Lasten getragen, und niemand hätte auch nur daran gedacht, uns einen Namen zu geben, geschweige denn unsere Leistung zu würdigen. So war es schon bei meiner Mutter und bei vielen Frauen vor mir. Mein Großvater war Saisonarbeiter in einem anderen Tal, außerdem stellte er Spielzeug her. Die Großmutter und meine Mutter schnitzten Holzkreuze, die sie zusammen mit Gläsern und Stöcken verkauften. Sie zogen von Dorf zu Dorf und transportierten die Waren in großen Körben über die Berge. In so einem wie dem da«, erklärte sie und zeigte auf den alten Korb mit dem ausgefransten Rand, der seit jeher an der Küchenwand hing. Luce hatte sich nie gefragt, woher er wohl stammte. »Dann änderten sich die Zeiten. Die ersten Touristen kamen, feine Leute. Und die großen Entdecker aus der Stadt. Die Alpinisten«, sagte sie in ironischem Ton, der verriet, wie wenig sie von dieser Bezeichnung hielt. »Sie wollten die Gipfel erklimmen, neue Wege erschließen. Herausfinden, ob der Gebirgskamm mit einfachem Schnee oder ewigem Eis bedeckt war. Linien auf die Felsen zeichnen, um ihre Bewegung zu verfolgen. Sie brauchten jemanden, der ihre Geräte, die Barometer, die Stäbe, Glaskästen und den ganzen anderen Kram trug.«

Luce stellte sich Männer in altmodischer Kleidung vor: Kniebundhosen, schwere, elegant geschnittene Jacken, darunter Weste und Hemd. Hüte auf den Köpfen. Die Frauen, gebückt unter den Körben, liefen voraus und bereiteten ihnen den Weg, den Blick auf die Schuhe gerichtet, die unter den langen Röcken hervorlugten.

»Manchmal liefen wir ohne Schuhe durch den Schnee und versanken unter den Lasten. Die Männer aus der Stadt, die Entdecker, kamen als Letzte. Sie trugen nichts, konnten unbeschwert laufen.«

»War das hier in diesem Tal?«, fragte Luce.

»Die Pfade zu den Vajolet-Türmen und die Rosengartenspitze wurden auf diese Weise erschlossen. Ein Geheimnis, das die Berge für sich behalten wollten. Und wir Frauen sind nicht an Ruhm interessiert und daran gewöhnt, Geheimnisse zu wahren und im Schatten zu bleiben. Selbst die Art, wie wir Leben schenken, ist den Männern ein Rätsel. Sie kennen ihre Kühe besser als ihre Frauen und denken, die Frauen gebären auf die gleiche Weise. Frag nur mal Pa, ob er bei deiner oder Klaus' Geburt dabei war.«

Jetzt wusste Luce, dass Oma Ebe die ganze Zeit ein Geheimnis gehütet hatte. Und ausgerechnet ihr vertraute sie es nun an.

»Also standen in diesem Buch …«

»Die Notizen des Mannes, für den wir arbeiteten. Wie viele Kilos wir trugen. Ob wir mutig waren, geschickter auf den kurzen Strecken, die man schnell zurücklegen konnte, oder bei den schwierigen Aufstiegen, die nur überlebte, wer einen guten Grund dafür hatte. Man brauchte die Widerstandskraft einer Wurzel, die sich zäh an die Erde klammert. Einige von uns arbeiteten jahrelang für diesen Mann, der die Dolomiten erkundete.«

»Was für eine Ehre«, sagte Luce bewundernd. Wie abenteuerlich musste es gewesen sein, als Erster einen Gipfel zu besteigen, auf dem Weg Blätter von Pflanzen zu sammeln, die noch nie zuvor gesehen wurden. Und dann in echten Büchern zu stehen. Auch wenn sie noch in keinem Buch den Namen einer Frau gelesen hatte.

Oma Ebe lachte. Sie musste etwas sehr Lustiges gesagt haben. Vielleicht hätte es sogar Pa aufgemuntert, hätte er sie hören können. Sein Gesicht war wächsern wie eine Maske. »Wir haben keinen Pfifferling auf diese Leute gegeben. Einen Berg ohne Not zu besteigen, nur weil man der Erste auf dem Gipfel sein will, was für ein ausgemachter Unsinn. Und außerdem – willst du wissen, wie es war? Wir waren diejenigen, die sie führten, ihre Ausrüstung schleppten, die kochten, gleich nachdem wir das Lager aufschlagen hatten, und nach Wasser suchten. Trotz alledem konnte eine Frau nie eine richtige Bergführerin sein, die dafür angemessen entlohnt wurde. Wir waren nicht mehr als Bergziegen, Dienerinnen. Sie gaben uns Spitznamen, die im Staub der Jahre verlorengingen. Bis die Schmuggler kamen.«

»Die haben euch akzeptiert?«, wollte Luce wissen.

»Ob sie wollten oder nicht, sie brauchten uns. Wir hätten es auch allein geschafft. Schließlich hatten wir die Kontakte und organisierten den Aufstieg. Den Gipfel zu überqueren, war dann nur noch der letzte Schritt. Ein gefährlicher Schritt, aber er lohnte sich. In nur einer Nacht verdiente man so viel wie in wochenlanger Arbeit auf den Feldern, und ich konnte das Geld gebrauchen, denn meine Ersparnisse schmolzen dahin wie Butter in der Sonne. Das ganze Geld floss in die Ausbildung meines Bruders. Ich wollte frei sein, Luce, genau wie du.« Sie strich sich die Haare glatt. »Ich wollte nicht darauf warten, Witwe zu sein, um meinen eigenen Weg gehen zu können.«

Luce dachte an Teresa und den Abend, den sie im Kreis der Bäuerinnen verbracht hatten. Langsam begann sie zu verstehen, was die Frauen ihr hatten sagen wollen und was tatsächlich in Oma Ebe steckte. Schmuggler wurde man aus der Not heraus, aber man blieb es ein Leben lang, auch wenn einen nicht länger der Hunger dazu trieb, den Berg herauszufordern. Denn die Welt der Berge war wild, aber sie folgte ihren eigenen Gesetzen, die es einem erlaubten, selbst über sein Schicksal zu bestimmen. Die alte Frau hatte nie aufgehört, mit den Felsen und dem Wind zu sprechen, hinter den Nebel zu blicken. Sie hingegen, die von sich behauptete, die Dinge klar zu sehen, war immer noch dem alten Vorurteil verhaftet, das sie so hasste, und hatte die Vermessenheit besessen, dagegen anzukämpfen – allein gegen alle. Doch jetzt, angesichts der seitenfüllenden Erinnerungen einer alten Frau, die oft von den Berggipfeln ins Tal geblickt hatte, fand sie heraus, dass sie nie allein gewesen war.

»Wir haben diese Männer begleitet, weil wir die Wege bereits kannten, dort oben waren wir gleichberechtigt. Sie waren auf uns angewiesen, auf unsere Kraft, unsere Fähigkeit, den Wind und den Schnee zu verstehen, dem Schmerz zu trotzen, nicht klein beizugeben. Manchmal kam es auch vor, dass wir sie beschützten und sie vor den Wölfen verteidigten.«

»Wie Maria«, warf Luce ein.

»Ja, wie Maria, die den Tabak in Tee verwandelt hat, auch wenn viele sagen, dass es Josef war, der es mit den Zöllnern aufgenommen hat.«

»Das wolltest du also mit der Geschichte sagen.« Luce war sich sowieso nie sicher, inwieweit man den Worten der Pfarrer glauben konnte.

Oma Ebe erhob sich mühsam, wühlte in einer Schublade und kam mit einem gefalteten Blatt Papier zurück, das sie langsam vor Luces Augen ausbreitete. Es war ein Bild, das drei Männer mit schweren Körben zeigte. Sie stiegen in gebückter Haltung einen Pfad entlang eines Abhangs hinauf, der so schmal war, dass sie nur einen Fuß vor den anderen setzen konnten. Außer ihnen waren auch zwei Frauen auf dem Bild. Auf ihren Rücken trugen sie die gleichen Körbe wie die Männer. Sie waren gekleidet wie Bäuerinnen.

»Du könntest eine dieser Frauen sein, Luce. Ich weiß, wie gut du den Schnee verstehst. Sieh nur, was Pa passiert ist. Und schau dir Klaus an. Er wäre niemals imstande, all die Stimmen zu hören, die du wahrnimmst, wenn du den Nachthimmel betrachtest. Folge deinen Träumen, Luce, aber achte darauf, die richtigen auszuwählen.«

Oma Ebe war hinausgegangen, um ihre blutverkrusteten Hände zu waschen, deren Nägel so schwarz waren, als hätte sie in der Erde gewühlt.

Vorher hatte sie ihr das Bild überlassen, sie sollte es an sich nehmen und die Erinnerung daran bewahren. Sie sagte, sie sei eine alte Frau und die Geschichten der einfachen Leute verschwänden zusammen mit ihren Namen, wenn man sie nicht in Stein meißelte oder in Gold goss. Sie wolle nicht, dass das auch mit den Geschichten der Frauen passierte, die die Berge bestiegen, die Dunkelheit und die Angst bezwungen hatten, um Körbe voller Leben und Hoffnung nach Hause zu tragen.

Oma Ebe hatte von den Schmugglern gesprochen als den Erben einer Tradition, die den Grenzen folgte, sich mit ihnen bewegte, auf den Wellen ein und desselben Stroms, der sich abwechselnd vorwagte und wieder zurückzog. Luce hatte sie gefragt, wofür es sich gelohnt habe, das eigene Leben zu riskieren. Die Säcke voll Zucker, der Tabak schienen es ihr nicht wert zu sein.

Die Alte hatte geantwortet, dass es die Bücher gewesen seien, für die sie im Dunkeln über die Felsen geklettert war und riskiert hatte, von einer Kugel getroffen zu werden.

Als Mussolini an die Macht gekommen war, wurden die deutschen Schulen in den Dörfern Südtirols geschlossen und der Gebrauch der deutschen Sprache verboten. Aber die Lehrer unterrichteten die Kinder heimlich weiter, versammelten sie in Scheunen oder Kellern. Die Bücher waren aus dem Norden gekommen, versteckt in den Rucksäcken der Schmuggler, der *Grenzjäger*, wie Oma Ebe sie nannte.

Ein klangvoller Name, auch wenn Luce nicht sicher war, ob sie die Bedeutung verstand.

Die eisige Luft füllte ihre Lungen und flutete sie mit dem Duft feuchter Erde. Sie atmete tief durch, um den Geruch von Pas Blut loszuwerden, der in ihre Kleider und unter die Haut gekrochen war. Sie musste ihre Gedanken ordnen und wusste nicht, wo sie beginnen sollte.

Vielleicht – dachte sie, als sie Hase über die Wiese laufen sah – könnte sie bei dem Jungen anfangen, der mit all seinen Geheimnissen und einem Wolf an seiner Seite aus dem Wald aufgetaucht war.

1979

Er bemühte sich, seinen Puls zu kontrollieren und gleichmäßig zu atmen. Doch die Bilder holten ihn immer wieder ein, selbst der schneidende Wind vermochte sie nicht zu vertreiben. Die knappen Befehle der Alten hallten noch in seinen Ohren, als sie ihn angewiesen hatte, ihr den Faden zu reichen oder ein weiteres Fläschchen zu holen. In dem autoritären Ton war etwas mitgeschwungen, das kaum zu bemerken gewesen war. Aber er hatte es gespürt, denn es war der Klang der Angst, der ihm nur allzu vertraut war. Er hatte sich ihm in die Ohren eingebrannt zusammen mit dem Geräusch, das die Treppenstufen gemacht hatten, wenn Paul spät in der Nacht zum Schlafzimmer hochgegangen war.

Pa war kurz davor, bewusstlos zu werden. Er verdrehte die Augen, bis nur noch das Weiße zu sehen war. Sie richteten sich nach oben, als hätte er diese Welt bereits verlassen und eine andere betreten. Er war schweißüberströmt wie nach einem Bad in einem Bottich kochenden Wassers. Dieser Gedanke zog ihn zurück in die Vergangenheit und weckte die Erinnerung an das stehende Wasser im Schweinetrog. Es gelang ihm nicht, das Bild schnell genug zu verdrängen, und er sah Katharina leblos im Wasser liegen. Ihr Kleid ausgebreitet. Die langen Haare offen. Wie hatte er ihre Farbe vergessen können, die Art, wie sie ihr Gesicht wie ein Strahlenkranz umrahmten? Sie hatte sie immer zusammengebunden. So als würde sie sich ihrer schämen.

»Auf was wartest du?«, hatte ihn die Alte angeherrscht. Doch er hatte die Galle aufsteigen fühlen und war gerannt – schneller als ein Hase –, die Hand auf den Mund gepresst, um seinen Mageninhalt nicht auf den von Luce gewienerten Holzboden zu spucken.

Beim Gedanken an den ekelhaften Geschmack in seinem Mund und an die blutverschmierten Hände von Oma Ebe stieg die Übelkeit von neuem in ihm hoch.

»Pa«, flüsterte er in den Wind. »Du hast eine seltsame Familie. Na ja, nicht so seltsam wie meine, aber doch sehr seltsam.« Er hätte noch gerne gesagt, dass er Luce mochte. Aber er war ein Niemand. Und Luce war mutig und würde einem wie ihm niemals Beachtung schenken. Auch wenn er an diesem Abend für einen Moment den Eindruck gehabt hatte, dass sie ihn vor Klaus verteidigte. Vielleicht hatte sie ihn doch wahrgenommen? Auf jeden Fall war sie freundlicher. Er sah zu Hund hinunter, der schwanzwedelnd neben ihm herlief. »Vielleicht mag sie mich mittlerweile lieber als dich«, neckte er ihn.

»He, Hübscher.«

Er drehte sich abrupt nach der Stimme um. Wann würde er endlich kapieren, dass der Halbwolf nur mit dem Schwanz wedelte, wenn Luce in der Nähe war?

»Geht's dir besser?«

»Zumindest besser als Pa.« Er rang sich ein Lächeln ab. Aber Luce schien seinen Spruch nicht im Geringsten lustig zu finden. »Und dir?«

»Warum? Wie soll's mir gehen?«

Da war sie wieder, die alte Luce, die sofort ihre Stacheln

aufstellte. »Ich habe gehört, dass du mit Klaus gestritten hast.«

»Ich wüsste nicht, was dich das angeht.«

Er senkte den Kopf und wollte schon schweigend in den Stall gehen, aber Hund hüpfte an Luce hoch, leckte über ihre Wange und ließ nicht von ihr ab.

»Er humpelt nicht mehr.« Endlich lächelte sie.

»Stimmt, aber am Tag ist er immer noch nicht ganz auf der Höhe.« Morgens, kurz vor Sonnenaufgang, wurde das Tier im Stall regelmäßig unruhig und versuchte, die Gerüche des Waldes zu wittern. Ab und zu ließ der Junge ihn gehen. Der Halbwolf kam immer zurück, löste sich so plötzlich aus dem Dickicht, als wäre er ein Schatten des Waldes, der Gestalt annahm, sobald er die Wiese berührte, die das Haus umgab, und in seinem durchdringenden Blick lag die Frage, warum er nicht mit ihm in den Wald zurückkehrte. Sie hatten einen Pakt geschlossen. Keiner von beiden würde den anderen im Stich lassen. Der Junge wusste nicht genau, wann es passiert war, vielleicht als sie zusammen in die Nacht gingen, nachdem sie aus dem Autowrack geklettert waren, das sie eigentlich hatte weit wegbringen sollen, stattdessen aber gegen den Baum gekracht war. Er hatte sich aus dem Blechhaufen befreien müssen, der ihn eingeschlossen hatte. Und Hund hatte lernen müssen, Händen zu vertrauen, die denen ähnelten, die ihn eingesperrt und gequält hatten.

»Vielleicht möchte er zurück in den Wald«, flüsterte Luce. Es gelang ihr immer, ihre Gedanken klar auszudrücken, während seine sich in seinem Kopf balgten und darum stritten, welche Form sie annehmen sollten. Er war Luce den Abhang hinunter gefolgt und setzte sich neben sie unter die Kastanie.

»Ich glaube schon.«

»Und du? Es muss ein tolles Gefühl sein, sich mit Hirschen und Füchsen zu unterhalten.«

»Die Füchsin hat nie viel gesagt.« Doch an jenem Morgen, als er sich über den Rand der Grube gebeugt hatte, in der sie zusammengekauert lag, hatten sie beide dieselbe Angst gespürt. Seither fühlte er das Blut der Füchsin auch durch seine Adern fließen. Sie teilten ein Geheimnis. Er hatte ihr die Freiheit geschenkt und sie ihm die Fähigkeit, sie zu erkennen und zu finden, wo auch immer sie war. Auch wenn das ein merkwürdiges Gefühl war. Genau in dem Moment, als er sie gefangen hatte, war er mit seiner Umwelt, dem Wald, dem Berg, dem Himmel oder auch dem herrenlosen Haus verschmolzen und war zu einem Teil des Ganzen geworden, wie ein Wassertropfen in einem Fluss. Sein Schicksal war untrennbar mit diesem Fluss und seiner Musik verbunden, und da war ihm klargeworden, dass es ganz anders war, als er es sich vorgestellt hatte. Weil es keine Freiheit des Herzens gab, die einen nicht mit unsichtbaren Ketten an ein anderes Lebewesen gebunden hätte. Doch es war eine bewusste Entscheidung, wie in einen Fluss zu springen, ohne schwimmen zu können.

»Und die Hirsche sind die meiste Zeit mit sich selbst beschäftigt«, brach er lächelnd sein Schweigen.

Luce zeichnete ein Dreieck in den Himmel. »Deneb, Altair und Wega«, raunte sie. »Deneb im Sternbild des Schwans leuchtet heller als der Mond, aber er ist so weit entfernt, dass wir ihn kaum sehen.« Sie rieb sich die Hände, deren Innenflächen aufgerissen waren. »So ist es auch mit den Menschen, stimmt's? Wenn jemand geht, hört er langsam auf zu leuchten, bis wir uns nicht mehr an ihn erinnern.«

Er wusste nicht, an wen Luce dabei dachte. Aber er war sich sicher, dass es nicht so war. Hasenohr und Katharina waren auch in dieser Nacht an seiner Seite. Er konnte sehen, wie sein Bruder den Hügel hinunterrannte, ihm zulächelte und bedeutete, ihm zu folgen. Seine Schritte klangen wie der Wind, der über das Gras strich. Und Katharina war das Silber der Sterne.

»Ich weiß nicht, ob Pa recht hat und wir wirklich aus demselben Stoff sind wie die Sterne. Aber ich stelle es mir so vor: Wenn du einmal das Feuer eines anderen gespürt hast, vergisst du es nicht mehr und findest es überall wieder, weil es ein Teil von dir geworden ist.« In den Träumen, im Geäst der Bäume. In den Schatten des Waldes.

»Und in der Dunkelheit?«, fragte Luce.

»Es ist, wie die Augen zu schließen und trotzdem zu wissen, dass um dich herum Tag ist.«

Das war eine dumme Aussage, und der Junge konnte nicht einschätzen, was Luce davon hielt. Sie, die all ihre Lasten trug, ohne sich zu beschweren, und die niemals stolperte, während er nicht in den Abgrund blicken konnte, weil ihn sonst der Schwindel erfasste.

Hund schleppte mühsam einen Ast heran, der so lang und robust war, dass er fast als Deckenbalken dienen konnte.

Er brachte ihn zu Luce, die ihn festhielt und zu sich zog, während Hund sich auf die Hinterpfoten stellte und dagegen hielt. In Luce fand er eine würdige Rivalin, die ihm die Stirn bot und die genauso stolz und hartnäckig war wie er.

Als der Halbwolf mit einem letzten kräftigen Ruck am Ast zog, fiel Luce nach hinten und riss dabei auch den Jungen mit, der ihr Spiel beobachtet hatte, und beide landeten rückwärts im Gras.

Diesen fremden, mysteriösen Körper auf seinem zu spüren, überforderte ihn und vernebelte seine Sinne. Luce löste eine Menge erstaunliche, neue Gefühle ihn ihm aus. Der Geruch von Erde und der Duft ihrer Haut erfüllten ihn. Die Berührung mit den weichen Rundungen ihres Körpers lähmte und elektrisierte ihn gleichzeitig und machte ihm Angst. Aber er war entschlossen, sich keinen Millimeter zu bewegen, er würde sich sogar das Atmen versagen, nur damit sie noch eine Weile so liegen blieb, mit ihrer Wange auf seiner Brust und ihrem Lachen, das in seinen Ohren explodierte.

Als sie sich aufrichtete, umfasste er sanft ihren Arm unter dem Vorwand, ihr helfen zu wollen, und klopfte ihr instinktiv den Staub von der Jacke, wie er es bei seinem Bruder getan hätte. Dann setzte sie sich wieder neben ihn, das Gesicht gerötet, die Augen leuchtender als die Sterne. Das Mädchen lachte immer noch und schien seine Hand nicht zu bemerken, doch er zog sie zurück, weil er befürchtete, sie könnte seine Gefühle preisgeben. Luce hätte sie vielleicht verstanden, sie war ihm immer einen Schritt voraus. Er dagegen erkannte seinen Körper plötzlich nicht wieder, und das Herz schlug ihm bis zum Hals, während er vorgab, den Halbwolf zu beobachten, der seine Zähne mit derselben Leidenschaft in den Ast grub, mit der er seinen Finger in ein Honigglas tauchte.

»Das macht er immer so«, sagte er, bemüht, wieder zu Verstand zu kommen. Es half ihm, an ihr altes Leben im Wald zu denken, als alles schwieriger, aber viel klarer gewesen war. »Wenn ich ihm einen Stock zuwerfe, rührt er ihn nicht einmal an. Aber wenn er etwas will, holt er es sich. Ohne Rücksicht auf Verluste.«

Luce dachte nach. Sie schlang die Arme um ihre Knie. Vielleicht war ihr kalt. Ihm kam die Idee, seinen Pullover ausziehen und ihn über ihre Schultern zu legen. Doch er war sich fast sicher, dass sie das mit einer Ohrfeige quittiert hätte.

»Weil er ein Wolf ist«, antwortete sie und sah ihn für einen Augenblick so traurig an, dass es seinem Herzen einen Stich versetzte. »Er lässt nicht zu, dass man ihm auf dem Kopf herumtanzt. Dafür ist er zu stolz.«

»So wie du.« Schon nach dem Bruchteil einer Sekunde bereute er, das gesagt zu haben. Luce mochte keine Komplimente.

Doch sie zuckte nur mit den Schultern, eine kleine in den Nachthimmel geschnitzte Figur, die von der heraufziehenden Morgenröte erleuchtet wurde.

»Sie haben sich für dich entschieden«, murmelte sie. »Pa und Klaus haben mir nie erlaubt, mit ihnen zu gehen.« Ihre Finger fuhren durch das Gras. »Dabei würde ich es viel besser machen als Klaus, der sich immer in Schwierigkeiten bringt.«

»Ihr zwei seid wie Hund und Katze«, lachte er. Doch Luce blieb ernst.

»Ich weiß nicht, ob es mir dieses Mal gelingt, ihm zu helfen.«

Er hätte ihr gern gesagt, dass ihr alles gelang. Nur durch sie war dieses dunkle Haus, das den ganzen Winter über stumm und verschlossen auf der Wiese gestanden hatte, zum Leben erwacht. Dank des geblümten Strohhuts und der üppigen Geranien, die Luces wahren Charakter ausmachten, den auch die weiten Pullover nicht verbergen konnten.

»Ich glaube, es wäre für jeden schwierig, ihm zu helfen. Er ist zufrieden, so wie es ist.«

»Gilt das auch für dich, Hase?«

Er sog die Luft ein. Wenn er die Augen schloss und sich vorstellte, als ein anderer auf sich selbst zu blicken, was würde er sehen? So viele verborgene Gefühle und Erinnerungen.

»Ich glaube, ich wünschte, es wäre so. Nichts zu verbergen zu haben, niemals.«

Der Last all der unausgesprochenen Dinge standzuhalten, erforderte große Stärke. Denn die Geheimnisse vervielfältigen sich, eines folgte auf das andere. Sie ketteten ihn an die Vergangenheit und wirkten sich auf seine Zukunft aus. Der Junge wusste nur zu gut, dass Geheimnisse einen Menschen auf Dauer veränderten.

Luce nickte. Sie blickte in den Himmel, der im Osten bereits zu leuchten begann, und legte den Kopf schief. »Einverstanden. Keine Geheimnisse. Komm mit«, sagte sie, stand auf und klopfte sich den Schmutz von der Jacke.

Er folgte ihr bis zu Oma Ebes Wagen, der zwischen Büschen und Sträuchern stand. Bei dem Gedanken, wieder in diesem Gefährt zu sitzen, wo die Musik in seinen Ohren dröhnte und es ihm in den Kurven den Magen umdrehte, fühlte er erneut Übelkeit aufwallen. Doch Luce stieg nicht in das Auto. Sie warf ihm einen tieftraurigen, geradezu verzweifelten Blick zu und öffnete den Kofferraum.

»Schau hinein.«

Er gehorchte, aber er wusste nicht, warum sie die Kiste darin derart aus der Fassung brachte. Bis das Mädchen die Platten zur Seite schob und ihm den doppelten Boden und seinen Inhalt zeigte.

»Du musst es loswerden, Luce. Egal, was Klaus sagt und was er damit vorhat.« Nachdem er sich die ganze Geschichte angehört hatte, wurde ihm klar, dass es keine Zeit zu verlieren gab.

»Glaubst du, daran hätte ich noch nicht gedacht?«

»Ich helfe dir. Wenn du willst, rede ich mit Klaus.« Sich den riesigen Klaus vorzuknöpfen, entsprach nicht unbedingt seinen Plänen für den nächsten Tag, aber für Luce würde er es tun.

»Nein, das bringt nichts.«

»Dann müssen wir es Pa erzählen. Erinnerst du dich, was er über das Gewehr deines Opas gesagt hat?« Der exakte Wortlaut fiel ihm nicht mehr ein, aber er sah noch sein aufgeregtes Gesicht vor sich. Luce schaute ihn verwirrt an. »Gewehre schießen, Dynamit explodiert. Waffen töten«, gab er Pas Worte etwas vereinfacht wieder, aber die Botschaft blieb dieselbe. Doch es schien, als verstünde Luce noch immer nicht, sie starrte ihn mit einem finsteren Gesichtsausdruck an, der nichts Gutes verhieß. Die Distanz zwischen ihnen war mit einem Mal wiederhergestellt.

»Was weißt du denn von meinem Gewehr? Wer hat dir gesagt, dass es meinem Opa gehört hat?«

Auch Hund hatte sich abrupt umgedreht und blickte ihn unverwandt an. Tja, so war er nun mal, er trat in jedes Fettnäpfchen, das er finden konnte, und er hatte Luce wieder einmal verärgert.

»Ich weiß, dass dieses Gewehr eurer Familie Unglück gebracht hat.« Wie konnte er nur so dämlich sein? Er durfte ihr nicht sagen, was er wusste. Pa hatte es ihn schwören lassen, nachdem er ihm diesen ellenlangen Vortrag von den Flüssen, den Ängsten und den Wellen gehalten hatte.

»Na, wie es aussieht, ist Klaus nicht der Einzige, der Geheimnisse hat«, schnaubte sie.

»Luce, ich würde es dir ja erzählen, aber ... Wenn ich könnte, dann ...«, stammelte er.

»Ich verstehe wirklich nicht, was zum Teufel ich noch in diesem Haus mache«, schnitt sie ihm das Wort ab. »Ich dachte, du wärst anders, Hasenohr.« Sie spuckte den Namen so verächtlich aus, dass er auch in seinen Ohren lächerlich klang. Dann schob sie ihn zur Seite und ging mit dem Halbwolf davon.

Die Stille pochte in seinem Kopf. Er ärgerte sich über seine Dummheit, während er sie im Wald verschwinden sah. Er hätte ihr hinterherlaufen und sie bitten können, Geduld zu haben. Sie anflehen können, ihm zuzuhören. Er wusste, dass Luce recht hatte, aber seine Zunge war wie gelähmt, und er hätte ihr keine Antwort geben können. Jede ihrer Fragen hätte direkt zu den Menschen geführt, die Luce liebte. Und die auch er liebte.

12

Über Jan war die Nacht hereingebrochen, und sie bestand nicht nur aus dem Geröll, das ihn bedeckte und gegen seinen Mund drückte. Er hatte Angst um das Kind und wäre so gerne aufgestanden, um zu ihm zu gehen, um seinen Namen zu rufen. Wie er gegen den Felsen gepresst dalag, der ihm ins Fleisch schnitt, spürte er, wie die Kälte ihm in die Knochen kroch, Teile seines Körpers betäubte, die nicht mehr zu ihm zu gehören schienen. Und trotz seines verzweifelten Wunsches gelang es ihm nicht, sich zu bewegen. Faul und störrisch wie Burt, wenn es regnete und er nicht rausgehen wollte, verschanzte sich sein Verstand in der Dunkelheit wie in einer Höhle. Die Nacht bestand aus Gedankenstrudeln, die ihn immer wieder in die Vergangenheit führten. Auf der Suche nach Sonne und Sommerhitze brachten sie ihn in den mit bunten Girlanden geschmückten Garten eines vertrauten Hauses. Obgleich er wusste, dass er über den Zaun springen und in das Hier und Jetzt zurückkehren musste, hielt ihn etwas fest auf der karierten Picknickdecke, umgeben von einem Dutzend Kindern, die Fangen spielten. Wilma und Clara waren ins Haus gegangen, um die Karaffen mit Limonade zu füllen, und er konnte durch das Fenster sehen, wie sie, verborgen vor den Kinderaugen, die Torte mit weißen und blauen Kerzen verzierten.

Gabriele tat wie immer bei solchen Gelegenheiten, als

kenne er ihn nicht, was in diesem Durcheinander ein Leichtes war. Der Garten war ein Kaleidoskop aus Kindern, Eltern, Unterhaltungen, Scherzen, Streichen und davonfliegenden Luftballons. Den Kindern beim Spielen zuzusehen machte ihm gute Laune. Es war der Geburtstag von Claras und Alfreds jüngstem Sohn. Der Junge wurde sieben und hing an seinem großen Bruder Matteo wie eine Klette, ahmte seine Bewegungen und Posen nach. Matteo war genervt und hätte den kleinen Bruder am liebsten unter einem Vorwand abgeschüttelt.

Jan fand diese Dynamik amüsant, aber gleichzeitig beunruhigte ihn die Spannung zwischen den beiden Brüdern, so als stünde etwas Schreckliches bevor.

Können wir die Menschen, die wir lieben, vor dem Unheil schützen, oder ist es immer das Schicksal, das entscheidet?

»He, Jan, hängst du deinen Gedanken nach?« Alfred hatte sich neben ihn gesetzt. »Mit Gemüse«, sagte er und reichte ihm ein Sandwich. »Frag mich nicht, mit welchem genau, aber Clara ist sehr stolz auf ihren Gemüsegarten.«

Er nahm es dankend an und nickte in Richtung des Hauses. »Schön habt ihr es hier. Und das Fest ist großartig«, lobte er mit einem aufgesetzten Lächeln, das sich zu einer schmerzverzerrten Grimasse verzog, als er von einem Ball getroffen wurde.

Alfred warf ihn zu Matteo zurück und zwinkerte Jan zu. »Wer hätte das gedacht, hm? Dass ein Schwerenöter wie ich mal zur Ruhe kommen würde. Jetzt bin ich ein Bankangestellter mit Frau und zwei Kindern.« Er seufzte. »Aber wir hatten unseren Spaß.«

»Früher oder später muss man erwachsen werden.« Gespräche dieser Art bereiteten Jan stets Unbehagen. Er hatte so viel zu sagen, aber die Gedanken verwischten, und er konnte sie nicht in Worte fassen, wusste nicht, wo er anfangen sollte, so dass er nur banale Sätze herausbrachte.

»Wenn dieses Tal alle Geheimnisse preisgeben könnte, die es verbirgt …« Alfred senkte seine Stimme, die jetzt einen düsteren und dennoch amüsierten Ton annahm. »Du würdest dich wundern, was für skurrile Geschichten in einer ganz normalen Bankfiliale passieren.«

»Ich will es gar nicht wissen, Alfred«, er grinste, bevor er in das Sandwich biss.

»Na ja, da geht es auch um die Freunde von Gabriele. Kennst du den Typ mit der Schreinerei?«

Alfred war es egal, dass Jan davon nichts hören und seine Nase nicht in fremde Angelegenheiten stecken wollte. Ihm bereitete das offenbar große Freude, was Jan nur schwer verstehen konnte.

»Ich nenne keine Namen, und von mir hast du es nicht …« Er warf ihm einen verstohlenen Blick zu, so als wollte er jegliche Verantwortung von sich weisen.

»Er hat mich vor ein paar Tagen angerufen und einen Termin vereinbart, um über ein Darlehen zu sprechen, aber …« Er machte eine Kunstpause, um die Spannung auf die Spitze zu treiben. »Er ist nicht erschienen. Also habe ich versucht anzurufen, mehrmals. Ohne Erfolg. Bis er irgendwann zurückgerufen hat. Er sagte, er brauche das Darlehen nicht mehr, weil er das Tal verlassen wolle.«

»Was ist daran falsch, Alfred? Es kann doch vorkommen, dass man eine Luftveränderung braucht.«

»Auch wenn man seine Ehefrau so grün und blau schlägt, dass sie ins Krankenhaus muss?«

Die Kinder spielten, es war ein sonniger Sommertag, und inmitten dieser unbändigen Lebensfreude fragte sich Jan, wie es sein konnte, dass eine Frau von dem Mann geschlagen und misshandelt wurde, dem sie sich anvertraut hatte. Bis die Haut übersät war von blauen Flecken, die nicht nur an der Oberfläche blieben, sondern tiefe Wurzeln schlugen, genährt von der Angst, die sich auf dem Grund der Seele ausbreitete und in der man feststeckte wie in schlammigem Boden.

»Sieh dir den Sohn an, der ist genauso ein Hitzkopf. Ich will hier keine Küchenpsychologie betreiben wie in den Zeitschriften, die Clara verschlingt, aber wenn du so aufwächst, kannst du das Gleichgewicht nur wiederherstellen, indem du die Schläge, die du einstecken musst, wieder austeilst.«

Wilma winkte ihnen vom Küchenfenster aus zu. Jan wusste, dass sie erleichtert war, wie immer, wenn sie ihn im Gespräch mit einem Freund sah, anstatt allein auf seine Berge zu steigen, wo er sich wie ein wildes Tier in seinem Bau verkroch, wie sie es ausdrückte. Das war nun einmal sein Laster, sein Bedürfnis, seine Schwäche.

»Ihr seid eine tolle Familie, Jan. Wilma vergöttert dich. Ich wünschte, bei Clara wäre es auch so. In letzter Zeit ist sie so abwesend. Was ist dein Geheimnis, wie stellst du es an, so geliebt zu werden?«

Jan betrachtete das mit Aubergine belegte Sandwich. »Ich habe den Keller abgeschlossen und den Schlüssel in den See geworfen, damit sie die Leichen nicht findet.«

Alfred sah ihn halb belustigt, halb überrascht an, dann lachte er. »Donnerwetter, fast hätte ich es dir abgenommen.« Er schüttelte grinsend den Kopf und stand auf, um zu Clara zu gehen, die verzweifelt nach ihm rief, weil sie Hilfe mit der Torte brauchte.

Jan hatte das Bedürfnis, sich zu bewegen. Führte ein Mangel an Liebe in der Kindheit unweigerlich dazu, dass man selbst nicht lieben konnte? War das erblich wie blaue Augen oder die Haarfarbe?

Er durchquerte den Garten und lief eine Runde um die Gemüsebeete, den fröhlichen Lärm des Festes ließ er hinter sich. Der Wind wehte den Duft von Sonnenhut und Rosmarin heran. Als er Schritte im Gras hörte, drehte er sich um und schnappte Gabriele, der beim Fangenspielen in seine Richtung gelaufen war. Der Junge lachte, Jan hob ihn hoch und drückte ihn an sich: »Na, wo willst du denn hin?«

»Lass mich runter, Papa«, sagte er und wand sich in seinen Armen. Sein Gesicht war ganz rot, und er keuchte vom schnellen Laufen. Der Junge strahlte reine, ungezähmte Energie aus wie der Schweif eines Kometen.

»Hast du Spaß?«

Er nickte, den Blick auf seine Freunde gerichtet, die ihn überholt hatten und ihn verspotteten: »Seht euch nur das Papasöhnchen an!«

»Wünschst du dir auch so eine Geburtstagsfeier?«

Gabriele zuckte mit den Schultern. Er verlangte nie etwas. »Wenn Burt nicht wieder die Torte frisst wie letztes Jahr.«

Wilma hatte die Torte zum Abkühlen auf den Tisch gestellt, und Burt nutzte die Gelegenheit. Zum Glück hatten sie keine Gäste erwartet. Als Ersatz musste eine Packung Eis dienen, die Wilma mit Wunderkerzen dekoriert hatte.

Bevor er wegrennen konnte, hielt Jan den Atem an und sprach, ohne weiter darüber nachzudenken, die Frage aus, die ihn seit Gabrieles Geburt umtrieb: »Gabriele, bin ich dir ein guter Vater?« Wie töricht ihm diese Bitte um Gewissheit plötzlich vorkam. »Ich meine, wenn du wählen könntest …«

»Papa«, unterbrach ihn Gabriele, »auf Festen wirst du immer sentimental.«

Jan lächelte, mied Gabrieles Blick und ließ ihn gehen.

Er konnte ihn selbst in diesem Moment vor sich sehen, obwohl Erde und Geröll seine Augen bedeckten. Ein letztes verschwommenes Bild. Das Einzige, was ihn in die Finsternis begleitete.

1979

Luce blickte zur Decke und zählte die Spinnweben, die von den Balken hingen. Genau hier, an diesem Ort im Haus, der nur ihr gehörte, hatte sie sich mit Klaus unterhalten. Es schien ihr, als wäre seitdem eine halbe Ewigkeit vergangen. Dabei war es erst wenige Tage her, dass sie über den Ausflug in die Stadt gesprochen hatten und sie sich verlogen und hinterhältig vorkam, weil sie Klaus hinterging. Sie hatte ihm weder von den Saiten noch von ihrer Musik erzählt. Sie hatte ihm versprochen, dass er ihr vertrauen könne und sie in der Stadt allein zurechtkommen würde, während sie in einem Winkel ihres Gehirns gedacht hatte, dass sie ohne ihn freier wäre.

Jetzt war sie wieder hier in ihrem Zimmer, ihr Blick auf die reglosen Spinnen gerichtet, die auf der Lauer lagen und die Nacht abwarteten, und musste einsehen, dass es umgekehrt war und Klaus sie getäuscht hatte.

Dynamit. Wofür nur?

Sie konnte sich gar nicht vorstellen, was passiert wäre, wenn man es an der Grenze gefunden hätte oder als sie mit Oma Ebe auf dem Parkplatz angehalten hatte. Die Enttäuschung mischte sich mit dem Ärger darüber, dass sie sich hatte täuschen lassen, und verwandelte sich in glühende Wut.

Sie stand auf und holte die Tüte mit den Sachen, die sie

gekauft hatte. Beim Anblick des zarten rosa Stoffs und der kleinen hübschen Herzen wurde ihr übel.

Sie waren Ausdruck für das, womit Klaus sein perfides Spiel trieb: ihre *weibliche Eitelkeit,* wie er sagte. Ihr Bedürfnis, ihren Körper zu spüren, zu lieben, obwohl er anders war und in diesem Männerhaushalt herausstach, wie ein Ton, der immer lauter anschwoll, je mehr sie sich bemühte, ihn zu unterdrücken. Rebellisch und fremd. Verhängnisvoll. Und so war es auch. Amen.

Sie schleuderte die Tüte in den Schrank zurück und warf die Tür zu, wild entschlossen, sie nie mehr zu öffnen.

Am nächsten Tag ging sie Klaus und Oma Ebe aus dem Weg. Sie mied auch Hasenohr, der den ganzen Nachmittag am Waldrand saß und hoffte, sie abpassen und mit ihr sprechen zu können. Als er sie vorbeigehen sah, schubste er Hund in ihre Richtung und kam dann mit dem Vorwand auf sie zu, ihn wieder einzufangen. »Er hört einfach nicht, nie bleibt er an seinem Platz«, sagte er und lächelte verlegen, während Hund unbefangen an ihr hochsprang und sie zum Lachen brachte, obwohl sie traurig war.

Luce sagte nichts, sie schämte sich dafür, ihm gestern ihre Schwäche offenbart zu haben. Er hätte sie niemals weinen sehen dürfen, und sie hätte besser daran getan, die Sache mit der Schachtel und ihrem Inhalt für sich zu behalten. Sie hatte in seiner Anwesenheit die Büchse der Pandora geöffnet, und übrig blieb nur Enttäuschung. Was hatte sie zurückbekommen? Ein paar dahingestammelte, unvollständige Sätze, und sie hatte weder Lust noch Mut, ihrer Bedeutung auf den Grund zu gehen.

Sie schnappte sich ihr Gewehr und lief in den Wald, um

das Zielen zu üben. Es hatte ihrem Opa gehört, mit dem sie nur schöne Erinnerungen verband. Die Waffe, auf der sie immer noch seine Fingerabdrücke zu sehen glaubte, konnte nicht so böse sein, wie der Junge behauptete. Sie wurde gebraucht, um Eindringlinge abzuschrecken, denn nicht immer reichte eine Geigenmelodie, damit die Leute freundlich gestimmt waren. Opa hatte sich um sie gekümmert, als ihre Mutter sie verlassen hatte. Natürlich waren da auch Pa und Klaus gewesen, Oma mit ihrem Duft nach Blumen und Wurzeln, ihren Kochkünsten. Doch Opa war derjenige, der sie mit in den Wald genommen und ihr das erste Rudel Hirsche gezeigt hatte. Sie erinnerte sich noch genau an ihr rotes Fell, die dunklen Augen, die sie ohne eine Spur von Angst angeblickt hatten. Wie sie sich auf dem Gras bewegten, als wäre es ein Trampolin, und dann mit einem Sprung in der Dunkelheit verschwunden waren. Nachdem Opa gestorben war, dachte sie jahrelang, die Hirsche seien fortgegangen, denn allein war es ihr nie mehr gelungen, sie aufzuspüren. Und mit ihnen war auch Luces heile Welt verschwunden. Sie lief weiter, kickte Kieselsteine vor sich her, machte vor einem Baum halt und zielte auf die Äste. Zuerst visierte sie die tiefer hängenden an, dann die weiter oben, traf Tannenzapfen, die mit einem dumpfen Geräusch auf die Erde fielen. Bis sie zu dem Weg kam, der zur Pension Regina führte.

Im Grunde hatte Oma Ebe sie hierhergebracht, auch wenn die alte Frau sich das nicht hätte vorstellen können und Luces Entscheidung wohl nicht gutgeheißen hätte. Doch ihre Geschichte war der Auslöser dafür, dass Luce beschloss, ab jetzt ihren eigenen Weg zu gehen, ohne auf irgendjemanden zu hören.

Die Holztische waren leer. Auf jedem stand ein bauchiges Glasväschen mit jeweils einer anderen Art von Blume, die auf der umliegenden Wiese gepflückt worden war. Die Terrasse wirkte gepflegt und behaglich, aber es waren keinerlei Geräusche zu hören. Die Schaukel hing bewegungslos, als warte sie darauf, vom Wind angestoßen über das Tal zu schwingen. Die Touristen waren fort und mit ihnen der Geruch von Sonnencreme, Kraut und Bier, das Klirren von Gläsern und Besteck. Sie verstaute das Gewehr in ihrem Rucksack und ging weiter.

Hildes Anweisungen waren sehr präzise gewesen. Luce hatte den Mut gefunden, sie anzurufen, als sie Pa zum Dorfladen begleitet hatte. Während sie draußen auf ihn wartete, war ihr Blick auf die Telefonzelle gefallen. Darin hatte es nach Plastik gestunken, und Luce war sich vorgekommen wie ein Fisch in einem Aquarium. Wenn sie durch das Plexiglas sah, nahm die Umgebung gedämpfte Farben an, verschwammen die Umrisse der Berge, verformten sich die Bäume, und alles wirkte undefinierbar und weit weg.

Die Tatsache, dass die Polizeistation direkt hinter ihr lag, versetzte sie in Erregung. Wenn man unbemerkt den Bau des Wolfes betreten wollte, musste man sich das gleiche Fell überziehen. Der Piepton in der Leitung bestimmte den Takt ihres Herzschlags, und aus den Augenwinkeln behielt sie den Hinterausgang des Dorfladens und die Polizeistation im Blick.

Als sie Hildes fröhliche Stimme am anderen Ende der Leitung hörte, fragte sie sich, warum sie dieses Telefonat so gefürchtet hatte. Doch ihre Angst galt nicht der Frau, sondern dem Schritt, den sie gerade getan hatte, obwohl sie wie angewurzelt in der Kabine stand. Jetzt gab es kein Zurück mehr.

Der Weg, den sie mit dem Anruf eingeschlagen hatte, brachte sie direkt hierher vor dieses Scheunentor.

Luce atmete tief durch. Sie fragte sich, ob sie vielleicht zu früh oder zu spät war, weil das Restaurant geschlossen war und auch von dort kein Geräusch, nicht der Hauch eines Flüsterns nach draußen drang. Sie öffnete die Holztür und trat ein. Ihre Augen mussten sich erst an das Halbdunkel gewöhnen, das lediglich von einigen schmalen Lichtstreifen durchbrochen wurde, die durch die Ritzen zwischen den Brettern drangen. Ihre Schuhe hinterließen längliche Abdrücke im staubigen Boden aus gestampftem Lehm. Sie schärfte ihre Sinne, wie sie es im Wald tat, und ließ sich von den Stimmen leiten, die sie ganz sachte schwingen hörte, ein Geräusch, nicht lauter als das Flügelflattern der Zikaden. Luce wusste, dass Zikaden jahrelang in der Erde schlummerten und eines Tages alle zusammen, von einem gemeinsamen Instinkt geweckt, zu Hunderten an die Oberfläche kamen. Die Insekten galten als gutes Omen, obwohl sie einen Teil ihres Lebens in der Unterwelt, im Kontakt mit dem Totenreich verbrachten.

Sie stieg eine Treppe hinauf und gelangte auf einen Boden, der von einem Holzgeländer begrenzt wurde. Dort saßen zwischen Säcken und rostigen Pferdegeschirren ein Dutzend Leute und lauschten Hilde und dem Mann neben ihr. Luce bemerkte die Blicke von ein paar Mädchen, als sie sich auf den Holzboden setzte. Sie hatte die Ecke in der Nähe der Treppe gewählt und rechnete nicht damit, dass Hilde sie sehen würde, doch die Frau begrüßte sie mit einem strahlenden Lächeln.

Luce blickte sich um, sie sah Mädchen und Jungen, die kaum älter waren als sie, aber auch erwachsene Männer,

Bauern. Man erkannte es an den schwieligen Händen, schwarz von der Erde und rissig, am wettergegerbten Gesicht und den breiten Schultern. Auf dem Boden lagen Zeitungen und Flugblätter verstreut.

Luce stellte fest, dass sie keineswegs zu früh gekommen war, denn alle lauschten gebannt den beiden Rednern, die abwechselnd das Wort ergriffen. Während der Mann sprach, schien Hilde wie verzaubert von seinen Worten und seiner Stimme. Und auch bei den Zuhörern verfehlte der eindringliche Tonfall seine Wirkung nicht. Er sprach sicher wie ein Fluss mit festen Ufern, der über Kieselsteine und Unebenheiten floss, um das Meer zu erreichen, und dabei das umliegende Land benetzte, um es fruchtbar zu machen.

Häufig wandte sich der Mann direkt an Hilde, die dann zustimmend nickte, und wenn sie das Wort ergriff, zeigten seine Augen die gleiche Leidenschaft. Sie waren wie zwei tänzelnde Flammen, die sich im Einklang miteinander aus der Glut erhoben. Niemand würde auch nur im Traum daran denken, Hilde das Wort abzuschneiden, die mit ihrer Stimme alle in ihren Bann zog. Sie konnte ernst und getragen sprechen und sich im nächsten Moment zu einem Witz hinreißen lassen.

Luce war so fasziniert von diesem Tanz, dass sie kaum auf den Inhalt achtete. Sie hatte eine dieser Reden erwartet, die ihrem Bruder so gefielen und davon handelten, wie die Italiener nach dem Ersten Weltkrieg ihr Land gestohlen und die Täler besetzt hatten. Die alte Leier von langgehegtem Groll und von Befreiung. Alles gerechtfertigt durch die tiefe Liebe zur Heimat, zum Heimatland. Land, das jahrhundertelang Teil des Reichs war und nun? Dieses Gerede langweilte Luce. Klaus vergaß gern, dass er Sohn einer Italienerin war.

Dass die Freunde, die oben auf dem Gipfel ein Auge zudrückten, Italiener waren. Sie selbst fühlte sich jedes Mal als Italienerin, wenn sie den geblümten Strohhut trug und an ihre Mutter dachte, an die sonnenverwöhnte Stadt, aus der sie kam und der sie nie ganz den Rücken gekehrt hatte. Diese Wärme musste eine starke Anziehungskraft ausüben.

Und dann war da natürlich Pa, unversöhnlich in seiner Sturheit und seinem Fluch. Er hatte ihrer Mutter gesagt, wenn sie ginge, würde sie nie mehr zurückkehren können. Und er hatte Wort gehalten, denn obwohl sie es an dem Tag, als Luce sich im Schnee verlief, versucht hatte, war sie nicht geblieben. Ob Pa ihr gesagt hatte, dass keiner sie mehr brauche, dass sie nichts als Ärger und Schwierigkeiten mache? Die Kinder hatten sie nicht einmal mehr erkannt. Und es war auch richtig so – musste er geschlossen haben –, sie war schließlich diejenige gewesen, die sie alle drei im Stich gelassen hatte.

Luce begann zu verstehen, wie sich ihre Mutter gefühlt haben musste. Wenn die Enge einen zu ersticken drohte, rang man unwillkürlich nach Luft und nahm dabei auch Verletzungen in Kauf. Wie zum Beispiel, ein letztes Mal in die Augen der Kinder zu schauen, die einem vertrauensvoll zulächelten und die man niemals wiedersehen würde. Luce hatte ihre Mutter dafür gehasst. Und während Klaus diese Frau und jede Verbindung zu ihr weiterhin ablehnte, veränderte sich Luces Haltung. Langsam akzeptierte sie die Vergangenheit aus dem tiefen Bedürfnis heraus, sich selbst zu retten und weiterzumachen. So wie jemand weiterlebte, der ein Körperteil verloren hatte.

»Sie haben uns Gesetze versprochen«, sagte Hilde.

Luce wusste nicht viel darüber, aber sie erinnerte sich, wie Pa Klaus' Arroganz und großspuriges Gerede dämpfte, wenn sie beim Mittagessen über Politik sprachen. Nach den Anschlägen auf die Strommasten und den düsteren, von Revanche an Italien für die Annexion Südtirols geprägten Jahren, zeichnete sich ein Hoffnungsschimmer ab. Eine Kommission war damit beschäftigt, etwas auszuarbeiten, was alle nur »das Paket« nannten. Luce stellte sich einen mit Packpapier umwickelten Karton vor, verschlossen mit einer roten Schleife. Darin war zwar kein Geschenk, aber getippte Seiten, die alle diejenigen zusammenbringen sollten, sogar Pa und Klaus, die gegensätzlicher Meinung waren und darüber stritten, wer Anspruch auf das Land erheben durfte. »Das Land gehört immer den künftigen Generationen, man kann es nicht kaufen und meinen, es für immer zu besitzen. Es tut mir leid, mein Junge, aber das ist die Zukunft. Schon eine Regennacht kann die Silhouette der Berge verändern.« Alles war einem ständigen Wandel unterworfen, und aus diesem Grund musste die Vergangenheit bewahrt werden. Und aus diesem Grund wurden Gesetze gebraucht.

»Akzeptable Gesetze, die dem gesunden Menschenverstand folgen und jedem das zusichern, was ihm gebührt. Wir werden mit der Zeit lernen zusammenzuleben. Aber die Regierung ist langsam, die Politiker haben Angst. Und wie sollen wir dafür bezahlen? Werden sie uns wieder übergehen?« Hilde wartete, als wollte sie fragen, ob sie verstanden hatten, was das bedeutete.

»Wir wollen uns Gehör verschaffen, damit das bisher Erreichte nicht umsonst war.« Die Umsetzung des zweiten Statuts, das die Autonomie und Gleichstellung sichern sollte, wurde von Jahr zu Jahr verschoben, und Maßnahmen, die innerhalb von zwei Jahren abgeschlossen sein sollten, ließen schon fünf Jahre auf sich warten. In Hildes zarten Gesichtszügen erkannte Luce eine Sehnsucht, die sie teilte. »Wir dürfen nicht zulassen, dass sie auf uns herumtrampeln, uns wieder ohne Erklärung Felder und Höfe wegnehmen. Wir haben eine Stimme. Und die ist laut.«

Luce bezweifelte, dass es wirklich jemand auf die Bergbauernhöfe abgesehen hatte. Der Krieg war lange vorbei, genau wie die Geschichten, die Pa und Opa an Winterabenden in der warmen Stube erzählten. Aber sie fand es eigenartig, dass Hilde von einer Zukunft des Friedens und der Zusammenarbeit sprach, einer Zukunft, von Gesetzen garantiert, die bereits geschrieben wurden.

»Genauso ist es, Luce. Es ist eine einmalige Gelegenheit, die wir nutzen müssen.« Hilde hatte sie nach der Versammlung beiseitegenommen. »Wir stehen an einem historischen Scheideweg«, fuhr Hildes Mitstreiter fort. »Wir haben die Möglichkeit, etwas zu verändern. Jetzt. Aber wenn die neuen Gesetze nicht verabschiedet werden, riskieren wir, um Jahre zurückzufallen, dann wären alle Anstrengungen umsonst gewesen.«

Auf dem Tisch stapelten sich Zeitungen, einige davon jüngeren Datums. Die Treffen der Gruppe boten Raum für Diskussion und Auseinandersetzung. Die Presse konnte ein wertvoller Verbündeter sein, hatte Hilde gesagt. Was sie hier besprachen, musste ein Echo finden und auf Resonanz in den Tälern stoßen. Luces Blick fiel auf die Schlagzeile und das zugehörige Schwarz-Weiß-Foto auf der Titelseite einer

Zeitung. Es hatte nichts mit Hilde und der Gruppe zu tun, aber sie erkannte den Pullover mit dem Rautenmuster und den Jungen, der ihn trug. Abgebildet war Hasenohr, und der Artikel handelte von dem tragischen Ende einer Familie. Man hatte die Leichen von drei Personen gefunden, zwei Wochen nach dem Vorfall, und vermisste ein Kind, das wie vom Erdboden verschluckt war. Das Datum der Veröffentlichung des Artikels lag nicht weit zurück, aber die Tragödie hatte sich im Spätsommer des letzten Jahres zugetragen. Der Bericht gedachte dem traurigen Jubiläum. Luce wurde heiß und kalt. Ihr Blick wanderte zu Hilde, die gerade dabei war, den Mann zu verabschieden. Luce blieb keine Zeit, die Zeitung an sich zu nehmen, denn Hilde hakte sich bei ihr unter und zog sie mit sich.

»Alles in Ordnung, Luce?«

Nichts war in Ordnung, auch wenn sie zugeben musste, dass sie bereits viele Hypothesen zur Vergangenheit des Jungen angestellt und dabei nichts ausgeschlossen hatte. Sie würde Zeit haben, darüber nachzudenken und eine Erklärung zu finden. Doch nicht jetzt.

Sie nickte und schulterte den Rucksack mit dem Gewehr.

»Gut, dann komm mit.«

Während sie den Berghang hinaufstiegen, zwang Luce sich, ihre Aufmerksamkeit ausschließlich auf ihre Schritte zu richten.

»Was Klaus getan hat, muss dich sehr verletzt haben, Luce. Es stimmt, wir Frauen werden an der Grenze nicht so streng kontrolliert, weil wir weniger verdächtig wirken. Aber er hätte vorher mit dir sprechen, dir die Entscheidung überlassen müssen.«

»Der Mann, mit dem du geredet hast, ist das euer Chef?«

Hilde unterdrückte ein Lachen. »Glaubst du, der Chef muss immer ein Mann sein?«

»Bei mir zu Hause ist das so.«

»Wer nur sein eigenes Ding macht wie Klaus, ist hier falsch. Verstehst du, was ich meine?«

Luce nickte.

»Wir suchen Leute, die etwas bewegen wollen. Schlaue Köpfe, die bereit sind, für unsere gemeinsamen Vorstellungen einzutreten«, sagte sie, atmete tief ein und ließ den Blick über das idyllische Tal schweifen.

»Für die Freiheit, Luce«, sie warf ihr ein komplizenhaftes Lächeln zu. »Du bist eine Frau und weißt so gut wie ich, wie sehr sie uns fehlt. Wir träumen von einer gerechteren Welt, in der eine Rückkehr zum Ursprung nicht bedeutet, die Fortschritte zu vergessen, die wir gemacht haben. Du hast mich vorhin gesehen. Eine Frau kann neben einem Mann stehen und selbstbewusst das Wort ergreifen, so wie sie entscheiden kann, ob sie Kinder haben, ob sie arbeiten und wen sie heiraten möchte. Wir kämpfen für unsere Ideale. Aber wir sind auf Hilfe angewiesen, die Zeitungen müssen über uns berichten.«

»Und dafür braucht man Dynamit?«

»Du warst in Innsbruck, ich weiß, dass dir die Stadt gefällt. Ich wohne dort mit meinem Mann und meiner Tochter. Obwohl meine Eltern hier auf dem Berg geboren wurden.«

Eine Tochter. Wie konnte man stark und kämpferisch sein, wenn man einen geblümten Rock trug, an dessen Zipfel eine sechsjährige Rotznase hing? Jede Bindung machte einen verwundbarer, das hatte Pa immer gesagt.

»Das Dynamit bekommen wir aus den Steinbrüchen.

Waffen und Gewehre von den Jägern. Wir nehmen alles, was wir kriegen können.«

Sie waren stehen geblieben. »Wir wollen niemandem weh tun. Nur Aufmerksamkeit erregen, um die Flamme am Leben zu erhalten. Du weißt besser als alle anderen, wovon ich rede. Dinge über die Grenze zu schmuggeln, ist nicht das Gleiche, wie Menschen umzubringen, davon wird man nicht zum Mörder. Eine Waffe zu tragen, bedeutet nicht, sie einzusetzen, um zu töten. Sie dient der Verteidigung oder der Warnung, sorgt dafür, dass man respektvoll behandelt wird.«

»Du hast eine Familie und ein schönes Auto, wer könnte dich respektlos behandeln?«

»Du weißt, wie es ist, Luce. Wir Frauen müssen uns den Respekt hart erarbeiten. Wir kriegen nichts geschenkt. Aber wenn wir an der Seite der Männer kämpfen, die gleiche Last tragen wie sie, gebührt uns auch der gleiche Teil des Friedens. Das ist das Gesetz des Krieges.«

»Ich habe kein Interesse am Krieg.« Auch wenn an Hildes Worten etwas Wahres dran war. Oma Ebe hatte sich zwar anders ausgedrückt, doch die Botschaft war die gleiche gewesen.

»Aber du möchtest frei sein. Und wenn ich sage, dass wir für die Freiheit kämpfen, dann meine ich jede Art von Freiheit.« Obwohl sie sich erst vor kurzem kennengelernt hatten, war sie ihr so nah, dass Luce den Eindruck hatte, dass diese Frau sie viel besser verstand als die Menschen, mit denen sie aufgewachsen war. »Auch die, ein selbstbestimmtes Leben zu führen, ohne sich verstecken zu müssen.«

»Und deine kleine Tochter? Machst du dir keine Sorgen um sie?«

Hilde lächelte. »Für uns Frauen ist es leichter, unbemerkt

zu bleiben. Die Schwäche der Männer sind ihre Vorurteile, und die nutzen wir aus. Lisa und ich haben die Grenze schon im Zug und im Auto überquert und immer Glück gehabt. Nur einmal wurde die Straße so von der Polizei kontrolliert, dass ich einen Bauern bitten musste, mir sein Auto zu leihen. Während Lisa schlief, hielt ich auf einem Hügel und sprengte den ersten Strommast, den ich finden konnte, in die Luft, um das Dynamit loszuwerden. Es gab ein enormes Feuerwerk.« Hilde lachte. »Aber du und Klaus, ihr kennt einen Weg hinüber, den sonst niemand kennt. Und ihr habt Freunde an der Grenze.«

Es ärgerte sie, dass Hilde ihren Namen in einem Atemzug, mit dem von Klaus nannte. Schließlich war sie allein hier.

»Ja, aber wir schmuggeln Tabak und Alkohol«, warf sie ein. Harmlose Waren, bei deren Transport der Berg, die Dunkelheit und die Angst vor einem falschen Tritt die Gefahren darstellten. Und Pa hatte sich klar ausgedrückt: keine Waffen.

Hilde blieb stehen. Das schien der Ort zu sein, an den sie Luce hatte führen wollen. Sie machte einen Schritt zur Seite und bedeutete Luce, in die Höhle einzutreten.

Im hinteren Teil stapelten sich Jagdgewehre, zwei Zielscheiben waren aufgebaut. Hilde reichte ihr ein Gewehr. Das Gefühl des Holzes in ihrer Hand war vertraut, und das glänzende Metall, das im Halbdunkel aufblitzte, löste ein Kribbeln in ihr aus.

»Eben hast du gesagt, dass ihr niemanden verletzen wollt.«

»Richtig, es handelt sich um eine reine Vorsichtsmaßnahme. Genau wie bei deinem Gewehr, das du mit Platzpatronen lädst, weil dein Vater Waffen ablehnt.« Hilde grinste.

Klaus musste ihr mehr erzählt haben, als Luce lieb war. Ihr Bruder schien dieser Frau zu vertrauen.

»Du kannst alles sein, was du willst, Luce. Niemand verlangt von dir, das aufzugeben, was du liebst. Aber wenn wir den Lauf der Zeit verändern wollen, müssen wir uns entscheiden, auf welcher Seite wir stehen.«

1979

Pa saß an der Hinterseite des Hauses. Er hatte begonnen, das Tagebuch von Oma Ebe auf einer alten Schreibmaschine abzutippen. Und er tat es nicht nur, um seiner Mutter einen Gefallen zu tun – auch wenn er es so begründete –, er mochte das Klappern der Tasten, das sich mit den Klängen des Waldes und dem Vogelgesang mischte. Bisweilen schreckte das mechanische Geräusch der Anschläge die Vögel auf, und sie flogen mit aufgeregten Flügelschlägen davon. Doch sobald sie sich auf den nächsten Ast gerettet hatten, setzten sie ihr Konzert umso empörter und geschwätziger fort. Das Vogelgezwitscher sagte ihm die Zeit an, die verstreichenden Stunden, während derer er nur daran denken musste, gesund zu werden. Hund schlief zu Pas Füßen, wich nicht von seiner Seite. Nahm er Gerüche wahr, die sie nicht riechen konnten und die von dem Ort, einer Art Vorhölle, erzählten, in der Pa gefangen war? Einer Zwischenwelt, deren Wächter der Halbwolf war.

Diese Vertrautheit verunsicherte den Jungen. Es war, als ob Hund sich sein Rudel ausgesucht hätte, das nicht mehr nur aus ihnen beiden bestand. Er hatte beschlossen, dass er auch zu Pa und Luce gehörte, und es würde für das Tier sicher schmerzhaft sein, dem Haus den Rücken zu kehren. Und für ihn selbst? Er blickte hinauf zum Dachzimmerfenster. Er konnte sich nicht vorstellen, wie es sich anfühlen würde, das Haus zu verlassen und zurück in den Wald zu gehen. Aber wahrscheinlich würde der Tag früher kommen, als ihm lieb war, denn das Leben war unberechenbar, jeder Morgen brachte stets neue Hoffnungen, die sich am Abend in Sorgen und Zweifel verwandelten. Oberflächlich betrachtet sah die Erde immer gleich aus, sie veränderte sich nur langsam, doch tief im Inneren unter dem Wurzelreich herrschte ein geschäftiges Treiben. Es wimmelte von Insekten und anderen Kreaturen, die in den Überresten alten Lebens rührten, damit aus der Verwesung neues Gras erwachsen konnte.

Seit dem Unfall war Pa nicht mehr mit ihnen auf den Berg gestiegen. Und jetzt, wo die Liste der Bestellungen immer länger wurde, konnten sie es allein nicht schaffen. Pa fehlte. Nicht nur seine Kraft, sondern auch seine Ruhe und Besonnenheit, die sich auf jeden in seiner Nähe übertrug, sie umfing wie der Himmel, dessen Sterne Pa alle beim Namen kannte.

Der Junge fühlte sich immer einsamer. Es war, als wären sie Satelliten, die sich in ihren eigenen Umlaufbahnen bewegten, ohne je aufeinanderzutreffen. Klaus und Luce sprachen seit dem Ausflug in die Stadt nicht mehr miteinander. Sie streiften sich, suchten bisweilen den Kontakt, um herauszufinden, wer von beiden zuerst einknicken würde, und mieden sich ansonsten mit der kühlen Berechnung gewiefter Strategen. Und er vermisste jeden Tag mehr Pas Stimme, die ihm erklärte, warum die Sterne so sonderbare Namen hatten.

Sie befanden sich alle drei in einer Art Schockstarre, ausgelöst durch Pas Unfall. Sein verletztes Bein machte keine Anstalten zu heilen. Vielleicht brauchte er einen Arzt mit sterilen Messern, aber keiner von ihnen wagte es auszusprechen. Klaus wartete ab. Und selbst im letzten Moment, als der Aufstieg nicht mehr verschoben werden konnte, bat er Luce nicht um Hilfe.

Er verabschiedete sich von Hund, der sich schwanzwedelnd auf die Vorderpfoten streckte und sich nicht wie sonst im Heu zusammenrollte, um weiterzuschlafen. Das Tier genoss die Streicheleinheiten, die Wärme der vertrauten Hand, die ihm das Fell kraulte.

»Ich weiß, du würdest besser zurechtkommen als ich, aber ich kann dich nicht mitnehmen.« In der Nacht hatte ihm sein Bruder im Traum zugeflüstert, dass der Halbwolf ihn beschützen würde. Und der Junge hoffte inständig, dass es so wäre. Er stellte sich ein unsichtbares Netz vor, das alle Kreaturen des Bergwaldes miteinander verband. Jedes Leben war an ein anderes geknüpft, zusammen ergaben all die Herzschläge eine pulsierende, geheimnisvolle Einheit, die stets ums Überleben kämpfte. Und er war ein Teil davon.

Er sah die Stärke des Halbwolfs in seinen gelben schiefergesprenkelten Augen. Sie enthielten die Geschichten seiner Vorfahren, die diese Wälder seit Anbeginn der Zeit durchstreift hatten. Das Tier übertrug ihm seinen Mut, sein Wissen, damit es ihn auf seinem Weg durch die Nacht begleitete.

»Was auch passiert, ich werde immer zu dir zurückkommen.«

Luce wartete schon vor der Tür.

»Musst du dich sonst noch von irgendjemandem verabschieden, oder können wir los?«, maulte sie und begleitete ihn zum Schuppen.

Dieses Mal waren die Packtaschen und Rucksäcke leer, bereit, jenseits der Grenze gefüllt zu werden. Es gab keinen Speck, kein Öl oder Mehl, das sie den Österreichern hätten bringen können.

Klaus und er wickelten sich das Stroh um den Rumpf und legten die Steigeisen an. Luce war nicht mehr da, um ihm die Schnürsenkel festzuziehen und ihm Anweisungen zu erteilen. Bevor ihr Bruder dazugekommen war, hatte sie sich verabschiedet, ohne ihm in die Augen zu sehen.

»Bis zur Grenze müsst ihr immer den gleichen Abstand einhalten. Wenn Pa und Klaus hochgestiegen sind, ist Pa immer vorneweg gelaufen, Klaus hundert Meter dahinter. Denk dran, hundert Meter Abstand«, hatte sie ihm noch gesagt.

»Ist das wieder eine von euren Regeln?« Er wollte lustig sein, die Anspannung auflösen, aber Luce war nicht zu Scherzen aufgelegt.

»Es erhöht die Chance zu entkommen, sollten sie euch entdecken.«

Das war wohl ihre Art, ihm Glück zu wünschen, aber er spürte, wie ihm bei diesen Worten ein Schauer über den Rücken lief.

In dieser Nacht war die Kälte besonders grausam, die Dunkelheit noch schwärzer ohne jeden Schimmer. Trotz der vielen Nächte im Wald hatte er sich schnell daran gewöhnt, einen warmen Schlafplatz zu haben. An das duftende Heu, Oma Ebes Frühstück mit süßer Marmelade und ofenwarmem Brot. Er fragte sich, ob ihn all dies bei seiner Rückkehr erwarten würde.

Wie gelang es Klaus nur, die Ruhe zu bewahren, so als wären sie gerade beim Sonntagsspaziergang? Er dagegen konnte es kaum erwarten, auf den Gipfel zu kommen. Und das war sonderbar, denn während der Zeit im Wald hatte es ihn immer beruhigt, von seinem Versteck aus nach oben zu blicken und die zum Himmel aufstrebenden Bergspitzen zu sehen, bevor er sich mit Hund in seine Höhle verkrochen hatte. Und gleich unter den Sternen hatte er seine Gipfel immer gefunden, sie hatten ihn beschützt, auf ihn gewartet und ihre Schleier mit den Jahreszeiten gewechselt. Jetzt, wo er kurz davor war, sie zu erreichen, bat er sie um einen letzten Gefallen: dass sie ihn vor den Grenzpolizisten verbargen und gleichzeitig seinen Weg erleuchteten, damit sein Fuß immer den Felsen finden möge und die Gletscherspalten ihn nicht in den Abgrund rissen.

»Wenn du weiter so rennst, liegst du bald auf dem Rücken, und die Murmeltiere beißen dir in den Hintern.«

Dem Jungen war nicht aufgefallen, dass er seinen Schritt beschleunigt hatte. Das übermächtige Verlangen, oben anzukommen, musste ihn angetrieben haben, so als wäre ihm das Morgenrot auf den Fersen und würde ihm den Atem rauben.

»Man könnte meinen, dass du einer von diesen Flachland-idioten wärst, der als Erster sein Fähnchen in den Gipfel rammen will. Atmen, Häschen. Der Berg hat viele Möglichkeiten, dich auf die Probe zu stellen. Und pass auf, wo du hintrittst.«

»Wenn die Murmeltiere meinen Hintern nicht fressen, erfriert er sicher bei dieser Kälte.«

»Der Wind kommt aus Norden.« Klaus ließ den Tannenwald hinter sich und betrat die Hochwiese. »Das ist ein gutes Zeichen, der bringt trockene Luft und hält den Regen fern.«

Der Sommer neigte sich dem Ende zu. Das zeigte sich in

den goldenen Sonnenuntergängen, die immer kürzer und kälter wurden. Die Felsen waren mit frischem Moos bedeckt, und in ihm regte sich die Frage, welchen Unterschlupf er sich als Winterquartier aussuchen würde, wenn er wieder darauf angewiesen wäre. Solange er Pa und Klaus von Nutzen war, würde er bleiben können. Aber was wäre in den dunklen Monaten, wenn die Sonne nicht länger wärmte und sich nicht einmal die Wölfe auf den Berg wagten? Dann wäre er gezwungen, das Haus zu verlassen. Und Luce.

»Meine Schwester gefällt dir.«

Klaus Aussage traf ihn unvorbereitet.

»Das geht dich nichts an.« Er zwang sich, ruhig zu bleiben. Klaus hatte nichts mit ihnen beiden zu tun. Alles, was er berührte, zog er in den Dreck. *Weiteratmen, den Mond anschauen.* Doch in der dunklen Weite aus Büschen, die die Nacht in Fetzen rissen, sah er den Karton mit dem doppelten Boden vor sich, Luces Tränen.

»Sie ist nichts für dich, Häschen. Schlag sie dir aus dem Kopf. Und wenn du meinen Rat willst, dann lern, deine Klappe zu halten. Ihr gefällt der Gedanke, dass niemand von ihrer Musik weiß. Sie spielt nur, wenn sie allein ist. Wer weiß, wie sie reagiert, wenn sie erfährt, dass du dich im Wald versteckst, um ihr zuzuhören, und dabei einschläfst wie ein kleines Baby.«

»Du weißt davon?« Er dachte an Luce und daran, wie wichtig ihr das Geheimnis war.

»Ich kenne meine Schwester besser als sie sich selbst. Ich weiß, wie gerne sie auf der fast kaputten Geige von unserem alten verwirrten Opa spielt. Genau wie mir klar war, dass sie sich die Gelegenheit nicht entgehen lassen würde, allein in die Stadt zu fahren.«

»Du hattest gesagt, dass du nicht fahren könntest, dass du bei Pa bleiben müsstest.«

»Ich habe ihr das gegeben, was sie wollte.«

Und um einen Preis, der sie hätte teuer zu stehen kommen können.

Die Steigeisen sprühten Funken beim Kontakt mit dem eisigen Grund. Klaus zog sie mitsamt den Schuhen aus und lief auf Socken weiter.

Der Junge tat es ihm gleich, obwohl Klaus ihn weder angewiesen noch es ihm geraten hatte.

»Du hast Luce ausgenutzt. Du hast zugelassen, dass sie die Sachen transportiert, ohne sie in deine Machenschaften einzuweihen. Und das nur, weil es für dich so einfacher war und du gedacht hast, dass so ihre Verwunderung glaubwürdiger wirken würde, falls man sie an der Grenze erwischt.« In seinem Blick lag keine Unsicherheit, und seine Stimme war völlig frei von Angst. So musste es sich anfühlen, ein Tier zu töten, ohne einen Funken Mitleid zu verspüren.

Klaus drehte den Kopf und warf ihm einen kurzen Blick zu, seine Augen blitzten vor Überraschung. Er schien amüsiert.

»Du hast also doch Augen im Kopf, Häschen. Und zwei große Lauscher dazu.«

»Sie hat es mir selbst erzählt.« Klaus' Stock stieß auf Eis. »Du hast dich wie ein Feigling verhalten.«

»He, pass auf, was du sagst.«

Die kalte Luft, die er einatmete, brannte in seiner Kehle. Er hatte keinen Stock, er konnte sich nur auf seine Arme und Beine verlassen und hoffen, dass er das Gleichgewicht behielt.

Klaus warf ihm seinen Stock zu und zog die Socken aus.

Er tat es ihm wieder gleich, fing aber nicht den Stock auf, und Klaus streckte sich nicht, um nach ihm zu greifen.

Das Eis war nicht die glatte, glitzernde Fläche, die man sich vorstellte, wenn man von unten hinaufsah. Es war voller Krater und scharfer Kanten, die wie Metallsplitter die Haut aufrissen.

»Luce ist ein Mädchen, ein Weibsstück. Und die Weiber liegen gerne unten und lassen sich besteigen. Und du, wo gefällt es dir am besten?«, feixte Klaus.

Er sah Luce vor sich, die trotz ihrer Enttäuschung darüber, hintergangen worden zu sein, nicht glauben konnte, dass ihr Bruder das getan hatte.

Der Schmerz, der in den offenen Wunden an seinen Füßen brannte, verwandelte sich in Wut, und er warf sich auf Klaus. Damit hatte der nicht gerechnet, kippte nach hinten und prallte gegen den Felsen. Der stechende Schmerz am Hinterkopf ließ auch bei ihm die Wut auflodern. Sie stürzten zusammen zu Boden, rissen sich gegenseitig an den Pullovern, zogen an den Haaren des anderen und zerkratzten sich die von der Kälte verbrannte Haut. Sie waren ein einziges Knäuel aus Wolle und Schweiß.

»Ich bin auf ihrer Seite«, schrie er zwischen gefletschten Zähnen.

»Es geht dich nichts an, du hast keine Ahnung«, brüllte Klaus und packte ihn, während er sich dafür verfluchte, die Schuhe ausgezogen zu haben. Er fühlte sich nackt und ausgeliefert. Klaus war gebaut wie ein Bär, mindestens einen halben Meter größer als er, mit breitem Kreuz und Muskeln, die aus dem gleichen Stein gehauen zu sein schienen, der ihm den Rücken aufschnitt. Sein Pullover schob sich nach oben, das Stroh rutschte heraus, und der Wind wehte es in alle Richtungen davon.

Dann brach die Dunkelheit über ihn herein, absolut und unbarmherzig. Er verlor die Orientierung und rutschte die Felswand hinunter. Doch plötzlich wurde er gestoppt, etwas hielt ihn mit eisernem Griff umklammert.

Klaus hatte ihn am Arm gepackt, und der Junge fühlte, wie sein Körper auseinandergezogen wurde und seine Beine über dem Abgrund baumelten. Er schlug gegen einen Felsen, und der Schmerz explodierte in seinem Knöchel und füllte seinen Mund mit dem Geschmack von Eisen und Erde. Trotzdem tastete sein Fuß erneut nach der zerklüfteten Bergwand, und es gelang ihm, ihn etwas weiter unten aufzusetzen.

»Wer braucht jetzt wen, Häschen? Wen wirst du um Hilfe bitten? Das ist deine Bewährungsprobe, wollen wir doch mal sehen, aus welchem Holz du geschnitzt bist.«

Der Junge versuchte, auch mit der anderen Hand nach Klaus Arm zu greifen, um sich so nach oben zu ziehen, aber seine Finger rutschten ab. Alles um ihn herum verlor an Kontur, war in milchigen Dunst gehüllt, während er spürte, wie er immer weiter nach unten gezogen wurde.

»Ich gebe dir noch eine Chance, Häschen. Wenn du trotzdem dort unten landest, hast du das nur deinem Strohkopf zu verdanken. Versprich mir, dass du dich nicht zwischen Luce und mich stellst. Meinst du, du kriegst das hin?«

Klaus Augen bohrten sich in seine, und für einen Moment, schien die Wahrscheinlichkeit, dass er ihn losließ, genauso hoch wie die, dass er ihn retten würde.

Er legte den Kopf in den Nacken, rang nach Luft, aber

seine Lunge, sein Bauch waren wie von Stahl zusammengepresst. Es blieb keine Zeit mehr, kein Atem, es gab keine Antwort auf Klaus' Frage.

Mit letzter Kraft bekam er Klaus' Ärmel zu fassen. Ihm reichte nur ein winziger Augenblick, um den Felsen zu packen und hinaufzuklettern.

Sie fielen beide zu Boden. Aus Klaus' Mund lief ein Rinnsal Blut. Der Junge verharrte auf allen vieren und fragte sich, wie er es mit diesem schmerzenden Körper auf die andere Seite schaffen sollte.

»Hättest du mich wirklich fallen lassen?«, keuchte er.

»Du bist noch mal davongekommen, das sollte dir genügen.« Klaus wischte sich das Blut mit dem Ärmel weg und rappelte sich auf.

Die Grenze sah genauso aus, wie sie sich der Junge in all seinen Träumen und der Erwartung dieses Moments ausgemalt hatte. Nichts als Fels und Schnee, in der Dunkelheit kaum auszumachen. Kälte und Wind.

Keiner von ihnen hatte mehr gesprochen. Beide hingen ihren Gedanken nach.

Er fühlte die Spannung in der Luft, bald müssten sie es geschafft haben. Es war, als ob vor ihnen ein unsichtbares Band über dem Schnee schwebte, und sobald sie dachten, es fassen zu können, entfernte es sich.

Hinter den Felsblöcken erhoben sich zitternde Lichter, die der Junge zunächst als schlechtes Zeichen auffasste, denn Leben in den Hütten konnte nur eines bedeuten: Wachleute.

»Das Signal.« Klaus legte eine Atempause ein und lächelte. »Wir haben auch ein paar Freunde«, erklärte er und bedeutete dem Jungen, ihm zu folgen.

Niemand trat zwischen den Felsen hervor und richtete eine Waffe auf sie. Auch sprangen keine abgerichteten Hunde auf sie zu.

Klaus half ihm bei den letzten Metern des Aufstiegs, indem er ihn an einem Seil hochzog.

Als sie beim Abstieg auf der anderen Seite zu den Almhütten kamen, hielt Klaus ihn zurück und ging allein mit ihren Rucksäcken hinein, während er draußen wartete. Aus der letzten kam er mit zwei Milchkannen heraus, von denen er eine schulterte und die zweite in der Hand trug. Seine Hilfe lehnte Klaus ab.

»Jeder trägt seine eigene Last und geht sein eigenes Risiko ein«, wies er ihn zurück.

Er dachte angestrengt darüber nach, was Klaus damit sagen wollte, aber die Erschöpfung ließ ihn keinen klaren Gedanken fassen. Auf den Abstieg folgte der Aufstieg in die entgegengesetzte Richtung und wieder eine Zollgrenze.

Als er die Umrisse eines Polizisten ausmachte, der so unvermittelt vor ihm auftauchte wie der Mann mit dem Hut, der ihn manchmal in seinen Albträumen heimsuchte, erfasste ihn Panik. Er wollte losrennen, aber er blieb im tiefen Schnee stecken. Während ihm das Herz fast in der Brust zersprang, wartete er nur darauf, dass der Mann näher kommen und ihn jagen würde, wie er es so oft bei den Hasen gemacht hatte, die einfach nicht in seine Fallen gehen wollten. Jetzt saß er selbst in der Falle, während Klaus längst von der Dunkelheit verschluckt war. Der Mann nahm ihm den Rucksack ab und ließ den Jungen mit gesenktem Blick stehen, wie eine Schildkröte ohne Panzer. Dann schulterte er ihn, und ohne den Jungen anzusehen oder das Wort an ihn zu richten, lief er los und führte ihn den Berg hinauf. Bis sie

Klaus erreicht hatten, dann machte er, immer noch schweigend, kehrt.

»Die Österreicher sind Menschen der Berge wie wir. Wir respektieren uns gegenseitig, weil durch unsere Adern das gleiche Blut fließt, und wir wissen, was Mut und Entbehrung bedeuten«, erklärte Klaus.

Diese Nacht hatten sie überstanden, doch weitere würden folgen. Noch gefährlicher und dunkler, voller Übelkeit angesichts der schwindelerregenden Höhen und mit brennender Haut, bei der die alten Wunden wieder aufrissen.

Aber vorerst klarte der Himmel im Osten auf, der Morgenstern erstrahlte und kündigte den Sonnenaufgang an. Der Kleine Wagen und der Polarstern zeigten weiter den Norden an, dem sie nun den Rücken zuwandten.

Klaus hatte ihn, auf einem Felsblock sitzend, erwartet.

Sie betrachteten den Sonnenaufgang. Der mächtige Feuerball erhob sich zwischen den Gipfeln, die Strahlen durchbrachen die Nacht, zerrissen sie mit roten Stichflammen und berührten die Felsen. Jeder Tag begann mit einem solchen Feuerwerk. Doch dieses Mal war es anders, denn der Junge kehrte nach Hause zurück.

Klaus stand zuerst auf. »Und jetzt, Häschen, genieß den Abstieg«, sagte er und breitete die Arme aus, wobei die Blechkannen schepperten. Der Junge wartete einen Augenblick, bevor er ihm folgte. Er war benommen und hundemüde, aber dieses Mal hatte Klaus recht. Er würde die Angst hinter sich lassen, an dem blutbeschmierten Felsvorsprung. Sie rannten den Berghang hinunter in Richtung des Horizonts und lachten aus voller Kehle.

Ihre wilden, befreiten Schreie vereinten sich. Sie hallten im Tal wider, und in diesem Moment schien alles möglich. Sie waren lebendig, hatten überlebt. Und es spielte keine Rolle, ob es die Wut war, die ihn gerettet hatte. Oder das Spiel einer Geige.

13

Die Dunkelheit umfing ihn. Undurchdringlich, schwarz wie eine Nacht zwischen Felsen und Schnee. Der heftige Regen, der den Himmel wie Pfeilspitzen durchstieß, prasselte unbarmherzig auf seine Augenlider.

Jan öffnete die Augen.

Er bewegte erst die Arme, dann die Beine. Es gelang ihm, sie leicht zu beugen, obwohl sein Knie brannte und die Knöchel im Geröll feststeckten.

Seine Erinnerung war bruchstückhaft. Er war hinaufgestiegen, um das Kind zu suchen, und er hatte es gefunden. Aber irgendetwas war danach passiert, der Berg hatte ihn sich geholt und ihn mit seinem schlammigen Schlund verschluckt. Sosehr er sich auch konzentrierte, er erinnerte sich nicht, was genau geschehen war.

Jan bildete sich ein, die Erde um ihn herum bewege sich wie ein Fluss, ohne Horizont, ohne Schwerkraft. Außer einem Herzschlag, der sich unter seiner Hand rührte. Unter seinem Griff schien etwas zum Leben zu erwachen, es bewegte sich, war warm.

Aus dem steinernen Bett neben seinem blickten zwei dunkle Augen zu ihm auf, ein schlammbeschmutztes Gesicht lächelte ihn an.

Jan drückte die kleine Hand. Es war Daniel. Und gleichzeitig waren da all die Menschen, die er nicht hatte retten können. All die Herzen, an die er sich gebunden hatte und die sich der Berg genommen hatte, indem er sie mit seinen Klauen aus Wurzelwerk in die schwarze Tiefe gezogen hatte und ihnen den Frieden schenkte, den sie zu Lebzeiten nicht hatten finden können.

Über ihm hörte er das Rotieren eines Helikopters, ein gigantischer Adler, der nach ihnen suchte. Sie waren gerettet, hatten überlebt. Jan ließ die Tränen laufen.

1979

Nachdem sie sich umgeschaut und sichergestellt hatte, dass ihr niemand gefolgt war, hob Luce den Deckel der Milchkanne an. Sie nahm eine Pistole heraus, wog sie in ihrer Hand und ließ sie um einen Finger kreisen. Wie viele waren darin? Zwei Gewehre, drei Pistolen. Sie hatte geahnt, dass Klaus seinen eigenen Handel trieb. Das musste er von Hilde gelernt haben. Hilde, die ihr versprochen hatte, dass sie niemals Waffen benutzen würden, außer um jemandem Angst einzujagen oder um Aufmerksamkeit zu erregen. Oder um sich zu verteidigen. Aber ob es dafür reichte, sie mit Platzpatronen zu laden? Sie hatte ihr gesagt, dass sie Frauen brauche, Mädchen, die die Grenze unbehelligt passieren konnten. Dass sie Luce brauche, die das alte Wissen der Grenzschmuggler in sich trug und die Berge kannte. Hilde hatte ihr im Vertrauen gesagt, dass sie wichtig sei, dass ihr eine entscheidende Rolle zukommen könne, weil sie die Vergangenheit mit der Zukunft verband, sie die Brücke war. Hildes Wertschätzung bewirkte, dass Luce sich ernstgenommen fühlte, während sie sich gleichzeitig immer mehr von dem entfernte, was von ihrer Familie übrig geblieben war. Von ihrem Zuhause. Vielleicht fühlte sich so das Erwachsenwerden an.

Das Dynamit war immer noch in Oma Ebes Kofferraum versteckt, die nichtsahnend Kräuter sammelte und Aufgüsse zubereitete, ganz und gar erfüllt von der Sorge um Pa und dem Willen, ihn wieder auf die Beine zu bringen.

Sie legte die Pistole zurück, schloss die Blechkanne und verließ die Kammer.

»Luce, komm mal her zu mir.«

Sie ging zum Tisch hinter dem Haus, wo Pa seit Tagen mit der Schreibmaschine beschäftigt war.

»Du siehst besorgt aus«, sagte er und strich ihr über die Stirn. »Ist es, weil wir uns wegen des Gewehrs gestritten haben oder wegen Klaus?«

»Mach dir keine Sorgen, Pa.«

Er holte tief Luft, rückte mit seinem Stuhl vom Tisch und der Schreibmaschine ab und sagte: »Es tut mir leid, dass ich es nicht geschafft habe, eure Mutter bei uns zu halten.«

Es war das erste Mal, dass er davon sprach. Ihr Name war aus dem Haus verbannt, die Fotos zerrissen worden – Oma Ebe hatte nur ein Album retten können, das sie Luce gegeben hatte und das jetzt bei ihrer Geige im Bettkasten lag –, und auch ihre Mutter war gut darin gewesen, keine Spuren zu hinterlassen. Sie hatte nicht ein Kleid im Schrank vergessen, nirgends einen handgeschriebenen Zettel.

»Hast du sie denn nie vermisst, Pa?«

Der Mann seufzte schwer und richtete den Blick über die Tannenwipfel in die Ferne. »Jeden Tag, Luce. Jeden einzelnen Tag.«

»Warum hast du sie dann gehenlassen?«

»Weil sie sich dafür entschieden hat, ich konnte nichts dagegen tun. Von einem Tag auf den anderen beschloss sie, ihr Leben zu ändern, und zerstörte dadurch alles, was wir zusammen aufgebaut hatten. Menschen sind keine Vasen, die man mit etwas Kitt wieder reparieren kann. Es ist leider komplizierter, und sie werden niemals mehr wie vorher. Ich habe damals nicht verstanden, was vor sich ging und welche Auswirkungen es haben würde.«

Luce wusste, was es bedeutete, keine Erklärung zu finden, nicht den Punkt zu erkennen, an dem genau alles zerbrochen war, um dorthin zurückzukehren und zu versuchen, den Lauf der Dinge zu ändern.

Sie wollte Pa noch fragen, warum er ihr nie erzählt hatte, dass ihre Mutter gekommen war, um sie zu sehen. Doch er schloss sie fest in seine Arme, so wie damals, als er sie frierend und schneebedeckt im Wald gefunden hatte.

»So, wie du bist, bist du genau richtig, Luce. Du und dein Bruder seid das Beste, was mir passieren konnte. Wir sind eine Familie und können aufeinander zählen. Das ist das Wichtigste. Du kannst dich auf mich verlassen, und ich vertraue dir.«

Luce hätte am liebsten geschrien, dass er ihr besser nicht trauen sollte, weil sie ihr Gewehr niemals hergeben könnte. Aber sie schoss ja nicht wirklich, rechtfertigte sie sich, und die Tannenzapfen, an denen sie das Zielen übte, zählten nicht. Schließlich entschieden die Menschen, wie sie die Dinge einsetzten, und nicht umgekehrt.

In letzter Zeit wirkte Pa hilflos. Es war, als spüre er mit einem Mal die Last all der Jahre auf seinen Schultern anstelle des Rucksacks, den er nicht mehr tragen konnte. Aber irgendwann würde er wieder mit ihnen auf den Berg steigen. Da war Luce sich sicher.

Bis dahin teilte sich Klaus die Arbeit mit Hasenohr, der sich sehr bemühte, seine Höhenangst zu verbergen und nicht öfter als nötig mit ihm zu streiten.

Luce hatte ihn mit dem Wolf im Fluss baden sehen, und für einen Moment hatte sie geglaubt zu verstehen, wie die beiden es geschafft hatten, im Wald zu überleben. Für die beiden war der Berg kein Feind, den man herausfordern und mit eisernen Steigeisen zum Bluten bringen musste. Für sie war er wie ein Strom, von dem man sich treiben lassen und alles Gute annehmen konnte, das er einem bot, ohne den heraufziehenden Regenwolken allzu viel Aufmerksamkeit zu schenken.

Luce hätte gerne gelernt, so zu sein, aber sie fühlte sich bereits Hilde und ihrer Gruppe verpflichtet, die ihr die Freiheit versprochen hatten, und sie konnte gar nicht verstehen, warum sie auf einmal so verwirrt war.

Luce dachte an den Tag, der hinter ihr lag.

Sie hatte herausgefunden, dass Hilde und die anderen gefälschte Papiere benutzten. Es lag auf der Hand, dass sie Kontakte haben mussten, die sie schützten, so wie Pa und Klaus unter den Finanzpolizisten Freunde hatten, die für sie ein Auge zudrückten.

Aber sie wunderte sich, wie viele andere Mädchen diesen Weg bereits eingeschlagen hatten. Manchen von ihnen hatte man tatsächlich den Hof beschlagnahmt, um damit wer weiß was anzustellen. Nachdem sie die Bäume markiert und die Äpfel vergiftet hatten. Oder sie hatten ihnen die Brüder genommen. Sie waren fortgegangen, waren von den Fabriken der Stadt verschluckt worden, um dort ein elendes Leben zu fristen. Oder sie wurden gesucht, weil sie es gewagt hatten, ihre Stimme zu erheben.

Zurück blieben die Frauen, wie in jedem Krieg. Schutzlos waren sie gezwungen, alles wiederaufzubauen oder eine Waffe in die Hand zu nehmen.

Luce lernte ein Mädchen kennen, dessen Vater sie geholt hatten. Er war einer der Bauern gewesen, die in der Feuernacht Strommasten in die Luft gesprengt hatten. Einfache Männer, die arbeiteten und ihre Felder bestellten. Die Nacht des Herz-Jesu-Festes fiel in jenem Sommer vor beinahe achtzehn Jahren auf einen Sonntag. So musste sich keiner von ihnen bei der Arbeit entschuldigen. Sie stellten die Sprengstoffladung unter die Masten, und einigen gelang es vor lauter Angst nicht, sie zu zünden. Der Vater des Mädchens aber wurde gefasst. Die Polizisten kannten weder Gnade noch Recht und malträtierten ihn in der Kaserne mit Schlägen und Tritten, wie sie erzählte, wobei sie Tränen der Wut zurückhalten musste.

Inzwischen hatten sich die Zeiten geändert, erinnerte Hilde, bestrebt, die Gemüter zu besänftigen. Die neuen Gesetze würden helfen, ein Gleichgewicht herzustellen und die Situation zu beruhigen. Vorausgesetzt, man vergäße das Unrecht auf beiden Seiten und wagte einen Neuanfang. Vorher müsste jedoch sichergestellt sein, dass die Versprechen eingehalten würden.

Luce hielt sich bei den Treffen im Hintergrund. Sie hatte das Gefühl, nur einen Teil der Geschichte zu hören, die Seite der Wütenden, die noch eine Rechnung zu begleichen hatten und die Hilde beschwichtigte, indem sie Hoffnungen in ihnen weckte. Luce fragte sich, was das alles mit ihr zu tun hatte. Doch dann stieg sie in Hildes Sportwagen, und die Frau lieh ihr das nach Rosen duftende Tuch, führte sie in schöne Hotels zum Essen aus und bezahlte die Rechnungen im Tausch für die Koffer, die Luce für sie sicher aufbewahren sollte.

Es ging lediglich darum, ein bisschen Krawall zu machen.

Das ein oder andere Feuerwerk zu zünden. Und am nächsten Tag in den Zeitungen davon zu lesen.

Es ging darum, mit dem Feuer zu spielen, ohne sich die Finger zu verbrennen, dachte Luce unter dem hoch am Himmel stehenden Vollmond.

Luce verließ den Wald und ging zu den nahen Felsen. Hasenohr und Klaus waren noch nicht zurück, und der Wolf wurde langsam unruhig. Er schnupperte in der Luft und stellte die Ohren auf, damit ihm kein Geräusch entging.

Auch sie nahm einen sonderbaren Geruch wahr: ein Hauch von Blut gemischt mit einer Spur von Schwefel, der ein schlechtes Omen war.

Luce sah sich um, und sie beschlich das Gefühl, Augen zu spüren, die sie beobachteten, sie bildete sich das Aufblitzen einer Linse ein, ein Zielfernrohr, dessen Fadenkreuz auf ihren Rücken gerichtet war. Sie streichelte den Wolf, ließ ihre Hand über sein warmes Fell gleiten.

Wenn sie doch nur zurückkämen, dann würde sie sich sicherer fühlen. So wie sie sich in Hildes Gegenwart sicher fühlte, die sie mit ihren rot bemalten Lippen anlächelte. Aber beim letzten Mal war sie nicht da gewesen. Luce und die Tochter des Mannes, der verhaftet worden war, hatten die Baustelle außerhalb der Stadt lange beobachtet. War auch das die Stadt? Ein Ungetüm aus Kränen, Zement und Pfeilern. Der Mörtelstaub klebte an ihren verschwitzten Körpern. Nicht einmal an der Grenze, wenn sie auf dem Bergrücken balancierte, in Schussweite der Scharfschützen, fühlte sie sich derart in der Falle.

»Sie werden auch noch die Wiesen asphaltieren und bis rauf in die Berge gehen«, hatte die andere gesagt.

Luce gefielen die neuen Häuser und Wohnsiedlungen auch nicht. Diese Welt war so anders und so weit weg, dass es ihr schwerfiel, sich vorzustellen, dass sie sich auch jetzt in diesem Moment, von der Dunkelheit verborgen, nur ein Stück weit entfernt im Tal befand.

Es stimmte, die Straßen reichten mittlerweile bis hinauf zu den Höfen. Zunächst hatte sie gar nichts Schlimmes dabei gefunden, bis sie zum ersten Mal die Baustellen gesehen hatte. Die gerodeten Apfelhaine, die den Fabriken und den Häusern der Arbeiter Platz machen mussten, rechteckige Gebäude, die das Leben der Menschen in Stundentakte einteilten.

Als sie sich die Explosion vorstellte, überkam sie fast ein Gefühl der Befreiung. Keine Opfer. Nur Lärm.

Sie blickte sich um. Wogen der Stille trugen nichts als das Echo des Windes heran. Immer noch keine Spur von Hasenohr und Klaus.

Plötzlich versetzte sie das Geräusch von Schritten und rutschendem Geröll in Alarmbereitschaft. Die Luft, die von den Gipfeln herabwehte, brachte den Gruß des Eises mit sich, und der trockene Nordwind beruhigte sie. Doch im nächsten Moment hörte sie einen Lärm wie von einer Lawine, die gen Tal raste, und ihr Herz schlug wild.

Was würde zwischen den Felsen auftauchen, an der Biegung des steilen Pfades, den nur sie kannten?

Ihr Blick schweifte zum Haus: Stille, Dunkelheit. Wenn der Wald den Atem anhält, wissen die Tiere, dass sie sich verstecken müssen, weil ihnen irgendetwas auflauert. Etwas, das sie nicht sehen können, das sie aber beobachtet. Und Luce war schutzlos ausgeliefert. Um sie herum nur nackter Felsen. Ihr blieb nur die Flucht. Sie konnte entweder noch weiter nach oben klettern, bis die Finger bluteten, oder wieder umkehren und die Gefahr so geradewegs zu ihrem Haus führen.

Der Wind heulte in ihren Ohren wie ein Wolfsrudel. Und sie glaubte in dem Schatten, der auf sie zurannte, tatsächlich einen Wolf zu erkennen. Etwas schlitterte über den Schotter, der bucklige Rücken vom Mondschein erleuchtet. Jetzt erkannte sie es, es war ein Rucksack, und die Gestalt, die unter der Last zu straucheln drohte, war ihr Bruder Klaus.

»Lauf, Luce«, schrie er, ergriff ihre Hand und zog sie mit sich.

»Was ist passiert?«

Klaus antwortete nicht. Seine Hand glühte, und obwohl Luce nicht in sein Gesicht sehen konnte, spürte sie die Angst in seinem keuchenden Atem. Sein Blick war starr nach vorne gerichtet, wie wenn er hinter dem Steuer saß und sich auf die Strecke konzentrierte, weil ein abruptes Bremsmanöver reichen konnte, um aus der Kurve zu fliegen.

»Klaus, wo ist Hasenohr?«

Luce konnte wieder sehen, wie sich der Junge auf den Aufstieg vorbereitet hatte. Sie hätte ihn fragen sollen, ob er ein Seil brauchte, aber er hätte sowieso abgelehnt. Schließlich hatte er jetzt seinen Stock, selbst geschnitzt aus dem Holz, das er mit Oma Ebe einen ganzen Nachmittag gesucht hatte. Aber jetzt war Hasenohr nicht da.

»Klaus, wo ist er?«, schrie sie, während sie zum Stall rannten. Ihr Herz blieb am Berg zurück und bat den Schnee, ihn aufzuspüren, und die Nacht, ihn zu verstecken.

1979

Seine Mutprobe. Jeder einzelne Aufstieg war das für ihn. Aber mit der Zeit lernte er, seine Kräfte einzuteilen, ruhig zu atmen und den Weg nicht mehr so hastig anzugehen. Stattdessen nahm er nun die Gerüche wahr und die Schreie der nachtaktiven Raubvögel, wie bei seinen Streifzügen mit Hund durch den Wald.

Seine Mutprobe. Er drängte die Erinnerung zurück, die ihn immer wieder in die Vergangenheit zog. Zum Hof, der sich an den Felsvorsprung krallte, dahin, wo die Strahlen der Wintersonne nicht hinreichten. *Seine Mutprobe.* Wo hatte sie ihn hingeführt? Wo hatte sie seinen Bruder hingeführt?

Der Junge wollte sich nicht erinnern. Er verscheuchte den Gedanken und klammerte sich an seinen neuen Stock.

Oma Ebe hatte ihm geholfen, das richtige Holz auszuwählen, ihm erklärt, dass jeder Baum eine Seele besaß und ein Teil davon auch in seinem Stock stecken würde. Für die Menschen in den Bergen war der Stock das, was für eine Hexe der Zauberstab war. Jeder brauchte seinen eigenen. Um ihn aus dem Holz hervorzubringen, reichte es nicht, einen Ast abzusägen, die Rinde zu entfernen und ihn sorgfältig glatt zu feilen. Schließlich entstand das Wesen eines Menschen auch nicht in dem Moment, in dem er aus dem Bauch der Mutter in die Welt glitt.

Erst die Entscheidungen ließen den Menschen entstehen,

jedes Mal wenn er einen neuen Weg einschlagen musste. Beim Stock war es der Weg, den er an der Seite eines Menschen zurücklegte, der ihn formte. Bei bequemen Menschen wie Pa, die an jeder Weggabelung ein Päuschen einlegten, die Decke im Gras ausbreiteten und die Wolken betrachteten, konnte es ein bisschen länger dauern.

»Lach nicht«, hatte Oma Ebe gescholten. Aber sie schmunzelte selbst über die Beschreibung ihres Sohnes.

Die helle Birke brachte Klarheit in die Welt, nicht umsonst fertigte man aus ihrem Holz Fackeln. Außerdem konnte sie Krankheiten heilen und war eine Schwester der Stille: Man bestrich die Räder der Karren mit Birkensaft, damit sie nicht quietschten. Oma Ebe befand, dass es nicht der passende Baum für ihn sei. Er machte schließlich immerzu Radau, wenn er sich nicht gerade zum Stehlen in fremde Häuser schlich. Die Buche schützte zwar vor Blitzschlag, doch unter ihrer Rinde wohnten zu viele Geister, die dort eingesperrt waren, um für ihre Sünden zu büßen. Deshalb war sie wohl kaum geeignet, seine angespannten Nerven während des gefährlichen Aufstiegs zu beruhigen. Die Esche war zu egoistisch, schirmartig verbreitete sie ihr Wurzelwerk, damit keine andere Pflanze in ihre Nähe kam oder von ihrem Schatten profitierte. Die Lärche war so hochgewachsen, dass sie Himmel und Erde verband. Sie beherbergte Sonne und Mond, die zwischen ihren Zweigen aufstiegen und die Form von goldenen und silbernen Vögeln annahmen. Gleichwohl brauchte er weder Sonne noch Mond. Oma Ebe hatte ihm außerdem erzählt, dass jeder Baum eine Art Musik erzeugte, die einzigartig war und die man bei genauem Hinhören wiedererkannte. Die Walnüsse, die man nach altem Brauch auf das Brautpaar warf, übertönten beim Fallen das

Schluchzen der Braut, die Oma Ebe zufolge so traurig war wie ein Lamm, das zur Schlachtbank geführt wurde. Erlenholz wurde beim Kontakt mit Wasser hart wie Stahl, so dass man es als Fundament für Pfahlbauten einsetzte und für Saiteninstrumente verwendete. Auch aus der Tanne ließen sich klangvolle Resonanzkörper herstellen.

Oma Ebe war sich jedoch absolut sicher, dass er als Neugeborener in einer Wiege aus Haselnussholz gelegen haben musste, denn Haselholz verlieh die Gabe, mit Tieren zu sprechen. Also suchten sie einen Ast aus, der zu seiner Größe passte und der nicht von Insekten ausgehöhlt war. Von da an hatte er seinen eigenen Stock.

Als er ihn mit in den Stall brachte, musste er mit Hund kämpfen, der zunächst so tat, als würde er sich nicht dafür interessieren, doch sobald ihm der Junge den Rücken zukehrte, ihn sich schnappte, zwischen die Pfoten klemmte und daran knabberte, wobei seine Augen vor Vergnügen blitzten.

Jetzt, da sich sein Stock in den Kies bohrte und ihm beim langsamen Voranschreiten Halt gab, verstand er, warum selbst Klaus, der niemals Hilfe annahm, auf seinen Stock vertraute.

Der Ruf der Eule gab den Takt für den Marsch vor, pulsierte im Herzen des Waldes wie die Sterne am Himmel.

Er wusste, dass Klaus hinter ihm war, obwohl er sich nie nach ihm umgedreht hatte. In der Dunkelheit wäre er sowieso nicht mehr als ein noch schwärzerer Fleck.

Der Junge blickte stur geradeaus. Einen bereits beschrittenen Weg zu begehen, war keine wirkliche Mutprobe. Doch wenn er den Blick zu den Seiten schweifen ließ, wurde ihm die Einsamkeit bewusst. Kalte Winde stiegen aus den Felsspalten auf und trafen auf die eisige Brise der Gletscher. Er sah die Grenze noch nicht und war sich sicher, dass er sie ohne Klaus niemals finden würde. Im Grunde verdankte er ihm sein Leben, dennoch vertraute er ihm nicht. Er fragte sich, ob Klaus riskieren würde, entdeckt zu werden, um ihn zu suchen, wenn er sich verlaufen oder sein Schritt trotz des Stockes wegrutschen würde. Wenn nicht, wäre er am Berg gefangen, den Fuß unter einem Felsbrocken eingeklemmt, während seine Lungen langsam leer würden, wie bei einem Stundenglas, wo der Sand unaufhaltsam nach unten rieselte.

Vielleicht war das der eigentliche Sinn der Mutprobe. Der Sinn allen Wagemuts.

Der Wind fegte mit eisigen Böen über ihn hinweg, die ihm beinahe den Stock entrissen. Sie brachten ihn zurück zur letzten Nacht am Hof auf dem Felsvorsprung mit Blick über das Tal. Dort, wo die Winde wirbelten, als kämen sie nach einer langen Reise über ferne Länder und weite Meere auf jenen roten Steinen zusammen.

Er und Hasenohr – der echte, dessen Namen er gestohlen hatte, um im Haus der Schmuggler aufgenommen zu werden – waren im selben Moment aufgewacht. Vielleicht war sein Bruder auch schon länger wach gewesen. Es passierte häufig, dass er seine und Hasenohrs Handlungen nicht auseinanderhalten konnte und die eigenen Gefühle mit denen verwechselte, die er in den Augen des Bruders aufflackern sah.

Drinnen war vom Wind nichts zu spüren, das Haus lag still wie unter einer stählernen Glocke.

Sie spähten in das Schlafzimmer der Eltern. Aber weder Paul noch Katharina waren da.

Hund heulte in seinem Zwinger, zog Kreise, im immer gleichen Radius, zu dem ihn die Eisenkette zwang. Wann immer er an der Kette zog, brachte sie ihn mit einem Ruck zum Stolpern. Das Tier hechelte schwer, die weit aufgerissenen Augen blickten ins Leere, und die Zunge hing aus dem schäumenden Maul.

Es war ein mitleiderregender Anblick. Besonders für Hasenohr. Er stand oft vor dem Zwinger, und immer wenn der Vater nicht hinsah, steckte er seine Hand durch das Gitter und versuchte, das Tier zu streicheln. Aber er kam nie richtig an ihn heran. Die Bürde, das Tier behalten zu haben, lastete schwer auf ihm. Er fühlte sich schuldig, weil Hund ein Leben in Gefangenschaft erdulden musste, und vergaß dabei, dass sein großer Bruder das Tier auf den Hof gebracht hatte.

»Wenn du sein willst wie ich, musst du genauso mutig sein.«

»Ich bin ...«, Hasenohr zögerte nachdenklich. »Schon recht mutig«, befand er schließlich lächelnd.

»Wirklich? Traust du dich, in den Zwinger zu gehen und Hund loszubinden?«

Das Kind wurde blass und hielt den Atem an. »Wenn Papa das merkt ...«

»Papa ist nicht da ...«

Seine Mutprobe.

Der Junge konnte jetzt immer noch sehen, wie Hasenohr sich dem Zwinger näherte und den Riegel aufschob. Das Schnappen des Eisens. Ein Ruck, ein Schritt ins Leere. Und dann war die Welt explodiert wie ein Fenster, das, von einem Stein getroffen, zerspringt und für immer verändert ist, weil es keine Möglichkeit gibt, das Glas zu reparieren.

Der tosende Wind brachte ihn wieder zurück in die Gegenwart, zum Aufstieg. Plötzlich sah er Männer, die sich aus dem Wald herangeschlichen hatten und ihn verfolgten. Es lag auf der Hand, dass sie nicht gekommen waren, um ihm beim Tragen der Lasten zu helfen wie der österreichische Polizist. Nun sah er auch, dass die Laternen nicht brannten, was nur eines bedeuten konnte: Die Wachmannschaft war ausgetauscht worden, und die neuen Männer schienen nicht bereit, ein Auge zuzudrücken. Wie hatte ihm das entgehen können? Sie schrien laut, forderten ihn auf, stehen zu bleiben. Aber sie stammten aus dem Flachland, vom Meer. Und er konnte rennen. Was ihm an Atem fehlte, machte die Angst wett, die ihn packte und zwang, nicht anzuhalten. Immer weiterzulaufen. Hinfallen, aufstehen. Das Herz pumpte wild, sein Schlag dröhnte ihm in den Ohren. Zum Teufel mit dem Stock. Zum Teufel mit dem Rucksack. Er warf allen Ballast ab. Und er dachte an Oma Ebe. Sie sah ihn kopfschüttelnd an und flüsterte ihm zu, dass das stille Holz der Birke wohl doch die bessere Wahl gewesen wäre, um ihn zu verstecken. Egal, was passierte, die Alte würde ihn zwischen den eingesperrten Geistern suchen, indem sie gegen den Stamm der Buche klopfte. Das hatte sie ihm in feierlichem Ton versprochen. Doch so wollte er nicht enden. Er dachte an die Füchsin. Sie hätte gewusst, was zu tun war, klein und flink, wie sie war, wäre sie zwischen Geröll und Sträuchern hindurchgekrochen und verschwunden. Und er dachte an seinen Halbwolf, dem er geschworen hatte zurückzukommen.

Mit jedem Gedanken wurde der Abstand zwischen ihm und seinen Verfolgern kleiner.

Er kroch auf allen vieren durch den Schnee, als der Mann

in Uniform ihn einholte und sein Knie zwischen die Schulterblätter des Jungen rammte.

»So, Kleiner. Jetzt sei ein guter Junge und komm mit.«

Der Polizist packte seine Arme und zog sie ihm so fest auf den Rücken, dass der Junge fürchtete, er könne sie ihm brechen. Und während er fortgebracht wurde, schwor er sich, den Käfern nie mehr zum Spaß die Flügel auszureißen. Er würde es auch Hund verbieten. Falls er heil aus dieser Sache herauskäme.

Der Mann schleppte ihn ins Gebüsch. Seine Kameraden waren zurückgeblieben und sammelten die Beweisstücke seiner Schuld und Schande auf, die er bei der Flucht abgeworfen hatte und die noch am Morgen sein ganzer Stolz gewesen waren.

»Wir unterhalten uns jetzt mal ganz in Ruhe.«

Der Junge senkte den Kopf, suchte nach einem Ausweg.

»Ich habe nicht vor, dich zu erschießen. Zwing mich nicht, meine Meinung zu ändern und eine Kugel in deinem hübschen Köpfchen zu versenken.« Der Mann stieß ihn gegen einen Baum und ließ ihn erst los, als er sich vergewissert hatte, dass die Pistole griffbereit im Halfter saß.

»Kann ich dann gehen?« Schließlich hatte er keinen Rucksack mehr. Vielleicht würde er als Wanderer durchgehen, der hier heraufgekommen war, um die Sterne zu beobachten.

»Setz dich.«

Er gehorchte widerwillig.

»Wo stecken deine Freunde?«

»Ich habe keine Freunde.«

Der Mann nickte.

»Verkauf mich nicht für dumm, Junge. Ich gehöre nicht zu denen, die für ein Päckchen Zigaretten ein Auge zudrücken. Hier weht jetzt ein anderer Wind. Ich weiß, dass ihr Waren über die Grenze schafft und von drüben Sachen mitbringt, die ihr im Dorf verteilt.«

»Was willst du dann noch, wenn du schon alles weißt?«

War es die Kälte oder die Angst, die seine Stimme zittern ließ?

»Hör zu, ich kann auch deine Kleidung durchsuchen, bestimmt finde ich ein bisschen Zucker oder Salz darin versteckt. Ich komme vom Meer. Mein Vater war Fischer. Und du siehst aus wie ein kranker Fisch, der allein unterwegs ist, weil er die anderen verloren hat.«

Die Ansprache behagte ihm ganz und gar nicht, und außerdem konnte sich der Junge das Meer nicht einmal vorstellen.

»Wie alt bist du?«

»Vierzehn.«

Der Mann hob die Augenbrauen und schnaubte. »Na, deine Mutter hat dir wohl nicht genug zu essen gegeben. Du siehst aus wie ein Kleinkind. Weißt du, ich habe einen Sohn in deinem Alter.«

Selbst im fahlen Mondlicht konnte man sein gebräuntes, von Falten zerfurchtes Gesicht erkennen.

»Mir würde es nicht gefallen, ihn nachts dabei zu erwischen, wie er schlimme Dinge tut.«

»Ich habe nur einen Spaziergang gemacht.«

Der Mann lachte. »Du hast dir wohl die Sterne angesehen und dabei Verse gedichtet. Bei minus fünfzehn Grad und bei diesem Wind.«

Der Polizist zog eine Zigarette aus der Tasche und steckte sie an. Er ließ sie zwischen den Lippen hängen und ging vor ihm in die Hocke. Dem Jungen wurde schlecht, als er den Qualm einatmete. »Na so was, ein kleiner Schmuggler, der sein Leben riskiert, um Tabak zu beschaffen, und keinen Rauch verträgt.« Jetzt war seine Belustigung echt. »Du bist neu dabei, was? Sonst hättest du dich nicht wie ein Trottel schnappen lassen.« Der Mann hielt seine Zigarette direkt unter die Nase des Jungen, der sich an die Rinde des Baumes drückte. Es war eine Pinie. *Pinien sprechen kein bisschen, Oma Ebe,* murrte er innerlich. Was sie ihm sonst wohl sagen würde? Ob der Schrei eines Baumes oder eines ganzen Waldes ausreichte, um den Mann in die Flucht zu schlagen?

»Wo sind die Waffen, Junge?«

»Es gibt keine Waffen«, sagte er mit zusammengebissenen Zähnen. Pa wollte keine Waffen.

»Du scheinst die Wahrheit zu sagen.«

Durch die Rauchwolke drang die Stimme eines jüngeren Mannes, der auf sie zukam und einen Rucksack sowie einen glänzenden Gegenstand hochhielt. *Den Lauf einer Pistole.* »Das hier haben wir gefunden«, rief er dem Älteren zu.

»Da war noch ein anderer, kurz hinter ihm, aber er konnte entkommen«, berichtete er weiter und warf dem Mann, der ihn verhörte, die Pistole zu.

»Die gehört mir nicht. Ich weiß nicht, wo sie herkommt.« Es konnte nur einen geben, der so dumm war, sich über Pas Verbot hinwegzusetzen. Und das war Klaus.

»Wirklich nicht? Sie ist auch ganz schön alt, wo habt ihr die denn her, aus dem Museum?« Der Mann studierte die Waffe und lachte hämisch. »Wir können sie ja mal ausprobieren, dann wissen wir, ob sie noch was taugt«, sagte er und richtete die Pistole auf ihn.

Während er zielte, schloss der Junge die Augen. Unweigerlich fiel ihm seine erste Begegnung mit Luce ein. Damals trug sie den Strohhut, den er geflickt hatte, bevor er wusste, wem er gehörte.

Der Schuss dröhnte in seinen Ohren. Und als er die Augen öffnete, sah er, wie der Blitz über das Gesicht des Mannes zuckte. Die Pistole war nicht mit Platzpatronen geladen, und nur weil der Mann sich im letzten Moment bewegt hatte, steckte die Kugel jetzt im Stamm des Baumes, knapp neben seinem Kopf.

»Weißt du, Junge, dort, wo ich herkomme, sind die Fische groß wie Boote und haben Zähne. Sie lassen sich nicht reinlegen wie die Algen fressenden Flussfische. Sie verstecken sich in der Tiefe und wissen, wie sie den Netzen entgehen. Aber sie haben eine Schwäche. Und da kommt wieder der kranke Fisch ins Spiel, der ganz allein unterwegs ist. Die großen bösen Fische können ihn riechen, weißt du. Und sein Geruch zieht sie an. Der Fischer muss ihn nur als Erstes finden und abwarten, dann gehen ihm auch die großen bösen Fische ins Netz.«

Er erlaubte sich nicht zu weinen. Doch er fühlte, wie gefrorene Tränen zwischen seinen Wimpern brannten.

»Also, mal angenommen, die Waffe gehört nicht dir. Wem gehört sie dann?«

Der Junge erstarrte. Er durfte nicht an Klaus oder Luce denken. Er musste sie beschützen und selbst seine Gedanken tief in seinem Innersten verbergen, damit man ihm nicht ansehen konnte, was er fühlte: Angst.

»Ich weiß, dass da jemand gerissen ist und die Bauern bewaffnet, die Dynamit für Feuerwerkskörper halten. Ich sage dir was. Dein Freund könnte wegen des Schmuggelns Schwierigkeiten kriegen, wenn er so dumm ist, sich erwischen zu lassen, und älter ist als du. Aber wenn er jemanden umbringt, wenn das Dynamit statt eines Strommastes ein Haus in die Luft jagt, während die Kinder im Garten spielen, gibt es kein Zurück mehr. Du tust ihm einen Gefallen, wenn du mir verrätst, wer es ist. Jetzt kannst du ihn noch retten«, sagte er und sah ihm in die Augen. »Bevor die Typen, für die er arbeitet, Ernst machen.«

Der Junge dachte an seinen Bruder, an das geöffnete Gatter. An die Kette des Halbwolfs, die in den Staub fiel und sie allesamt mit sich riss. Wenn er besser aufgepasst hätte, wenn er in der Nacht zuvor mit seinem Bruder ausgerissen wäre, ihn nicht zu dieser albernen Mutprobe überredet hätte, wenn er den Mut gehabt hätte, mit Fräulein Ziller zu sprechen, sich ihr anzuvertrauen, anstatt sich über sie lustig zu machen, dann wären sie immer noch zusammen.

»Es tut mir leid für dich, aber du hättest wissen müssen, dass man nicht ins Wasser springt, ohne schwimmen zu können. Sag mir, wo ich ihn finde.«

Der Junge kannte nur einen einzigen Menschen, der in den Fluss sprang, obwohl er nicht schwimmen konnte. Er dachte an die Tragweite von Entscheidungen. An seinen kleinen Bruder, an den dummen Streich, der alles ausgelöst hatte. Der echte Kampf findet statt, bevor es richtig losgeht. Wenn man an der Weggabelung steht und eine Entscheidung trifft.

14

Niemand hatte Jan beachtet, als er im Basislager ankam und es gerade so schaffte, auf eigenen Beinen aus dem Helikopter zu steigen.

Im Grunde war ihm das ganz recht. Wilma und er waren sich ähnlich, sie standen beide nicht gerne im Mittelpunkt. Aus dem Hintergrund konnte er die Szene, die sich vor seinen Augen abspielte, in Ruhe beobachten. Er war einfach nur ein Zuschauer, der den Moment des Wiedersehens genoss.

Frau Widmann hatte nicht den Mut gehabt, ihrem Sohn entgegenzulaufen. Sie wartete auf ihn, die Hände vors Gesicht geschlagen, und Jan stellte sich vor, wie sie diese in den vergangenen Tagen vor einem Tabernakel gefaltet hatte, um eine göttliche Instanz anzubeten, dass sie sie erhören und ihren Sohn zurückbringen würde. Als sie sich schließlich umarmten, hatte er das Gefühl, mit eingeschlossen zu sein.

Doch bevor er den Emotionen, die sich in den von Anstrengung, Zweifeln und den Geistern der Vergangenheit bestimmten Tagen angestaut hatten, freien Lauf lassen konnte, galt es, sein Versprechen einzulösen. Jan ging auf die Psychologin zu und erzählte ihr, was er von Alfred über Daniels Vater erfahren hatte. Gerüchte, die sich bestätigen ließen und die, wenn er gedanklich an den Anfang von allem zurückging, für ihn nicht nötig gewesen wären, weil er den Hilferuf des Jungen auch so instinktiv gespürt hatte. Man konnte darüber diskutieren, was genau unter Instinkt zu verstehen war. Ob es mit den Erinnerungen zu tun hatte, die in die Seele eingebrannt waren, oder mit dem Bedürfnis, sich zu verteidigen, das man kennt, wenn man ähnliche Verletzungen erlitten und schmerzhafte Lebenserfahrungen gemacht hat.

Jan fing Wilmas Blick auf, die überrascht lächelte. Sie hatte nicht erwartet, dass er das Gespräch mit einer Seelenklempnerin suchen würde. Ausgerechnet er, der seine Gefühle sonst immer unter Verschluss hielt.

Während die Leute um sie herum weniger wurden und selbst die Nacht zurückwich, verdrängt von den grell leuchtenden Neonlichtern, erkannte Jan in Wilmas Lächeln das Mädchen wieder, das er vor langer Zeit getroffen hatte. Das Bild, das ihm seine Erinnerung zeigte, war eine Marktszene. Sie beide, noch ganz jung. Er rannte zwischen den Verkaufsständen hin und her und versuchte, die aus ihren Käfigen entkommenen Hühner einzufangen. Sie gackerten und scharrten im Staub. Es war ein heißer Tag, und er schwitzte, als er hinter den Tieren herjagte, die sich zwischen den Beinen der Leute hindurchdrängten und riskierten, von den Hunden geschnappt zu werden. Hühner waren wirklich die einfältigsten Tiere, die er kannte.

»Junge, wenn du sie nicht alle erwischst, zahlst du mir jede einzelne Feder zurück«, brüllte der Bauer. Für ihn zu arbeiten, war keine gute Idee gewesen, aber welche andere Arbeit hätte er schon gefunden, die es ihm ermöglichte, ein bisschen Geld zusammenzukriegen? Viel würde dabei allerdings nicht herausspringen, wenn er für die ausgebüxten Hühner aufkommen musste. Er versprach dem Mann, sie alle unversehrt zurückzubringen. Während er ihnen zwischen den Marktständen hinterherlief, dachte er jedoch, dass sie die Freiheit im

Grunde verdient hatten. Und fast hätte er sie gehenlassen. Er hätte auf den Lohn einer Woche verzichten können, er war es ja gewohnt, die Zähne zusammenzubeißen. Und im Sommer kam man immer irgendwie durch. Im Wald würde er schon etwas finden, ansonsten konnte er immer noch über einen Zaun klettern und einen Gemüsegarten plündern.

»Suchst du die?«

Er hatte gerade ein Tier auf allen vieren kriechend verfolgt und sich dabei den Kopf am Tisch eines Verkaufsstands gestoßen, als das Mädchen ihn ansprach.

Sie stand über ihm und hielt eines der geflüchteten Hühner im Arm, das vor Schreck ganz starr war. Wortlos sahen sie sich an, und als sich sein verblüfftes Gesicht zu einem Lächeln verzog, hoben sich auch ihre Mundwinkel. Nur ganz leicht, aber in dem Hauch eines Lächelns, schmal wie eine umgekehrte Mondsichel, lag die Lösung all seiner Probleme.

Als er Wilma auf sich zukommen sah, dachte Jan, dass es möglich war, die Vergangenheit zu vergessen, sie zusammen mit all den Winden seiner Winter in einen Schlauch zu stecken. Doch früher oder später würden sie ihn einholen, und mit jedem Mal würde es schwieriger sein, sie wieder einzufangen. Oder er musste sie freilassen, akzeptieren, dass sie das Echo von allem, was war, ins Tal hinabtrugen. Wie auch immer sein Leben weitergehen würde, er war dankbar, bis zu diesem Tag überlebt zu haben.

1979

Luce und Klaus waren bis zum Stall gerannt. Nachdem sie das Tor verriegelt hatten, redeten sie lange. Hund, der den Geruch des Jungen an ihrer Kleidung witterte, lief unruhig umher und suchte nach ihm. Gerade als sie sich entschlossen, Pa zu informieren, kam der Junge an. Das Gesicht rot wie eine Tomate, die Augen glasig vor Adrenalin.

Es war ihm gelungen zu entkommen, aber der Schreck steckte ihm noch in allen Gliedern. Der Junge sprach wirr von Sprengstoff und Waffen und flehte Klaus an, die gefährliche Fracht im Auto loszuwerden.

»Wo soll ich sie denn in die Luft jagen, Häschen?«, fragte Klaus noch, bevor er schlafen ging.

Auch Luce war in ihr Zimmer gegangen. Doch die unheimlichen Geräusche im Wald verfolgten sie die ganze Nacht. Sie stellte sich vor, dass der Junge zum Auto ging und versuchte, den Kofferraum zu öffnen. Es würde ihm nicht gelingen, es sein denn, er würde Klaus nach dem Schlüssel fragen. Das Dynamit war sowieso nicht mehr darin, weil das Auto am nächsten Morgen gebraucht wurde, um Pa zu einer Kontrolle ins Krankenhaus zu fahren. Oma Ebe hatte nachgegeben und ihre Salben in den Schrank geräumt. Das Dynamit hatten Luce und Klaus heimlich in einem Loch in der Erde versteckt.

Ein Flüstern weckte sie: »Luce.«

Sie öffnete die Augen, und es war so dunkel, dass sie sich fragte, ob ihre Lider noch zusammenklebten. Außerdem war sie so müde, als seien nur ein paar Minuten vergangen, seit sie versucht hatte, die bösen Gedanken zusammen mit ihrer Kleidung abzustreifen, und ins Bett gefallen war.

Hasenohr stand vor ihr, und sie beschlich das Gefühl, dass er schon länger in ihrem Zimmer war. Sie richtete sich hastig auf, und er reichte ihr die Hose und den Pullover, die sie am Abend zuvor achtlos auf den Boden geworfen hatte. »Komm mit.«

»Was ist los?«

»Du hast doch gesagt, dass du die Hirsche sehen willst.«

Es war ihr großer Traum, und sie hatte so oft im Wald nach ihnen gesucht. Aber bisher hatte sich der Junge standhaft geweigert, sie zu ihnen zu bringen, und ihr nicht einmal verraten, wo ihr Schlafplatz und die Futterstellen waren.

Der Junge wirkte unruhig. Während sie sich anzog, drehte er sich um, den Blick auf seine Schuhspitzen geheftet. Sie fragte sich, warum er es so eilig hatte und sie auf einmal unbedingt mitnehmen wollte.

»Kannst du etwa auch nicht schlafen?«

Der Junge unterdrückte ein Lachen. »Na ja, bei dir sah es eben so aus, als gelänge es dir ganz gut.«

Luce schüttelte den Kopf. »Ich kann immer noch die Geräusche der Verfolger hören und hab Angst. Vielleicht sollten wir besser Pa davon erzählen.«

Er nahm ihre Hand. »Dafür ist noch Zeit. Wenn wir zurückkommen, erzählen wir ihm alles. Die Hirsche warten nicht auf uns.«

Ohne ein weiteres Wort führte er sie in den Wald. Er

wirkte plötzlich melancholisch, wie die Luft, die ihre Wangen streifte und seltsame Schwingungen mit sich trug.

»Du hast dir also Sorgen um mich gemacht.«

Luce zuckte die Schultern. »Das hätte ich mir bei jedem.« Sie war sich der Lüge bewusst, denn während sie um den Jungen gebangt hatte, war sie in dieselbe Leere gestürzt wie damals, als sie im Gras gesessen und auf ihre Mutter gewartet hatte. Und dann war der Abend hereingebrochen, die Luft abgekühlt, das Gras hatte sich erst gelb gefärbt und dann weiß vom Schnee. Sie hatte erst an dem Tag aufgehört, diese Leere zu spüren, als der Junge und der Wolf aus dem Wald aufgetaucht waren. Vielleicht war es ein Geschenk der Berge gewesen, die nie nehmen, ohne etwas zurückzugeben. Doch sie hatte ihm nichts davon erzählt, Hasenohr hatte schließlich auch seine Geheimnisse. »Du hast mir nie etwas von dir erzählt.«

Der Junge brach einen Zweig ab und schlug damit spielerisch auf die Büsche. »Du hast mich nie gefragt. Du hast gesagt, dass es so in Ordnung sei.«

Damals, kurz nach ihrer ersten Begegnung, als sie zu dritt im Stall waren und Luce die Wunden des Halbwolfs versorgte. Es war eine ihrer Regeln gewesen.

»Aber du weißt viel mehr über mich. Dinge, die nur mich etwas angehen«, sagte sie und dachte dabei an ihr Gewehr.

»So wichtig sind sie nicht, Luce«, sagte er und warf den Zweig weg. »Ein Geständnis nach dem anderen, fangen wir bei den Hirschen an.«

Ab und zu blieben sie stehen, und der Junge zeigte ihr einen Ast, auf dem ein Eichhörnchen mit schwarzem Schwanz sein Nest gebaut hatte. Es hielt inne und beobachtete Luce, wie sie den Kopf in den Nacken legte und den

Baum nach ihm absuchte. Immer wenn sie glaubte, es aus den Augen verloren zu haben, lugte es wieder zwischen den Ästen hervor. Eichhörnchen sind flink, sie können weit springen und kommen nur dann auf den Waldboden herunter, wenn sie Hunger haben.

Je mehr Luce dem Jungen dabei zusah, wie er sich hier bewegte, desto mehr fragte sie sich, was ihn in ihr Haus gebracht hatte. Seine Haut war rau wie Rinde, seine Augen schimmerten wie Wasser. Er war ein Teil des Waldes, er brauchte ihn zum Atmen wie ein Fisch seinen Teich.

Der Junge lief durch die Dunkelheit mit seiner Laterne aus Glühwürmchen, und auch wenn er vom Gegenteil überzeugt war, brauchte er niemanden, um die Grenze zu finden. Weil er nichts mit Grenzen anzufangen wusste. Und es war ein Fehler von Pa gewesen, ihm einen Rucksack auf die Schultern zu schnallen und ihn mit auf den Berg zu nehmen. Beim Gedanken an die vergangene Nacht, daran, wie viel er riskiert hatte, grub sie sich die Nägel in die Handfläche, um nicht vor Wut zu schreien.

Der Junge bedeutete ihr, das Tempo zu verlangsamen und sich leise weiter heranzupirschen. So, wie er es tat. Luce hörte das Rauschen von Wasser, vielleicht ein Wasserfall oder ein Bach. Sie hockten sich zwischen die Farne, und Hasenohr schob die Blätter beiseite, so dass sie freie Sicht auf die Lichtung hatten.

Luce hatte noch nie ein vergleichbares Schauspiel gesehen. Die Morgenröte färbte das Gras purpur und zeichnete Schatten, die den grazilen Beinen der Hirsche folgten. Die Tiere näherten sich dem Wasser. Neigten ihre Köpfe über dem ruhigen Spiegel, dort, wo die Steine die Eile des Baches bremsten und sich kleine natürliche Schwimmbecken bildeten.

Ein Hirschkalb schlief im hohen Gras neben seiner Mutter, und Luce wollte Freudensprünge vollführen, in den Himmel schreien, wie wunderschön und perfekt sie waren, aber der Junge bremste sie. Sie würde sie verjagen.

»Schau!« Er zeigte auf ein Tier mit hellerem Fell, dessen kleine Ohren sich immerzu bewegten, um den Wind und die Geräusche des Waldes aufzunehmen. Aber es wirkte nicht unruhig oder verängstigt. Es sah zu ihm herüber, und wie durch ein Wunder näherte es sich ihm. Schritt für Schritt. Sein Gang wurde dabei immer geschmeidiger und sicherer. Das Tier beugte den Kopf, um die Spur zu verfolgen, und als es den bekannten Geruch wahrnahm und die Distanz kürzer wurde, schien es zu lächeln.

Luce war zurückgewichen, doch der Junge hielt sie auf. »Bleib nah bei mir.«

Er nahm einen Beutel aus der Hosentasche, schüttete einen Teil des Inhalts in seine Hand und streckte sie der Hirschkuh hin.

»Sie ist ganz verrückt danach«, grinste er. Luce sah gebannt auf das Tier, das an den Körnern schnupperte, bevor es sie mit der Zunge aufschleckte. Es schmeckte ihm, und es verlangte nach mehr, indem es seine Schnauze sachte gegen die Hand des Jungen drückte.

Luce entfuhr ein Lachen, und das Tier machte einen Satz nach hinten, Angst blitzte in seinen Augen auf.

Der Junge streckte erneut die Hand aus, berührte die Stirn der Hirschkuh, die ihren Kopf zur Seite neigte und sich streicheln ließ, erst den Hals, dann den Rücken.

»Sprichst du mit ihr?«

»Ich sage ihr, dass du zu mir gehörst und dass sie keine Angst zu haben braucht. Dass du ihr nicht weh tun wirst.«

Luce hielt den Atem an. »Und sie hört auf dich?«

»Manchmal«, sagte er und zuckte die Achseln. Jede seiner Bewegungen war sanft, behutsam, und seine leise Stimme verschmolz mit dem Morgendunst. »Sie ist sauer auf mich, weil ich nicht mehr in den Wald gekommen bin. Aber ich glaube, wir schließen gerade wieder Frieden.«

Mit ihrem Maul packte die Hirschkuh den Jungen am Ärmel und rieb die Schnauze an seinem Arm, so als verlange sie weitere Streicheleinheiten oder wolle mit ihm spielen. »Versuch du es mal, Luce.« Er nahm ihre Hand und gab ihr ein paar Körner. »Streck sie langsam aus, aber schau ihr dabei auf keinen Fall in die Augen.«

Luce gehorchte. Sie atmete tief ein und hielt die Luft an, bis sie ein leichtes Kitzeln auf ihrer Hand spürte und einen Druck, der stärker und drängender wurde, während sie den wilden Geruch der Erde roch, der dem Tier anhaftete. Sie hob den Blick und betrachtete die Hirschkuh. Sie stammte aus einer anderen Zeit, von einem Ort, an den Luce sich oft geträumt hatte, der ihr aber trotzdem fremd war.

»Hast du deine Tage mit ihnen verbracht, als du im Wald gelebt hast?«

»Ich bin auf das Rudel gestoßen, kurz nachdem ich euer Haus entdeckt hatte. Sie leben nicht weit entfernt, und im Winter nähern sie sich, weil sie hungrig sind. So haben wir Freundschaft geschlossen. Sie ist die Anführerin. Die Herde besteht nur aus Weibchen bis auf die Kälber. Ab und zu versucht ein junges Männchen, sich zu nähern, aber sie trauen sich noch nicht, weil sie wissen, dass die älteren Weibchen sie verjagen würden.«

Ein Kalb hatte sich vom Rudel entfernt und kroch zwischen die Beine der Hirschkuh, die es gewähren ließ.

»Sind sie nicht wunderschön?«

Luce konnte nicht antworten. Sie war wie verzaubert, denn zum ersten Mal, seit sie mit Pa, Klaus, Oma Ebe und Opa auf dem Hof wohnte, konnte sie den Herzschlag des Waldes hören.

»Danke«, murmelte sie.

Luce dachte, dass nie jemand etwas Vergleichbares für sie getan hatte, Hilde und die Stadt rückten in weite Ferne, und die Nacht war endgültig vorbei.

Sie hatte großen Hunger. Doch Hasenohr schien es nicht eilig zu haben. Er fand für sie einen Strauch mit Beeren, nachdem sie sich von den Hirschen verabschiedet hatten.

»Ich werde jeden Morgen hierherkommen«, versprach sie andächtig. Der Junge schwieg, den Blick auf die Schuhe gerichtet. Es waren immer noch die, die ihm Klaus gegeben hatte. »He, was hast du?«, lachte Luce. »Ich gebe dir mein Wort, dass ich sie nicht erschrecke und ihnen immer was Feines zu fressen mitbringe. Nichts Zusammengerührtes von Oma Ebe.«

Hasenohr erwiderte ihr Lächeln.

»Jetzt will ich aber auch etwas für dich tun«, sagte sie und nahm seine Hand.

Hasenohr musste das Beben in ihrer Stimme gehört haben, den lauten Herzschlag. Aber er blieb stehen. »Wollen wir nicht noch ein bisschen hierbleiben?«

»Pa und Oma Ebe haben mir eine Liste mit Dingen gegeben, die wir erledigen sollen, während sie in der Stadt sind. Und außerdem hast du dir ein ordentliches Frühstück verdient. Und Hund auch.«

»Sind sie mit dem Auto unterwegs?«

»Wie denn sonst«, lachte sie. »Mit Pas übel zugerichtetem

Bein.« Sie machte eine Pause. »Ich weiß, die letzte Nacht war schrecklich, und wir müssen mit Pa darüber sprechen. Aber jetzt sind wir in Sicherheit.« Sie bemerkte, wie der Junge die Augen niederschlug. »Zumindest für den Moment.« Hasenohr war nicht mehr nach Lächeln zumute.

»Als mein Opa mir die Hirsche gezeigt hat, war ich noch ganz klein. Es ist meine erste Erinnerung an ihn. Alles, was ich über ihn weiß, alles, was er mir beigebracht hat, stammt aus einem Sommer.« Der glücklichste Sommer ihres Lebens. Jedes Jahr erwartete man sehnsüchtig den Sommer, betete, dass sich die Wolken auflösten und der Sonne Platz machten. Wenn er dann endlich da war, verrauschte er in aller Eile mit den Blitzen der ersten Gewitter. Und er hielt nie, was er versprach. »Meine Oma sagt, dass Opa wie eine Wildkatze war, die es im Haus nicht aushält. Ich habe mir immer vorgestellt, wie er mit dem Wanderstock in der Hand durch die Berge streift. Ein bisschen so wie du. Nur ein paar Jahre mehr und mehr Falten«, kicherte sie. »Und du? Hast du eine Familie?«

Stille, der Duft von Holz. Kiefernnadeln unter den Schuhen.

»Sie sind tot.«

Luce blieb abrupt stehen. Sie drückte die Hand, die wärmer wurde, schweißnass. »Alle?«

Er nickte. »Ein Unfall.«

Luce dachte an die Zeitungsmeldung. Sie fragte nicht weiter.

»Du kannst bei uns bleiben. Wir sagen Pa, dass er die Arbeit im Dorf behalten soll. Du kannst ihm beim Mauern und bei der Feldarbeit helfen.« Sie wäre sogar bereit, sich mit den Bäuerinnen anzufreunden, die stets zwischen Wiesen und Ställen, Tieren und Kindern hin und her liefen wie Maultiere und nie ein anderes Leben kennenlernten. Sie würde es tun, wenn das bedeutete, dass sie ab und zu mit Hasenohr in den Wald gehen konnte.

In ihr keimte ein zartes Pflänzchen der Hoffnung auf, obwohl sie wusste, dass Pa niemals einwilligen würde.

»Den Winter verbringen wir im Dorf, und im Sommer gehen wir zurück in den Wald. Und wenn sich die Lage beruhigt hat, nehmen wir den Handel wieder auf.« Und ihre Abmachung mit Hilde? Der Plan mit dem Bahnhof, der Sprengstoff, den sie von der Grenze zu den Gleisen bringen sollte? »Es ist ja nur Eisen«, hatte Hilde sie beruhigt.

Luce wurde eins mit dem Weg, dem Himmel und der Erde, die sich am nebelverhangenen Horizont trafen.

Sie sprachen darüber, wie man im Wald überlebte. Von der Füchsin und dem Bau. Und den Hasen, die nie in den Fallen landeten, weil sie leichtfüßig in hohen Sprüngen darüber hinweghüpften.

»Sie springen so hoch«, sagte der Junge und zeigte mit einer Hand an seine Hüfte. »Hast du schon mal im Wald übernachtet, Luce? Ich möchte ein Baumhaus bauen. Das wird natürlich eine Riesenarbeit.« Er zeichnete mit den Händen Linien in die Luft. »Aber mit guten Werkzeugen geht das schon.«

Das Haus tauchte hinter dem Blattwerk auf. Und Luce kehrte beseelt von einem neuen Gefühl dorthin zurück. Es ließ sie auf Wolken schweben, ohne dass sie dafür hatte auf die Dachschindeln klettern müssen.

»Warte!«

»Was ist los, Hase?«

Der Junge riss sie zu Boden. Er gab ihr ein Zeichen, nicht zu sprechen, und sie gehorchte, weil sie ihm vertraute.

Dann hörte sie das Gebell der Hunde und das Geheul des Wolfes, sein leises Knurren, das sowohl demjenigen eine Warnung sein würde, der in ihr Haus eindrang, als auch ihrer Familie. Das Tier war bereit, den Kampf mit den Hunden aufzunehmen und in die Arme desjenigen zu beißen, der versuchte, es aufzuhalten.

Luce befreite sich mit einem Ruck aus dem Griff des Jungen. Sie bahnte sich einen Weg durch das Gebüsch, um zu sehen, was vor sich ging.

Die Hunde waren an der Leine, beschnüffelten das Grundstück und führten die Männer zum Haus. Männer, die Uniformen trugen, die Luce gut kannte, grün wie der Wald, obwohl der Wald sie immer zurückgewiesen hatte. Sie hatten sie gefürchtet, ferngehalten, wenn nötig immer neue Wege gesucht, um die Grenze zu übertreten. Jetzt waren sie da.

Und Klaus war in dem umzingelten Haus, das ihnen nicht länger gehörte.

Luce kam nicht weit. Hasenohr hatte sie gepackt und hielt sie fest in seinen Armen.

»Wir müssen Klaus helfen.«

Er holte tief Luft. Seine Augen so schwarz wie der Boden eines Fasses, in das man die Nacht gesperrt hatte, blickten sie ratlos an. »Wie sollen wir das anstellen, Luce?«

Während die Frage des Jungen in der Luft hing, sah sie ihren Bruder. Zwei Männer zogen ihn aus dem Haus, die Hände hinter dem Rücken gefesselt, der Oberkörper nackt. Ein weiterer Mann stand hinter dem Stall vor dem Baum, der im Frühling Früchte aus Dynamit tragen würde. Zwischen seinen Wurzeln hatten sie den Sprengstoff versteckt.

Tränen liefen über ihre Wangen.

»Wie ist das möglich? Wie haben sie uns gefunden?« Luce

trocknete sich die Augen mit dem Ärmel. »Wir müssen etwas unternehmen. Warum tust du nichts?«

Doch der Junge blieb reglos stehen, das windstille Zentrum im Auge des Orkans.

»Ich habe es versucht, Luce.«

Luce erschauderte, als wären alle Schatten des Waldes in ihr Herz gedrungen, um die Sonne für immer zu verdecken.

»Was weißt du?«

Er antwortete nicht.

»Was ist in der Nacht passiert?«

»Sprich leiser.«

Sie brachten Klaus weg. »Sie sollten mich mitnehmen, ich bin genauso schuldig wie er.«

»Was redest du da, Luce? Klaus ist an allem schuld. Er hat dich gezwungen, das Dynamit im Auto über die Grenze zu schmuggeln. Er ist so verrückt, dass er in noch größere Schwierigkeiten geraten wird, wenn wir ihn nicht aufhalten. Und außerdem magst du ihn auch nicht. Ihr streitet immerzu.«

Luce verstand nicht. »Klaus ist mein Bruder.« Ein Wort, ein Pakt. Sie missbilligte sein Verhalten, kannte jeden seiner Fehler, aber das reichte nicht, um zu vergessen, was sie für immer verbinden würde. Der Junge war verstummt, so als hätte sie gerade ein Urteil verkündet.

»Aber was weißt du schon? Du hast immer allein gelebt, ohne jede Bindung«, sagte sie verächtlich. »Du hast nur an dich gedacht, ans Überleben. Die anderen zählen für dich nicht.«

Zwei Männer kamen aus der Kammer, sie trugen Milchkannen heraus, aus denen Waffen ragten.

»Die Pistolen könnte ich genauso gut versteckt haben.«

Was ihr Bruder von Hilde gelernt hatte, war nichts anderes als das, was die Frau von ihr verlangt hatte.

Der Junge hatte seinen Griff gelöst. »Das ändert nichts zwischen uns, Luce.«

Warum war sein Blick dann plötzlich so vernebelt, so fern. Er hatte Angst genau wie sie.

Als die Männer fort waren, betraten sie das kalte, geschändete Haus. Klaus' Kleider lagen auf dem Fußboden. Daneben die heruntergefallene Tasse Milch, eine weiße Pfütze auf dem Holz.

Pa und Oma Ebe kamen am Nachmittag zurück. Oma Ebe verstand als Erste. Sie aßen schweigend zu Abend. Pa hatte die Schöpfkelle in der Hand, die er immer an einem Haken an der Wand aufhängte, wie schon sein Vater. Er scherzte gerne, dass es das Privileg eines Königs sei, nicht in Schubladen herumwühlen zu müssen, sondern alles griffbereit zu haben.

Doch an diesem Abend war ihnen nicht zum Lachen zumute, bei diesem letzten Abendessen. Von diesem Tag an konnte jede gemeinsame Mahlzeit die letzte sein. Sie verteilten die Suppe, die Löffel schlugen gegen das Holz. Und Luce konnte es nicht länger ertragen, Hasenohr gegenüberzusitzen. Sie ging in ihr Zimmer, schloss sich ein und schloss die Fensterläden. Trotzdem konnte sie die Stimme des Jungen hören, der erzählte, was passiert war. Und Pas Wut, ein Donnerwetter, das Angst machte und die Felsen bröckeln ließ.

Man konnte nichts mehr tun, ihr Berg war unwiederbringlich eingestürzt.

Eines Nachts ging Hasenohr zusammen mit dem Wolf fort. Er nahm nichts mit, verließ das Haus mit schwerem Herzen. So wie damals, als er es betreten hatten. Diesmal allerdings hob der Junge den Blick zu Luces Zimmerfenster und zögerte einen Moment, bevor er weiterging.

»Von nun an müssen wir allein zurechtkommen, Luce.« Pa saß in der milden Sonne des Herbstnachmittags. Sein Bein würde nie wieder werden wie vorher. Und seit sie Klaus mitgenommen hatten, war niemand mehr auf den Gipfel gestiegen.

»Du könntest wieder im Dorf arbeiten.« Vielleicht wäre es auch ihre Gelegenheit wegzugehen. Sich eine neue Beschäftigung zu suchen.

Pa schüttelte den Kopf.

»Kommt gar nicht in Frage. Wir sind das hier«, er sagte es, wie eine gottgegebene Tatsache. »Du musst stolz darauf sein. Es war ein Fehler, dass wir diesen Jungen bei uns aufgenommen haben. Blut ist dicker als Wasser, Fremde enttäuschen einen früher oder später.« Er suchte ihren Blick. Luce hatte ihn noch nie so ernst erlebt. »Er hat uns übel mitgespielt und auch mich hinters Licht geführt. Ich habe ihm geglaubt, aber man kann nur seiner Familie trauen. Du kannst dich auf mich verlassen. Und ich, kann ich mich auf dich verlassen und sicher sein, dass du nicht gehst?«

»Ich gehe nirgendwohin, Pa.« Wie hatte sie nur glauben können, dass ein anderes Leben, zusammen mit Hasenohr, möglich wäre? Ihre Freiheit war in ihren Schultern, die die Lasten trugen, in den Wunden ihrer Hände. Das galt auch für Klaus. Neue Straßen wurden gebaut, die Zeiten änderten sich, aber für sie gab es keine Alternativen. Klaus hatte es versucht und sie alle dadurch in Schwierigkeiten gebracht.

Niemand sprach mehr von Hasenohr. Sie hörten sogar auf, an Klaus zu denken, obwohl sie wussten, wo man ihn festhielt und dass er eines Tages zurückkommen würde. Es war nur eine Frage der Zeit.

Aber sie hatten keine Zeit.

Oma Ebe klöppelte wieder, so wie damals als Luce klein gewesen war und sie die Tage gemeinsam im wärmsten Raum des Hauses neben dem Ofen verbracht hatten.

Sie war es, die zu Luce kam. Oma Ebe trat in ihr Zimmer und gab Luce ein Päckchen, um das eine Schleife gebunden war. Sie sahen sich an und verstanden. Oma Ebe ging wieder hinaus und schloss so geräuschlos die Tür, wie sie es noch nie zuvor getan hatte.

Was sie nicht hatte wissen können, dachte Luce, während sie in einer Vollmondnacht auf den Berg stieg, war, dass sie nicht nur die Spitze, die sie nachts geklöppelt hatte, über die Grenze bringen würde.

Sie hatte Klaus' Kontakte allesamt übernommen. Zunächst war sie unter dem Vorwand, eine Zeitung zu kaufen, in den Laden im Dorf gegangen. Dann hatte sie alle Höfe abgeklappert. Ihr Rucksack war voll mit Wein und Maismehl. Es war nichts Besonderes. Aber sie hoffte, dafür genügend Saccharin zu bekommen, und der Verkauf der Spitze würde ihr auch etwas einbringen. Auf der anderen Seite der Grenze gab es eine Alm, die als Lager fungierte. Dort wartete man schon auf sie, und Luce hoffte inständig, dass die Finanzpolizisten auf dem Gipfel das nicht auch taten.

Sie musste die Grenze suchen. So sagten Pa und Klaus und meinten damit, dass sie einen neuen Übergang ausfindig machen mussten, eine Lücke in den Maschen des Netzes, das sich in schwindelerregender Höhe über den Gebirgskämmen zwischen Felsen und Gletschern spannte.

Zum ersten Mal war sie völlig auf sich allein gestellt. Wie Oma Ebe, als sie die Tiere über die Grenze trieb. Oder deren Mutter, die durch die Täler gezogen war und Spitze und Holzkreuze verkauft hatte. Wie alle Frauen vor ihr die Berge bestiegen hatten, immer höher hinaufgeklettert waren, stets einen Fuß vor den anderen gesetzt hatten – und wer wusste schon, wie viele danach so weitergemacht hätten. Aber sie tat es jetzt für sich selbst, für ihre Familie. Dann waren da noch die Waffen, für Hilde und ihren Kampf. Mit einer einzigen Tour, zehn Stunden Marsch, würde sie mehr verdienen als ein Landarbeiter in drei Monaten.

Der Aufstieg führte über eine fast senkrechte Felswand. Bis zum Wald war es noch einfach gewesen. Doch jetzt zählte nur die Kraft und, wenn die nicht ausreichte, der verzweifelte Wille zu überleben und der feste Glaube daran, bei Sonnenaufgang nach Hause zurückzukehren.

Luce hatte sich den Aufstieg anders vorgestellt. Sie hatte geahnt, dass er eine Herausforderung sein würde, aber gleichzeitig gehofft, sich dort oben frei zu fühlen. Jetzt wollte sie nur noch heil nach Hause kommen und verstand, was Oma Ebe gesagt hatte: Man forderte den Berg nicht einfach so heraus, nur um zu beweisen, wie stark man war, sondern getrieben von der Sehnsucht nach einem neuen Leben, neuen Möglichkeiten. Weil man sich versprach, auf der anderen Seite fruchtbares Land vorzufinden.

Der Gletscher leuchtete im Mondschein. Luce stützte sich

mit den Armen ab, ihre Finger bekamen scharfkantige Steine zu fassen, die alte Wunden aufrissen. Sie bohrten sich in die verhornten Handflächen, hart geworden von der Angewohnheit, die Riemen des Rucksacks zu umklammern, wenn sie Angst hatte. Auch in diesem Moment hatte sie Angst. Sie wusste um die rutschigen Stellen an den Geröllhängen und die Bedrohung durch die Grenzer, die dort Stellung bezogen, wo die Gipfel in engen schneebedeckten Tälern zusammenliefen.

Luce zitterte vor Kälte. Und das war gut so, es lenkte sie von der Dunkelheit ab, die sie umgab. Sie musste sich auf die Strecke konzentrieren. Alte Trampelpfade von der Armee, die Schleichwege der Jäger. Und neue Abkürzungen, die sie zu finden hoffte, während sie den Schnee bat, sie nicht zu verraten.

Sie rutschte auf dem Geröll aus. Klaus war nicht hinter ihr, um sie aufzufangen. Er hatte ihr noch nie so sehr gefehlt. Auf dem Eis zog Luce die Schuhe aus. Der schneidend kalte Wind nahm ihr die Sicht auf den Berg und raubte ihr den Atem. Sie rang nach Luft und lief weiter bis zum Pass.

Den Abstieg absolvierte sie ohne Seil, obwohl Klaus ihr beigebracht hatte, wie man es über die Schulter laufen ließ, damit man es doppelt nehmen konnte.

Als sie bei der Alm ankam, war es tiefe Nacht. Von außen sah man nur eine dunkle Holzbaracke. Kleine Fenster, die unter einem flachen, spitz zulaufenden Dach hervorlugten. Die Schindeln waren mit Steinen beschwert. Es roch nach frischer Luft und Holzfeuer.

In der Hütte befand sich ein Lager. Männer standen rauchend zwischen Säcken jeder Größe. Eine Frau half, sie zu sortieren, und wog Mehl ab. Niemand nahm Notiz von Luce außer einem Mädchen mit einem Kopftuch. Es saß in einer Ecke, an der Brust ein Neugeborenes.

Ihr Lächeln war die einzige Begrüßung. Aber wenigstens drang die Kälte nicht in die Hütte, und sie hätte sich am liebsten, so, wie sie war, auf dem Fußboden ausgestreckt. Mit den Schuhen, der Wolljacke und dem Stroh um den Bauch. Seil und Rucksack auf dem Rücken. Und dann würde sie schlafen bis zum nächsten Frühjahr.

Stattdessen bahnte sie sich einen Weg durch den Raum und öffnete den Rucksack vor den Augen des Bauern. Die ältere Frau wog Luces Mehl ab. Im Gegenzug bekam sie Saccharin, Tabak und ein paar Münzen. Ein anderer Mann verstaute ein kurzes Gewehr in ihrem Rucksack und band ein längeres außen fest.

»Das ist nicht genug für die Spitze«, sagte Luce und deutete auf die Münzen in ihrer Hand. Oma Ebe hatte viele Nächte daran gearbeitet, und auf der anderen Seite der Grenze verkaufte sie sich gut. Luce wusste, dass die Ladenbesitzer die Männer hier hinaufschickten. Sie warteten, bis der Himmel klar war, denn die Schmuggler kamen selten bei ungünstigen Witterungsverhältnissen. Das Gebirge konnte schnell sein Gesicht verändern, und es war nicht klug, es herauszufordern, wenn es schlechte Laune hatte.

Luce konnte sich nicht vorstellen, wie es sein musste, bei Regen hinauf- und auf der anderen Seite über Wellen des Schlammes hinabzusteigen.

»Dann nimm sie wieder mit nach Hause«, antwortete der Mann. Luce war an die Ruppigkeit der Bauern gewöhnt, als Kind hatte sie ihr Verhalten eingeschüchtert, aber jetzt nicht mehr.

Bevor sie etwas erwidern konnte, begann das Neugeborene zu weinen, und die Mutter bemühte sich, es zu beruhigen, während sie besorgt in das angespannte Gesicht des Mannes blickte. Sie wiegte das Kind, gab ihm eilig die andere Brust und lächelte den Mann an, mit Augen, die traurig blieben und in denen Luce die gleiche Angst erkannte, die sie draußen allein in der Dunkelheit gespürt hatte.

Der Mann reichte ihr noch ein paar zusammengerollte Scheine, drückte sie in ihre geöffnete, zerschnittene Hand, so dass sie vor Schmerz zusammenzuckte. »Mein Sohn soll lernen, dass sein Vater ein großzügiger Mann ist.«

Die schwarzen Augen des Mädchens, das nicht viel älter sein konnte als sie selbst, begleiteten Luce auf ihrem Weg zurück. Sie hielten ihre Erschöpfung und die Angst im Zaum. Der Wald lag immer noch in zu weiter Ferne, und hinter jedem Felsblock konnte einer der Männer lauern, die Klaus mitgenommen hatten. Die klirrende Kälte ging ihr durch Mark und Bein, ließ sie kaum atmen. Warum hatten sie diese Augen, in denen sie sich selbst gesehen hatte, so erschreckt, ihr dieses seltsame Gefühl gegeben, auf einem Drahtseil zu balancieren? Sie hätte genauso gut an der Stelle des Mädchens sein können. Was unterschied sie schon?

Luce konzentrierte sich wieder auf den Weg.

Wenn sie jetzt anhalten, sich der Müdigkeit hingeben würde, hätte sie keine Kraft mehr, wieder aufzustehen.

Als sie in der Ferne die ersten Tannen entdeckte, fielen ihr die Hirsche wieder ein. Auch sie waren irgendwo in der Dunkelheit und ruhten sich aus. Bald würden sie aufstehen, um ihren Durst an einer Quelle zu stillen. Der Gedanke tröstete Luce.

Eine unbeschreibliche Magie lag in dem Leben, das zwischen den Schatten der Nacht verborgen war. Luce fühlte, dass auch sie Teil davon war, und vielleicht war es dieser Umstand, der sie in Gefahr brachte und gleichzeitig ihre Rettung bedeutete. Der sie von dem Mädchen unterschied.

Sie dachte an Hasenohr, der aus diesem Wald gekommen war. Und sie fragte sich, wie viele Geheimnisse er mit sich trug, wie viel Unausgesprochenes noch in dem alten von Brombeerranken überwucherten Auto steckte. Und wie viel sie ihm andererseits verheimlicht hatte.

1979

Pa auf Wiedersehen zu sagen, war schmerzhaft gewesen. Doch am schlimmsten war es, die Enttäuschung in seinen Augen zu sehen. Die Enttäuschung über das, was er getan hatte, war so tief, dass es für beide kein Zurück gab.

»Es wird Zeit, dass du mit deinen Geistern Frieden schließt«, sagte Pa, das Gesicht so finster wie der Berg, wenn ihn am Abend die ersten Schatten überzogen.

Er hätte sich entschuldigen, sein Handeln rechtfertigen sollen, aber er konnte es nicht. Tief in seinem Inneren liebte auch er Klaus, und was er getan hatte, tat ihm leid. Doch Klaus selbst hatte ihm gesagt, dass es immer die Möglichkeit gab zu wählen. Und Klaus hatte sich entschieden, seinen Weg kurz vor dem nächsten Gipfel zu verlassen, er hätte seine Schultern von der Last befreien können. Aber allein hätte er das nie schaffen können, und so hatte er Luce mit hineingezogen, sie getäuscht und ihr Verlangen nach Aufmerksamkeit, Liebe und Freiheit ausgenutzt. Außerdem hatte Pa recht, er fand nachts keine Ruhe, während er unter dem Kreuz aus Ästen lag, das sich im Mondschein in das Lächeln seines Bruders verwandelte, der mit ausgebreiteten Armen die Wiese herunterrannte, als würde er fliegen, mitten hinein in die Finsternis, die ihn für immer verschlucken würde.

»Wie soll das gehen, Pa?«, hatte er geschrien und seine

ganze Wut an ihm ausgelassen. Der Mann war verstummt. Er hatte mit allem gerechnet, aber der Zorn, der aus diesem kleinen Körper herausgebrochen war, der aussah, als weigere er sich zu wachsen, war wie ein Schlag ins Gesicht gewesen. »Wie schließt man Frieden mit seinen Geistern?«, hatte er gebrüllt und seine Hände so fest geballt, dass die Fingerknöchel knackten.

Der Mann hatte sich gesetzt, er wirkte mit einem Mal erschöpft. Er hatte sich über den Bart gestrichen und den Blick durch den Raum schweifen lassen, dessen Holzwände von den orangen Flammen erleuchtet wurden. Es hatte ausgesehen wie ein brennender Wald.

»Es wird dir nie gelingen«, hatte er mit der Ruhe eines Flusses gesagt, der schon so lange über die Felsen fließt, dass er alle Unwetter überstanden und Regen und Sturm in sein gleichmäßiges Fließen aufgenommen hat. »Du bist ein Feigling. Darum wachst du jede Nacht auf.«

Seine Gelassenheit hatte wie Hohn gewirkt und den Jungen noch mehr aufgebracht.

»Man kann nicht bekämpfen, wovor man flieht. Alles, was du zu fassen bekommst, ist Luft, Hasenohr. Deine Schläge gehen ins Leere, und im Grunde weißt du das auch. Du bist zu egoistisch, Junge. Denkst nur daran, wie du dich selbst retten kannst, fragst mich um Rat, nachdem du mir den Sohn genommen hast. Aber du bist noch am Leben! Du wirst wütend, spürst dein Blut aufwallen, riechst den Geruch von brennendem Holz. Aber die, die dich nachts heimsuchen, können nichts mehr von alledem. Sie sind diejenigen, mit denen du zurechtkommen musst.«

Hasenohr, Katharina. Wenn es nur eine Möglichkeit gäbe, sie zurück ins Leben zu bringen. Sie um Verzeihung zu bitten, weil seinetwegen eine Mutter und ihr Sohn für immer getrennt worden waren. Und dann in ihre Umarmung eingeschlossen zu werden. Wie wäre es wohl, sie wiederzusehen, zusammen zu sein. Ein Leben zu dritt, in Freiheit.

»Aber sobald sie kommen, läufst du davon, du hast Angst, mit ihnen zu sprechen.«

»Ich bin kein Feigling.«

»Du bist wie der betrunkene Gastwirt, der sagt, dass er keinen Wein gekauft hat, und dabei hat er selbst den ganzen Keller leer gesoffen. Bist du überhaupt in der Lage, den Schmerz zu spüren, Junge? Nicht deinen, sondern den der anderen?« Pa hatte den Kopf geschüttelt und selbst die Antwort gegeben, die dem Jungen zwar schwer auf der Brust lastete, aber die er aus Stolz nie hätte geben können. »Nein, du interessierst dich nämlich kein bisschen für die anderen.«

So hatten sie sich verabschiedet. Er war gegangen und hatte die Tür hinter sich zugeknallt. Im Stall hatte er unter den neugierigen Augen des Halbwolfs seine Sachen zusammengesucht und in einen Sack geworfen.

»Und hier sind wir jetzt.« Zusammen mit Hund durchquerte er den Wald, kickte Steine vor sich her, im Kopf ein Brummen wie von tausend Fliegen und im Herzen klirrende Kälte. »Es wird uns nicht schlecht gehen«, sagte er zum Halbwolf, der mit gesenkter Schnauze neben ihm herlief. Ab und zu sah er zu ihm auf, als verstehe er, dass er mit ihm sprach. Hätte er die Wahl gehabt, verriet sein Blick, wäre er bei Pa und Oma Ebe geblieben. Bei Luce.

»Ich wäre auch gern geblieben.«

Er dachte darüber nach, ob es sich noch wie Freiheit anfühlen würde, allein zu leben, versteckt in einer Höhle wie die kopfüber hängenden Fledermäuse. Den Hasen nachzujagen und mit den Füchsen um die Wette zu laufen.

Er war noch nie so nah dran gewesen, eine richtige Familie zu haben, wie in dem Haus mit den Geranien. Aber vielleicht verdiente er es nicht. Er hatte seine zerstört, und als wäre das nicht genug, auch die von Pa ruiniert, der ihm nie verzeihen würde. Bei näherer Betrachtung würde Pa allerdings feststellen, dass sich Klaus selbst die Schwierigkeiten eingehandelt hatte. Er würde aus den Zeitungen oder von seinen Kindern erfahren, dass es wegen der Waffen war.

Und so kehrte er in den Wald zurück, bepackt mit einem Bündel an Dingen, die er begonnen und nicht zu Ende gebracht hatte, und nichts als Luft in seinen geballten Fäusten. Von nun an war er wirklich allein. Und er verdiente es, denn wie Luce geschrien hatte, als sie Klaus seinetwegen mitgenommen hatten, gelang es ihm nicht, die Menschen zu beschützen, die er liebte. Was Luce nicht wissen konnte, war, dass auch er früher einen Bruder gehabt hatte. Ja, und was hatte er mit ihm gemacht?

Er ließ seine Wut an der Buche aus, zwischen deren Ästen er das Baumhaus gebaut hatte, von dem er Luce vor einer gefühlten Ewigkeit erzählt hatte. Schon mehrmals hatte er es zerstört und wieder aufgebaut. Er malträtierte die Rinde mit all den Schlägen, von denen er glaubte, sie selbst verdient zu haben, drosch so lange auf sie ein, bis seine Fingerknöchel bluteten. Danach warf er sich mit Hund in das eisige Wasser des Wildbachs. Sie spritzten sich nass, heulten und schrien, so als könnte sie keiner hören. Und genauso war es ja auch.

Jeden Morgen ging er hinaus, um die Hirsche zu begrüßen, in der Hoffnung, dabei auf Luce zu treffen.

Wenn er die Tiere wieder verließ, war er jedes Mal noch trauriger, weil sie ihr Versprechen nicht gehalten hatte.

Sein Bruder besuchte ihn in seinen Albträumen, in denen sich die immer gleichen Szenen wieder und wieder abspielten wie in einem kaputten Film. Manchmal sah er, wie die Zwingertür sich öffnete, am Boden lag die Eisenkette. Oder die Erinnerung machte einen großen Sprung, und er sah sich selbst über den verlassenen Hof wandern. Das, was sich dazwischen abgespielt hatte, kam jedoch nie vor. Was Paul und Katharina zugestoßen war, was er getan hatte.

»He, er ist schon übel zugerichtet, willst du ihn jetzt ganz kaputt machen?« Der Junge lachte, packte den Halbwolf im Nacken und zog ihn zurück. Der Hund hatte am Stamm der Buche im Haufen aus Ästen, Erde und Steinen gegraben, den Überresten ihres Unterschlupfes. Als er nun auch noch den Sack in den Fängen hatte, reichte es ihm.

»Jetzt ist Schluss«, schimpfte er. »Wenn du spielen willst, such dir einen Hasen.«

Hund legte sich winselnd auf den Boden und senkte seine Schnauze.

Was war eigentlich noch im Sack? Er steckte eine Hand hinein und versuchte zu erfühlen, was sich alles darin befand. Altes Brot, Schüttelbrot und ein Stück Schweinespeck, so klein, dass es in seine Hand passte. Als Nächstes ruhten seine Finger auf kaltem Metall, das er nicht einzuordnen wusste, bis er es zutage förderte.

Es war Pas Blechschachtel.

Darin lagen die Zeitungsartikel und die blonde Haarlocke, die Oma Ebe sich aus Schmerz abgeschnitten hatte, denn solange ihr Mann nicht aus dem Gefängnis kam, interessierte es sie nicht im mindesten, wie sie aussah. Schließlich war er freigekommen, doch schon kurz darauf hatte die Krankheit ihn geholt. Nur ein Jahr war ihnen geblieben: der Sommer, an den Luce sich immer noch zurückerinnerte.

Vielleicht sollte er Pa die Schachtel zurückbringen. Schließlich gehörte sie ihm nicht, und er wollte nichts damit zu tun haben. Sie hatte ihm schon genug Ärger eingebrockt.

Während er die Locke noch zwischen den Fingern drehte, fiel der Schnee auf ihn herab, er zitterte vor Kälte und dachte, dass er nicht lange im Wald überleben würde, ohne warme Kleidung und mit der wenigen Nahrung, die er finden konnte.

Hund und er hatten den Herbst im Schutz der Felsen verbracht, die die Lichtung der Hirsche umgaben, aber viel länger konnten sie die Entscheidung nicht aufschieben. Sie mussten einen Hof finden, einen Stall, wo sie sich zwischen den Kühen verstecken konnten, oder einen Getreidespeicher. Selbst im Schlaf schmiedete der Junge Pläne.

Die Welt um sie herum war eine weiße Wüste ohne Himmel und Erde. Der einzige Farbtupfer war eine rote Mütze, die über dem Schnee schwebte. Er bat den Wind, still zu sein, während er auf die Schritte lauschte und die Augen zusammenkniff, um zu erkennen, wer sich da einen Weg durch die Schneedecke bahnte.

Neben ihm hatte der Halbwolf angefangen, mit dem Schwanz zu wedeln, da verstand der Junge, und sein Herz explodierte vor Freude. Hund rannte bereits quer über die Lichtung. Zwischen ihnen lag nur noch ein Vorhang aus Nebel. Und er wurde immer dünner, während er diesen törichten Muskel anflehte, nicht aus seiner Brust zu springen.

Luce schien nicht überrascht, ihn hier zu treffen. Sie kniete sich auf den Boden, streichelte den Halbwolf, und als der Junge vor sie trat, richtete sie sich auf.

In ihrer Erscheinung verschwammen die Jahreszeiten. Geblümte Strohhüte und Wollmützen. Nichts war mehr wichtig, und es blieb nur die Intensität ihres Blickes.

»Du bist also nie von hier weggegangen?«

»Ich habe auf dich gewartet.«

Luce sah wieder zum Halbwolf herunter, der sich an ihrem Bein rieb.

»Das Auto meiner Freundin ist liegengeblieben«, sagte sie und deutete auf einen unbestimmten Punkt hinter sich.

Er hätte es ahnen können, was war er nur für ein Idiot! Luce kam nicht bis hierher, nur um ihn zu sehen.

»Wir haben einen Mechaniker bei der Tankstelle gefunden.« Sie lächelte. »Ich dachte, ich nutze die Zeit, während er das Auto repariert, und besuche die Hirsche.«

»Sie sind fortgegangen. Bei der Kälte steigen sie tiefer ins Tal hinab, um Nahrung zu suchen.«

Luce nickte. Sie schniefte, ihre Wangen waren genauso rot wie die Mütze. Sie zog die Handschuhe aus, rieb die Hände und blies darauf.

»Dann schläfst du also ...«

»Dahinten ...« Eilig zeigte er in Richtung der Felsen. Er war stolz auf seine Bleibe, auch wenn sie bald gezwungen waren, sich etwas Neues zu suchen.

»Und ich nehme an, du stiehlst Eier und Hühner«, sagte sie spöttisch.

Luces schiefes Lächeln erinnerte ihn an Oma Ebe. Als er vom Hof gegangen war, hatte sie vor dem Stall gestanden, das Gesicht hinter einem breiten Schultertuch versteckt.

Die alte Frau hatte kein Wort gesprochen. Aber mit jedem Päckchen, das sie in seinen Sack gleiten ließ, war es ihm, als würde er in ihrem Tagebuch lesen. Danach fühlte er sich noch einsamer, weil er auch sie gerngehabt hatte. »Oma Ebe hat mir jede Menge Konserven und Decken mitgegeben. Ich könnte einen Laden aufmachen mit den ganzen stinkenden Ölen und Tinkturen.«

Luce unterdrückte ein Lachen. Sie fror. Er wusste nur zu gut, wie sich das anfühlte. Sie musste viel weiter gelaufen sein, als sie vorgab.

»Komm mit.«

Er nahm ihre Hand, wie er es in den Tagträumen der letzten Wochen schon so oft getan hatte. Aber Luce rührte sich nicht.

»Ich bin dir schon einmal gefolgt, Hase. Und das ist nicht gutgegangen.«

Er konnte verstehen, dass sie sich betrogen gefühlt hatte, aber wenn man die Angelegenheit aus einem anderen Blickwinkel betrachtete, war alles noch viel komplizierter.

»Keiner von uns beiden ist ehrlich zum anderen gewesen.«

Steif wie ein Stockfisch, dachte er, ja, genauso war er. Und er hatte wieder einmal das Falsche gesagt, das sah er an ihren Augen. Sie waren auf einmal schmal und erinnerten ihn an die Luce mit dem Strohhut und dem Gewehr. Ihre Hand ruhte noch auf dem Rücken des Halbwolfs, und der Junge wäre nicht verwundert gewesen, wenn sie sich umgedreht hätte und zusammen mit dem Tier fortgegangen wäre.

»Ich habe versucht, Klaus zu retten, ich wollte den Sprengstoff verstecken.«

»Aber weil du ihn nicht gefunden hast, ist dir die Idee gekommen, Klaus loszuwerden, um dein Gewissen zu beruhigen.«

»So war es nicht.«

»Komisch, für mich sieht es ganz danach aus. Jedenfalls hast du einen Riesenmist gemacht.« Luce kam näher, den Blick auf die Haarlocke gerichtet. »Was hast du da in der Hand?«, fragte sie verblüfft. Zumindest konnte er in ihr noch andere Gefühle außer Groll auslösen.

»Nichts Wichtiges«, sagte er und stopfte die Locke in seine Hosentasche.

»Hast du jemanden umgebracht und trägst seinen Skalp mit dir rum?«

Er machte einen Schritt zurück. »Luce ...«

»Vielleicht hast du sie umgebracht, deine Eltern.«

Er spürte den Schlag, blieb aber reglos stehen, während die Welt um ihn herum einstürzte und es ihm den Boden unter den Füßen wegzog.

»Vielleicht hast du deine ganze Familie umgebracht.«

Er konnte es nicht ertragen, wie Luce ihn ansah. Er packte sie und zog sie mit sich. »Einverstanden. Die ganze Wahrheit.«

An seiner Höhle angekommen, bedeutete er Luce, sich hinzusetzen. Er brauchte viel länger als sonst, um das Feuer anzuzünden, während er seine Gedanken ordnete. Das Mädchen war nur widerwillig mitgekommen. Er hatte sie beinahe tragen müssen, und jetzt sah sie sich erstaunt um und schien sich zu fragen, wie er es hier so lange ausgehalten hatte. Sie wollte schon immer wissen, wie sein Leben im Wald aussah, und nun bot sich die Gelegenheit, es herauszufinden. Den Berg so wahrzunehmen, wie der Junge es tat.

Sie schwieg, während er den Inhalt der Schachtel auf einer Decke ausbreitete.

Luce betrachtete die Zeitungsausschnitte. Einen sah sie genauer an und studierte aufmerksam jedes Detail. Die hingestreckten Körper unter dem umgeworfenen Tisch. Die abgewinkelten Beine. Das Blut.

»Das ist es, was Waffen anrichten.«

Luce lachte bitter, ihr Blick war ernst. »Was du nicht sagst! Hätte ich ja nicht für möglich gehalten.«

»Dein Gewehr, Luce. Es war nicht immer nur mit Platzpatronen geladen.« Er reichte ihr die Schwarz-Weiß-Fotografien. Sie betrachtete eine nach der anderen, hielt sie wie Spielkarten, die ihr immer wieder aus den Händen glitten. Schließlich blieb ihr Blick an einem Gesicht hängen. Sie verharrte wie erstarrt, sprachlos, der Blick vereist.

Er wollte nicht, dass Luce litt. Sie war stolz auf ihr Gewehr, das ja nur ein Werkzeug war, das das Schicksal vollzog, das andere bestimmt hatten. So wie der Halbwolf es in jener schrecklichen Nacht gewesen war, als der Junge hatte vom Hof fliehen müssen. Damals war der Teufel geblieben und hatte zugesehen.

Und das hatte er auch an dem Abend getan, als die beiden Schmuggler die Grenzpolizisten kaltblütig umbrachten, die auf dem Holzboden lagen und die Namen ihrer Kinder murmelten, während sich ihre Kehlen mit Blut füllten. Es war keine Notwehr gewesen. Die Männer hatten gefleht, sie zu verschonen, wiederholt, wie klein die Kinder noch waren, die sie hinterließen. Die Schmuggler hätten fliehen und sich für den Rest des Lebens in den Bergen verstecken können. Niemand hätte sie je gefunden. Stattdessen wurde das Gewehr in Anschlag gebracht, es näherte sich der Schläfe des weinenden Mannes, der die Augen so fest zusammenpresste, dass er keinen anderen Schmerz mehr fühlte. Und es hatte geschossen. Zweimal, dreimal.

Wie sehr musste Oma Ebe gelitten haben? Hatte sie diesen Mann noch lieben können? Luce hatte ihn geliebt. Und sie hatte von ihm das Geheimnis der Klänge erfahren. Es war nicht alles schlecht gewesen, was der Mann getan hatte. Wo war also die Grenze zwischen der Vergebung und dem Vergessenwerden, zu dem Menschen wie er verdammt waren?

»Hier hast du die Wahrheit. Das ist alles, was ich weiß. Ich habe die Schachtel gefunden, und Pa hat mich gebeten, dir nichts davon zu erzählen. Ich habe dir nichts gesagt, weil ich ihm mein Wort gegeben habe.«

Luce warf die Ausschnitte auf den Boden. »Was erwartest du von mir? Erst hast du mir Klaus genommen und jetzt den Rest meiner Familie.«

Luce verstand nicht, sie rang verzweifelt die Hände. Sie musste Pa vertrauen. Er hatte ihr geschworen, dass sie nie Geheimnisse voreinander haben würden. Auf diesem Fundament gründete die Familie doch, oder nicht? Es war die Verpflichtung, sich umeinander zu kümmern und Verantwortung füreinander zu übernehmen, die sie noch zu Hause hielt. Und die Schachtel? Ein mittlerweile begrabener Teil der Vergangenheit, der in den Händen des Jungen gelandet war.

»Ich sage dir nur, dass du wählen kannst, wer du werden willst«, sagte er mit leiser Stimme. »Ich sage nur, dass du frei bist.«

Das Feuer vertrieb die Kälte und machte sie noch müder. Der Junge war kurz davor aufzugeben, Luce vielleicht auch.

»Was wirst du tun?«, fragte er sie.

Das Mädchen zuckte mit den Schultern. »Ich weiß es nicht.« Vor der Höhle wurden die Schatten bereits länger. »Und du und der Wolf?«

Er hätte gerne wiederholt, dass es sich um einen Halbwolf handelte und dass er, um ehrlich zu sein, vermutete, dass unter diesem Fell sogar mehr Hundeblut floss, aber es war wohl nicht der passende Moment.

»Ich weiß es nicht«, sagte er ebenfalls. Er sog die gute Luft ein. Die Stille war voller Möglichkeiten. »Hier geht es uns gut.«

Auch Luce konnte es spüren. Sie sah den Flocken beim Fallen zu und erkannte darin die Perfektion der Welt. Das Gleichgewicht aller Kreaturen des Himmels und der Erde.

»Man braucht nicht viel, stimmt's?«

Vielleicht meinte sie seine Höhle, den Sack, der zusammengesunken am Felsen lag, sein Leben in der Wildnis.

»Ich denke, das ist Ansichtssache. Du wolltest immer ganz nach oben auf den Gipfel, den Berg besteigen. Hund und mir reicht es, Füchse zu jagen.« Er grinste. Der Halbwolf hatte sich zwischen sie gelegt. »Du bist gut darin, Berge zu besteigen«, er sprach aus, was er immer gedacht hatte.

Luce war schweigsam. Ihr Blick verlor sich über dem Feuer, und sie streichelte das Fell des schlafenden Tieres.

»Ich will gar nichts, Hase. Nur ernst genommen werden.« Sie hauchte in ihre Hände, um sie aufzuwärmen. »Ich habe jemand kennengelernt, weißt du?«, sagte sie und suchte seinen Blick. »Jemand, der mir vertraut und der aus einer ganz anderen Welt kommt.«

Der Junge schluckte. Die Richtung, die das Gespräch nahm, gefiel ihm nicht. Er konnte sich Luce nicht mit einem Mann vorstellen.

»Es ist eine Frau«, sagte Luce und reagierte damit auf seinen deprimierten Gesichtsausdruck. Sie schüttelte tadelnd den Kopf. War es so offensichtlich, was er für sie empfand? »Aber sie macht alles, was ein Mann tut. Sie muss nicht darum bitten, dass man ihr zuhört.«

»Ist das die Freundin, mit der du gekommen bist?«

»Ich glaube, du würdest sie mögen.«

»Und du, magst du sie sehr?«

»Ich mag das Gefühl, das sie mir gibt, und wie mich die Leute ansehen, wenn ich mit ihr unterwegs bin.«

»Im Grunde denken die Menschen immer nur an sich selbst, Luce. Sie interessieren sich nicht dafür, wer du bist oder was du willst. Das musst du allein herausfinden. Du musst nur an die Konsequenzen denken, die deine Entscheidungen nach sich ziehen.« In dieser Hinsicht gab er Klaus recht.

Luce richtete sich auf, sie wirkte distanziert.

»Du bist gut im Reden, Hase. Darin, Geheimnisse zu hüten, im Wald zu überleben, und du weißt, was das Richtige für dich ist. Aber im Grunde bist du genau wie die anderen.«

»Ich verstehe nicht, was du meinst.«

»Das ist meine Vergangenheit«, flüsterte Luce und zeigte auf die Schachtel. »Irgendjemand war so leichtsinnig, sie dieser Blechschachtel anzuvertrauen. Aber was ist deine? Woher kommst du?«

Ihr Blick nagelte ihn an den Felsen. Er kannte keinen anderen Menschen, der solche Pupillen hatte. Manchmal leuchteten sie so hell wie Schnee in der Sonne. Oder sie konnten so düster sein wie in diesem Moment.

»Das ist nicht wichtig.«

Sie seufzte und wandte den Blick ab, so als hätte sie mit dieser Antwort gerechnet.

Woher kam er?

Vielleicht taumelte er noch immer durch den Nebel auf dem Hof, über den sich die Stille gelegt hatte. Auf der Suche nach seinem Bruder und Katharina.

»Aus dem Wald.«

Luce lächelte ihn an und stand auf.

»Warte, Luce.«

»Du stiehlst mein Geheimnis, aber vertraust mir nicht genug, um mir deines zu erzählen.«

»Du weißt, dass das nicht stimmt.«

Er wollte sie nicht verlieren.

Doch wo sollte er anfangen? Der Nebel legte sich schon wieder auf seine Erinnerungen und ließ ihn die Orientierung verlieren. Er konnte ihr erzählen, wie er den Halbwolf auf den Hof gebracht hatte. Oder von Fräulein Zillers Drohungen, die in ihrem guten Kleid und mit der Entschlossenheit der Gerechten bis hoch zu ihrem Hof gestiegen war. Oder von Katharinas obsessiver Frömmigkeit, mit der sie vor ihrem von Holzwürmern zerfressenen Tabernakel gekniet hatte.

Aber das wären wieder nur Ausflüchte gewesen, um sich nicht an das Grauen erinnern zu müssen. Er war dabei, seine eigene Blechschachtel zu öffnen, gerade hob er den rostigen Deckel an. Und die Stimmen, die darin eingeschlossen waren, begannen zu schreien.

Dunkelheit.

Sein Bruder steht neben ihm. Sie sind mitten in der Nacht aufgewacht und die Treppe hinuntergegangen. Vielleicht hat sie irgendein Geräusch geweckt, aber das ist nicht länger wichtig. Hund heult und scharrt in seinem Zwinger, er beschreibt die immer gleichen Kreise, erst weiter und dann enger. Endlos. Die Wasserschüssel steht zu weit weg, direkt am Gitter. Er kann sie nicht erreichen, denn die Kette hält ihn zurück, es fehlen nur Zentimeter. Das Tier hat Durst. Die Kette wird ihn noch erwürgen, so groß ist das Verlangen, das in seiner Kehle brennt, die Augen austrocknet.

»Wenn du so mutig sein willst wie ich, dann geh in den Zwinger und mach ihn los«, sagt er zum kleinen Bruder. Halb ihm Scherz, halb, um ihn herauszufordern. Und weil ihm das Tier leidtut. Bei jedem Ruck an der Kette gräbt sich das Eisen tiefer in sein Fleisch. Paul hatte ihn auch einmal die Eisenkette spüren lassen. Nur ein einziges Mal, und er erinnerte sich immer noch daran.

Hasenohr gehorchte.

An diesem Punkt reißen die Bilder ab. Immer an derselben Stelle. Die Kette fällt rasselnd zu Boden wie eine Klapperschlange. Und dann herrscht wieder Stille.

Luce hörte ihm zu. Sie war das Mädchen, das ihn gefunden und ihm beigebracht hatte, die Berge im Dunklen zu besteigen. Und vielleicht hatten sie sich schon viel früher kennengelernt, nicht erst als sie ihr Gewehr auf ihn gerichtet hatte. Schon während er ihren Strohhut ausgebessert und in dem alten Tagebuch gelesen hatte, das er für ein Kochbuch hielt, sprach er mit ihr.

Er schloss die Augen. Was war danach passiert? Danach

spielte die Zeit verrückt, es war, als würde sie sich zurückdrehen, um an den Anfang zu gelangen. Nach und nach setzten sich die Bruchstücke seiner Erinnerung zusammen.

Sein kleiner Bruder kniet sich vor Hund, streichelt seinen Hals und die flauschigen Ohren, während das Tier trinkt und nicht genug bekommen kann. Es will noch mehr Wasser, und Hasenohr ist glücklich, den Napf zu nehmen und ihn wieder zu füllen, indem er ihn in die Tonne taucht, in der sich das Regenwasser sammelt. Er ist stolz, so mutig zu sein wie sein großer Bruder.

Der Napf verharrt in der Luft. Der Kleine bleibt stehen, er hört die Geräusche schon, das Trampeln der Schuhe und den röchelnden Atem. Mit weit aufgerissenen Augen dreht sich Hasenohr zu ihm um. »Papa kommt.«

Er läuft aus dem Zwinger, versteckt sich blitzschnell hinter der Regentonne, gemeinsam mit ihm, der die Szene sogar amüsant findet. Beinahe muss er lachen. Es ist der Nervenkitzel, das Adrenalin.

»Du warst mutig«, sagt er zu dem Kleinen und wuschelt ihm durch die immer strubbeligen Haare.

Hasenohr lächelt und senkt den Blick. Der kleine Bruder ist noch dünner als er selbst. Besteht nur aus Haut und Knochen und Gefühlen, die sich auf seiner Haut abzeichnen wie Narben, die man nicht verstecken kann. Man kann darin lesen wie in einem Buch. Aber keines von den langweiligen, die Fräulein Ziller ihnen zum Auswendiglernen gibt. Nur liebenswerte Wörter sind darin eingraviert.

Schulter an Schulter sitzen sie da und sehen Paul nach Hause kommen. Es ist nicht schwer zu erkennen, wie er den Abend verbracht hat. Er schwankt wie eine lahme Krähe.

Plötzlich spürt er die panische Angst des kleinen Bruders, der den Atem anhält und ihn am Pullover packt. »Die Kette.«

Sie drehen sich gleichzeitig zum Zwinger um. Das Tor ist geschlossen, aber Hund läuft darin frei herum.

Hasenohr schnellt nach vorn, er kann ihn gerade noch zurückhalten und versetzt ihm einen Stoß in die Seite. »Was machst du da, bist du verrückt?«

Inzwischen verweilt Paul am Gitter. Er, der sich nie mit irgendetwas aufhält, an dem das Leben sonst vorbeizieht, so wie das Land in Richtung Tal abfällt, während man an grauen Regennachmittagen hinaussieht, wenn die Sonne nicht mehr als eine Illusion zu sein scheint. »He, Köter, hast du schlechte Laune?«, murrt er mit undeutlicher Stimme. »Es sieht gerade so aus, als hättest du mir was zu sagen.«

»Er wird doch nicht das Tor aufmachen?«

»Bestimmt nicht«, antwortet er dem Bruder. Und beißt sich sofort auf die Zunge, als Paul einen Augenblick später zum Gittertor torkelt, das unter seinem Gewicht nachgibt.

»Gut vorhergesehen.«

»Herzlichen Glückwunsch, du Tollpatsch. Du solltest es doch schließen!«

Paul rappelt sich mühsam auf, stützt sich mit den Armen ab, während die Füße zur Seite wegknicken. Er sieht aus wie eine der Marionetten, die sie immer zum Lachen bringen.

Doch Hund findet rein gar nichts Lustiges an Paul Gamper, der mit einem Tritt die Wasserschüssel außer Reichweite befördert.

Er springt los, um sie wiederzuholen, und als er sie erreicht, leckt er nur noch Blech, weil das Wasser im sandigen Boden versickert.

»Wer hat dich losgebunden, du verfluchter Bastard von

einem Wolf?« Paul nähert sich erneut dem Tier. Er blickt es mit der stumpfen Beharrlichkeit an, mit der man versucht, durch ein Nebelmeer zu sehen und Häuser, Wiesen und Straßen auszumachen.

Wieder versetzt er dem Napf einen Tritt, dann bückt er sich, um die Kette aufzuheben, die ihm aus den Fingern gleitet wie ein Fisch, der nicht ins Netz gehen will. Hund springt noch mal nach vorn, hält die Schüssel mit den Pfoten fest. Sie gehört ihm wie der Durst, das Blut, der Instinkt zu überleben. Und als Paul das Bein hebt, um ein weiteres Mal dagegen zu treten, tut Hund, was jedes Tier tun würde, wenn es seinem Instinkt folgt: Er beißt zu, versenkt seine Zähne mit einem einzigen, plötzlichen Ruck seines Kiefers im Bein des Mannes.

Paul hält sich fluchend den Knöchel. Er steht auf, stolpert und geht wieder zu Boden. Hund senkt den Kopf, und sein leises Knurren, der angespannte Körper lässt sie erstarren und atemlos zusehen.

Doch Paul ist zu benebelt von Alkohol und Zorn, um die Gefahr zu erkennen.

Er verschwindet und kommt mit einem Gewehr zurück. »Wollen wir doch mal sehen, wer hier lauter knurrt.«

Um sie herum wirbeln der Sand und der Staub auf. Vorher hat er den Wind nicht bemerkt, und die Kälte hat er auch nicht gespürt. Jetzt fragt er sich, warum sie nicht im Bett geblieben sind. Und warum – er blickt zum Haus – Katharina nicht herauskommt. Sie widersetzt sich Paul zwar nie, aber sie kann unmöglich nichts hören und so tun, als würde sie nichts mitbekommen. Katharina ist ihre letzte Hoffnung.

Doch es kommt anders.

Hasenohr springt aus dem Versteck hervor, und die ganze

Welt beginnt zu schwanken wie eine Leiter, die das Gleichgewicht verloren hat. Und der Himmel wird zur Erde, und die Erde explodiert mit dem Dröhnen eines Schusses.

Paul versteht nicht sofort, was passiert ist. Seine Gedanken sind noch bei seinem Knöchel, bei der Bestie mit dem Mischlingsblut, die es in ihre Schranken zu weisen gilt. Erst sieht er die Lache nicht, in der ein Kind liegt, Arme und Beine ausgestreckt wie ein Stern. Er läuft dagegen, fällt beinahe darüber.

Hasenohr liegt am Boden und antwortet nicht. Paul ruft immer wieder seinen Namen, hebt seinen Kopf und versteht nicht, was seinem kleinen Sohn widerfahren ist, der um diese Zeit im warmen Bett sein sollte. Es liegt an Katharina, sie trägt die Schuld an allem. Dieses Mädchen, das er für eine Frau gehalten und auf den Hof gebracht hat. Sie ist einfach nicht imstande, sich wie eine Mutter zu verhalten. Die Wut steigt in Wellen in ihm auf, so dass ihm schwindelig wird, ebbt langsam wieder ab, bis er sich ganz leer fühlt. Zurück bleibt nur die Übelkeit. In seinen Händen hält er das blutige Gesicht. Als er begreift, was geschehen ist, ist es zu spät: Der Wahnsinn des Wolfes ist zu seinem eigenen geworden. Er muss den Wolf töten, sich selbst töten, weil er zum Wolf geworden ist.

Während er alles mit ansieht und schließlich den zweiten Schuss hört, schließt der Junge ohne Namen die Augen und denkt an den Wald. Wenn er sie wieder öffnet, wird er feststellen, dass er in seinem Bett liegt und alles nur ein Traum war. Und dass der Wolf immer noch an seine Kette gefesselt und für immer in den Zwinger verbannt ist. Die animalische Kraft ist gebändigt. Gezähmt.

Doch so ist es nicht. Als er zu seinem Bruder läuft, fühlt

er sich, als ob ein Adler ihm die Brust durchbohrt und seine Seele herausreißt. Er setzt einen Fuß vor den anderen, ohne zu sehen oder zu hören, was um ihn herum passiert.

»Gabriel«, flüstert er. »Gabriel.« Er nimmt seinen Kopf, er atmet noch. Es ist nicht länger Hasenohr. Er hat wieder seinen richtigen Namen, den Katharina bei seiner Geburt zusammen mit ihm ausgewählt hat. Aber Gabriel antwortet nicht.

Er wiegt ihn in seinen Armen, was mit Paul ist, interessiert ihn nicht. Er wird an seinem eigenen Blut ersticken und nicht mehr sprechen können. Es ist egal, er hat sowieso nie wirklich gesprochen.

Gabriel dagegen, sein Hasenohr, scheint ihn weiter anzusehen und zu fragen, was passiert ist, warum sein Gesicht so ernst ist. Er müsste doch stolz auf ihn sein, der große Bruder, sein Vorbild, sein Verbündeter auf diesem Felsvorsprung, so abgelegen, dass sich nur die Winde an den Weg dorthin erinnern.

Er hält ihn weiter fest, bis die kalte Nacht in seinen Lungen brennt und ihm beim Anblick des Tabernakels Katharina wieder einfällt.

Er legt Hasenohr auf sein Bett aus Erde, beobachtet vom Halbwolf, der seinen Durst an der Regentonne gestillt hat und sich jetzt dem Kind nähert, wie er es vorher nie konnte. Das Tier erkennt seinen Geruch, erinnert sich an sein liebevolles Streicheln durch das Gitter und legt sich neben das Kind, wacht über seinen Körper, die Schnauze auf seiner Brust.

Der Junge betritt das Haus, das sich in ein Reich der Stille verwandelt hat und ihm fremd ist. Oder er ist es, der nichts mehr ist, der keinen Namen mehr hat, weil er sich nicht mehr an ihn erinnert. Katharina ist nicht mehr da, vielleicht war sie nie da gewesen. Sie ist zurückgekehrt in das Wasser, aus dem sie geboren wurde. In das Wasser, das Leben schenkt und jede Last abnimmt. In dem man zu einem Geist, zu einem Tropfen Silber wird. Zu einer Meerjungfrau. Auch wenn ihr Ozean ein verbeulter Blechbottich ist, aus dem die Schweine saufen.

»Was ist mit Katharina passiert?«

Luces Stimme brachte ihn zurück in die Gegenwart.

»Sie lag in der Badewanne. Es sah aus, als schliefe sie.« Vielleicht war es schon geschehen, bevor Paul nach Hause gekommen war. Niemand hatte sie gehört. Mit dem Rosenkranz in der Hand war sie gegangen, ohne etwas zu sagen. Ohne etwas von Hasenohrs und seinem Schmerz mitzubekommen, weil ihr eigener schon schwer genug wog.

Plötzlich, wie aus dem Nichts, erinnerte er sich an die Worte des Mannes mit Hut, der ihm vor langer Zeit zu erklären versucht hatte, dass sich jeder früher oder später in einem Wald verläuft, aus dem es unmöglich erscheint herauszufinden. Er hatte gesagt, dass Kinder leichter den Schlüssel fänden. Vielleicht meinte er damit, dass man, um die Welt zu verstehen, aufhören musste zu suchen. Stattdessen tief durchatmen und akzeptieren musste, das Gleichgewicht zu verlieren, um alles aus einem neuen Blickwinkel betrachten zu können. Dass man den Blick dorthin richten musste, wohin man nie den Mut hatte zu gehen.

»Es ist, als würde man lernen, mit dem Schnee zu sprechen.« Ihre Stimme war ein Flüstern, sanft wie die Wärme des Feuers.

»Oder sich vorzustellen, Hasen zu fangen, indem man Wolfsfallen baut.«

Luce lächelte. »Dann wird man älter, und es wird schwerer zu verstehen, wie man das macht.«

»Vielleicht muss man nur mal wieder zwischen den Bäumen hindurchschauen.«

Aber das Mädchen schien ihm nicht mehr zuzuhören. »Ich glaube, wir beide hätten uns schon als Kinder hier im Wald begegnen können«, sagte sie, so als wären sie jetzt keine Kinder mehr und als wäre es jetzt zu spät. So als ob sie schon älter wären, als die Monate glauben ließen, die sie zusammen und dann allein, jeder für sich verbracht hatten.

Sie blieben vor dem Feuer sitzen, suchten nach der Hand des anderen und hielten sie fest, über dem warmen Fell des Halbwolfs.

Luce wollte hoch hinauf bis zum Gipfel, um sich Gehör zu verschaffen. Sie wollte wahrgenommen werden, das hatte sie gesagt. Vielleicht von Pa, Klaus oder den Dorfleuten, die zu sehr über ihre Felder gebeugt waren, um weiter als bis zum nächsten mühsamen Schritt zu sehen. Er dagegen fragte sich, was so schlecht daran war, versteckt im Wald zu leben: die Sterne zu betrachten und niemandem Rechenschaft ablegen zu müssen. Er hatte ein Jahr so gelebt. Doch an diesem Abend mit Luce begriff er, dass ihm das Leben, das Hund und er bisher geführt hatten, nicht mehr genügen würde, wenn sie ging. Auf das zu verzichten, was er fühlte, würde ihm das Herz brechen. Zum ersten Mal war er es, der die Berge und die Sterne in sich hatte, das Wasser des Baches und den Sommer. Die Energie der Erde floss durch das Fell des Wolfes und ihre ineinander verschränkten Hände.

Wie hatte er nur einschlafen können? Er war wirklich ein dummer, dummer Nichtsnutz.

Das Feuer war ausgegangen, und von Luce fehlte jede Spur. Der Schnee, der weiter vom schwarzen, sternlosen Himmel fiel, hatte ihre Schritte verdeckt. Wann war sie fortgegangen? Ohne sich zu verabschieden, ohne zu sagen, wann sie sich wiedersehen würden.

Hund sah aus der Höhle heraus, seine gelben Augen stur in die Nacht gerichtet, in der der Junge niemals etwas sehen würde.

»Sie ist wirklich gegangen«, flüsterte er. Seine Stimme klang fremd und viel zu dünn, um nicht von der Stille geschluckt zu werden wie der Regen von der Erde. Er ging zum Halbwolf, der unter dem unbewegten Himmel saß.

Hund wedelte nicht länger mit dem Schwanz.

15

Jan saß Wilma gegenüber.

»Immer noch die alten Treter?«

Sie hatten Daniel bei seiner Mutter gelassen. Wilma war immer wieder überrascht, wie anders Kinder die Welt wahrnahmen als Erwachsene. Daniel hatte sich in den Kopf gesetzt, den Berg zu überqueren und in das Dorf auf der anderen Seite zu gehen, in dem er die letzten Sommerferien verbracht hatte. Dort erwartete ihn ein Freund, zu dem er Kontakt gehalten hatte, und im Internet hatte er sich alle Informationen zusammengesucht, die er zum Überleben in den Bergen brauchte.

Die Journalisten umringten Kepler, der nun die Lorbeeren für den erfolgreichen Einsatz erntete. Jetzt waren nur noch sie beide in der verwaisten Rezeption des Campingplatzes, die gedimmten Neonlichter surrten, und an den Wänden hingen die Reste heruntergerissener Flyer, verblasste Ankündigungen eines vergangenen Sommers, archiviert im Ordner für gemachte Ausflüge.

»Sie sind bequem.« Jan zog seine Jacke aus. »Und sie erfüllen ihren Zweck.«

Wilma lächelte ihn an. »Du weißt, dass du es jetzt tun musst, nicht wahr?«

Jan seufzte tief, hob den Blick zur Decke und ließ ihn dort länger als nötig.

»Die Psychologin hat mich gefragt, warum du dich so um dieses Kind gekümmert hast.«

»Weil es allein da oben war.« Seine Miene verdüsterte sich. »Und wahrscheinlich nicht mehr runtergekommen wäre.«

»Wie hast du ihn gefunden? Und woher wusstest du, dass er raufwollte?«

»Ich bin der Fährte gefolgt. Genau, wie ich es mache, wenn ich die Hirsche aufspüre.«

Aber er erzählte ihr nicht die Wahrheit. Wilma sah es in seinen Augen, in der Art, wie er ihrem Blick auswich. Etwas sagte ihr, dass er den Schritten des Jungen gefolgt, in seine Fußspuren getreten war. Und dabei hatte er in sich selbst den schwierigsten Aufstieg zu bewältigen gehabt.

»Ich habe einfach gute Schutzengel, das ist alles.«

»Sind das die gleichen, die dich nachts wach halten?«, provozierte sie ihn, wobei ihre Stimme weicher wurde.

»Vielleicht.«

Jan wollte nicht wirklich darüber sprechen, er wollte überhaupt nicht sprechen. Sein Gesicht war von Erschöpfung gezeichnet, die Haare waren durchnässt. Er hatte es abgelehnt, sich untersuchen oder auch nur seine Wunden versorgen zu lassen, weil er auf Ärzte genauso allergisch reagierte wie auf Seelenklempner. »Ich muss den Leuten da draußen nicht Rede und Antwort stehen.«

Er stützte sich mit der Hand auf der Kante der Bank ab.

Wilma streichelte sie sanft und nahm sie in ihre.

»Ihnen nicht. Aber es gibt da jemanden, dem du eine Erklärung schuldig bist. Er wartet auf dich, Jan.«

»Und ich habe es versprochen, als ich dort oben war«, erwiderte er und lehnte sich gegen die Wand. »Dieses Mal«, er verzog das Gesicht, »gibt es wohl kein Entkommen.«

1979

Luce zählte die Stunden. Sie wünschte sich, dass es schnell Abend würde, damit sie alles hinter sich lassen und zu Hasenohr zurückkehren konnte.

Es war noch kein ganzer Tag vergangen, seitdem sie ihn und den Wolf verlassen hatte, und schon sorgte sie sich um die beiden. Sie fragte sich, ob er auch schlecht geschlafen hatte, weil er darüber nachdachte, was sie einander gesagt hatten, während sie vor dem Feuer saßen und die Fotografien betrachteten. Ihr ging es nicht aus dem Kopf. Obwohl es nicht das Einzige war, das sie wach gehalten hatte.

Hilde lächelte sie an. Beherrscht wie immer. Sie wusste, was zu tun war, hatte ihr Ziel vor Augen, und das verlieh ihr ein überzeugendes Auftreten und eine Gelassenheit, die Luce seit ihrem Gespräch mit Hasenohr verlorengegangen war. Hilde war die Ruhe selbst, obwohl im Kofferraum des Autos, in dem sie saßen, dreizehn Kilo Sprengstoff versteckt waren.

»Luce, du hast so hart gearbeitet, um so weit zu kommen, jetzt musst du nur noch diese Tür öffnen.«

Das hier gehörte eigentlich nicht zu ihren Aufgaben, Luce war eine Grenzjägerin. Aber sie hatte eingewilligt, Hilde zu begleiten.

Hilde legte ihr die Hand auf die Schulter, und der feste Druck brachte sie zurück in die Gegenwart. »Genieße deinen Moment, Kleine.«

Luce sah aus dem Autofenster. Das weiße Gebäude auf dem Platz, dessen Fassade von einer Reihe imposanter Säulen durchbrochen wurde, nahm sie kaum wahr. Das, was Hilde Justizpalast nannte, war für sie nicht mehr als ein Wald aus Marmor, kalt und ohne Leben.

Der Plan war simpel. Sie musste über die Straße gehen, das Signal abwarten und die Flugblätter in die Luft werfen. Niemand würde auf sie achten, und kurz vor der Explosion wäre sie schon wieder in Sicherheit, auf der anderen Seite des Platzes. Im dann folgenden Chaos würde sie unbemerkt weitergehen wie eines der Mädchen, die sie gerade zusammen vorbeilaufen und über die Schule oder die Freunde reden sah.

Fünfzig Schritte, das war schon alles. Es war, wie auf den Berg zu steigen, die Felsen und die Sterne zu zählen, um die Entfernung zur Grenze abzuschätzen. Und einen Übergang zu finden. Zu Luft zu werden, zu Erde, unsichtbar.

Aber sie konnte die Kinder sehen. Babys in Kinderwagen. Und die Frauen mit den Hüten. Sie fragte sich, ob ihre Mutter hier je vorbeigelaufen war. Das Bild, wie sie den Platz überquerte, traf Luce wie ein Blitz. Es war nicht wirklich ihre Mutter, sondern eine Figur in Schwarz-Weiß mit einem falschen Lächeln auf dem gemalten Gesicht. So wie bei der einzigen Fotografie, die Luce von ihr geblieben war. In diesem Moment kam ihr unwillkürlich in den Sinn, dass Oma Ebe recht hatte. Jetzt verstand Luce. Fotografien waren dazu da, die Risse der Zeit zu kitten. Vielleicht konnte Oma Ebe ihren Mann nur lieben, wenn sie sich daran erinnerte, wer er war, bevor er geschossen hatte. Dann gehörte dieser sanftmütige Mann, der so gut Geige spielte wie ein echter Musiker, nur ihr. Nicht dem Berg oder der trügerischen Nacht.

Luce strengte sich an, klar zu denken, und steuerte geradewegs auf die Mitte des Platzes zu, hinter sich hörte sie das Auto wegfahren. Sie durfte nicht an den Sprengstoff denken, an das, was passieren konnte, auch wenn sie ihr geschworen hatten, dass niemand verletzt würde.

Zwanzig Schritte, eine weiße Hirschkuh kam ihr entgegen und kitzelte ihre Handfläche.

Dreißig Schritte, ein Kind lief durch den Wald, einen Wolf an seiner Seite. Schemenhaft und flüchtig wie die Schatten der Nacht.

Vierzig Schritte, eine Handvoll Blätter, die wie Reiskörner auf dem Platz in die Luft geworfen wurden. Eine Kindsbraut in der Verbannung, eingesperrt in einem Wald hinter Dornenhecken. Katharina.

Dann der Knall und das Getöse. Die Welt stand kopf, und der Staub, der den Himmel erfüllte, trug mit einem Windstoß alle Bilder fort, wie wenn ein altes Album mit einem Ruck zugeschlagen wurde.

1979

Luce war wie Deneb, der hellste Stern, gefangen in einem zu weit entfernten Himmel.

Er und Hund verbrachten die Nächte in ihrer Höhle, und tagsüber streiften sie durch den Wald. Er schlich sich auf einen Bauernhof, stahl Kleider und ein paar Eier. Beim nächsten Mal nahm er sogar ein Huhn mit. Aber am Tag danach brachte er es wieder zurück zum Hühnerstall, weil es ihm leidtat, so allein. Außerdem traute er dem Halbwolf nicht, der ein beunruhigendes Interesse an dem Gast zeigte.

Hartnäckig und mit zunehmender Verzweiflung hielt er nach einer roten Mütze Ausschau, suchte Spuren im Schnee. Er wagte sich sogar aus dem Wald heraus bis zur Straße und beobachtete Autos, in der Hoffnung sie zu treffen. Es war ein absurder Gedanke – wieder eine seiner schlechten Ideen –, denn er würde das Auto nicht einmal erkennen, wenn es direkt an ihm vorbeifuhr. War es schwarz oder grau? Eine alte Limousine oder ein kleiner Transporter? Durch welches Fenster hätte er Luces unter einer Mütze verborgenes Gesicht sehen können?

Er stellte fest, dass er keine Angst mehr hatte, den Schutz des Waldes zu verlassen, denn nach der ganzen Zeit, die er im Bauch des Waldes verbracht hatte, war er nicht mehr der kleine Junge voller Schnittwunden, der aus einem Autowrack gekrochen war. Außerdem war er überzeugt, dass ihn niemand erkennen würde. Wahrscheinlich würde ihm nie wieder jemand Beachtung schenken. Es war nicht die Angst, die ihn hier noch hielt.

»Wir werden den Winter nicht überleben, Hund.« Der Halbwolf blickte ihn zustimmend an. »Und sie wird nicht wiederkommen.«

Sie sahen zur Höhle, die ihnen Unterschlupf gewährt hatte, und den Resten des Feuers, das sie nicht wieder anzünden würden.

Der Moment war gekommen, ein neues Leben zu beginnen. Doch dieses Mal war es nicht eine alte, eigenwillige Rostlaube, die entschied, an welcher Biegung er haltmachen würde. Es brauchte Mut, um Pa zu beweisen, dass er kein Feigling war. Und um zu akzeptieren, dass Luce ihre Wahl getroffen und den Wald, die Hirsche und den aufdringlichen Wolf vergessen hatte. Dass sie alles vergessen hatte, auch ihn.

16

Das Altenheim war schon von der Straße aus zu sehen, ein Würfel aus Glas und Stein, der zwischen den Bäumen des Parks hervorlugte, umgeben von einer Mauer. Jan hätte den Besuch gerne noch hinausgezögert und erst mal die Fische in dem hübsch angelegten Teich voller Wasserpflanzen gefüttert, über den kleine fein geschwungene Brücken führten. Aber Wilma packte ihn am Arm. Er fühlte sich wie an dem Nachmittag, als sie ihn ins Einkaufszentrum geschleppt und ihn gezwungen hatte, mit ihr in die Elektronikabteilung zu gehen, um sein erstes Handy zu kaufen.

»Tief durchatmen«, sagte sie und warf ihm vor der Zimmertür einen letzten Blick zu. »Und nimm die Brille ab, dann erkennt er dich vielleicht.«

»Das bezweifle ich. Er war schon immer blind wie ein Maulwurf.«

»Das sagst du.«

Es war ein heller Raum. Ein Schrank, ein Bett mit einem Kopfteil aus Holz. Auf dem Nachttisch ein Buch, dessen Titel und Einband er wiedererkannte, weil er sich zu Beginn des Sommers selbst ein Exemplar davon gekauft hatte. An der Wand gegenüber hing ein Fernseher mit Plasmabildschirm. Unter dem großen Fenster ein runder Tisch, ein Polstersessel mit typischem Tiroler Muster: rote Herzen und weißes Edelweiß.

Beim Anblick des Alten, der im Sessel saß und hinaus in den Garten sah, im Hintergrund die Berge, verschlug es ihm den Atem. Jan erkannte ihn nicht, weil die Zeit seinen Körper verändert, ihn verformt hatte wie der Wind, der über die Gipfel fegt und an den Felsen reißt, bis sie die Form annehmen, die er mit seiner Beharrlichkeit für sie gewählt hat. Doch er war es. Jans Augen folgten der Linie der gebeugten Schultern, den Falten des Halses, dem Haaransatz. Diese Lebenslinien hatten sich eingeprägt wie Jahresringe in einen Baumstamm. Sie zeugten davon, dass er sich hatte beugen müssen vor dem, was nicht zu ändern war, und davon, dass er sich gestreckt hatte, um einen Traum einzufangen, oder einfach auch nur davon, dass er innegehalten hatte, um über sich zu lachen.

Jans Puls schlug schneller, Wilma war nicht länger neben ihm.

Der alte Mann drehte sich in Zeitlupentempo um, musterte ihn mit trübem, verschleiertem Blick.

»Ich warte auf Gabriele.«

Jan trat einen Schritt vor. Er war immer noch derselbe steife Stockfisch, der nicht wusste, wohin mit seinen Händen. Am liebsten hätte er sich in Luft aufgelöst, wäre einfach verschwunden. Aber es war viel Zeit vergangen. Und er hatte gelernt, nicht mehr fortzulaufen. Er hatte diesen Moment lange hinausgezögert, aber nun war er hier. An dem Ort, an den er jeden Tag seines neuen Lebens gedacht hatte.

»Guten Tag, Pa.«

Der Alte kniff die Augen zusammen. »Hasenohr?«

Der Klang seiner Stimme brachte ihn zu den Abenden zurück, als sie auf alten Holzstühlen vor dem Haus gesessen und die Sterne beobachtet hatten.

»So kennst du mich, aber das ist nicht mein echter Name.«

Das Lachen des Alten ging in einen Hustenanfall über.

»Ich habe schon am ersten Abend gewusst, dass du nicht wirklich so heißt.«

Er deutete auf den Stuhl vor sich.

»Komm, setz dich. Du heißt jetzt Jan.«

»Ich glaube, ich hatte zu viele Namen, Pa. Du dagegen hattest nie einen.«

»Das können sich nur die wenigsten leisten«, sagte der Alte grinsend.

Er trug keinen Schnurrbart mehr. Glatt rasiert und gebeugt war nicht mehr viel von seiner einst beeindruckenden Erscheinung übrig. Von diesem Bären, der ihn vor die Tür gesetzt hatte, aber auf seine übliche Art, indem er ihn mit Worten umgarnt und ihm mit einem letzten Ruck den Hals umgedreht hatte. Pa hatte damals gesagt, dass er nicht länger willkommen sei, er aber weiterarbeiten und sich einen Schlafplatz im Stall verdienen könne wie ein Stück Vieh, mehr nicht. Hasenohr gäbe es für ihn nicht mehr. Und so war es gewesen.

»Ich habe gehört, dass du das Kind gefunden hast.«

Ein vorsichtiges Klopfen an der Tür, das Gesicht einer jungen Frau, die lächelnd ein Tablett hereintrug.

»Abendessenszeit«, brummte Pa. »Und dabei ist es gerade einmal Nachmittag, als wären wir kleine Kinder.«

Das Mädchen ähnelte Luce, hatte ihr helles Haar und ihre Augen, grau wie die Steine im glasklaren Wasser eines Gebirgsbachs. Sie nickte Jan zu und glitt aus dem Zimmer, um den Groll des Alten nicht weiter herauszufordern. Er hatte hier wohl keinen besonders guten Ruf.

»Willst du mal probieren? Nur zu, du bist eingeladen.«

Fleischstückchen schwammen in einer dunklen Soße.

»Ich bin Vegetarier.«

Pa lachte auf. »Und was soll das heißen?«

»Keine abgemurksten Hühner mehr«, sagte Jan und legte die Hände in den Schoß.

Hier im Heim gab es nur Teller und Besteck aus Plastik. Messer, mit denen sich kaum etwas schneiden ließ, Gabeln, die nicht einmal weiche Brotstücke aufspießten. Keine Holzlöffel, die an der Wand hingen, direkt über dem Tisch. Und vor dem Fenster keinen Wald.

»Das hat er gut gemacht, der Junge«, sagte Pa langsam kauend. Seine Worte hatten einen altvertrauten Klang, verströmten den Geruch der Berge, von Spaziergängen in der Sonne. »Wer wäre darauf gekommen, dass er sich in den Kopf gesetzt hat, den Berg zu erklimmen und den Pass zu überqueren? Nur du ...«, der Alte machte eine Pause. Mit welchem Namen sollte er ihn jetzt ansprechen? »Nur du konntest ihn verstehen. Du hattest damals wohl einen ganz ähnlichen Einfall, als du dich allein mit einem Wolf im Wald durchgeschlagen hast.«

»Für eine Weile ist es mir gelungen.« Sein glückliches Jahr. Es aufzugeben, war ihm schwergefallen.

»Für eine Weile ...«, flüsterte der Alte. Er schob den Teller weg. »Klaus lebt in Innsbruck.«

Das Gespräch nahm eine neue Wendung. Jans Haut begann zu kribbeln, und das Herz schlug ihm bis zum Hals.

»Er hat dort eine Frau kennengelernt und einen Laden aufgemacht, ich erinnere mich nicht mehr, was er verkauft. Aber die Geschäfte laufen gut.«

Sollte er antworten, dass er sich freute, dass Klaus' Leben nun die Richtung nahm, die dem Fluss folgte?

»Weißt du, am Anfang war ich sehr wütend auf dich. Auch wegen dem, was danach mit Luce passiert ist.« Pas Hände umklammerten die Armlehnen seines Sessels, und er bemühte sich, seiner vor Erschöpfung und Rührung zitternden Stimme einen festen Klang zu geben. »Dann habe ich gesehen, wie die Welt sich verändert, wie Klaus zum Mann wurde. Ich blieb allein zurück.«

Mit der Zeit hatte er ihm also verziehen, dachte Jan.

»Und ich habe dich noch mehr gehasst.« Die Augen des Alten verengten sich zu Schlitzen.

Bingo. Wann würde er aufhören, auf den erstbesten Gedanken zu vertrauen, der ihm in den Kopf kam?

Doch Pas Stimme wurde weicher.

»Und ich habe verstanden, dass ich sehr gut darin war, den anderen meine Wahrheit zu erzählen, und doch habe ich die gleichen Fehler wieder gemacht. Jeder von euch hatte sein Schicksal, musste eigene Entscheidungen treffen. Es war gut so.« Er rieb sich das Kinn. »Und ich konnte nicht verhindern, dass die Welt sich verändert.«

»Du hast immer versucht, die Vergangenheit zu bewahren, das ist bewundernswert, Pa.« Er hatte die Erinnerungen aus Oma Ebes Tagebuch niedergeschrieben und daraus das Buch gemacht, das jetzt auf seinem Nachttisch lag. Jan hatte sich ein Exemplar bestellt und es sich mit der Post schicken lassen. An jenem Tag war er früher aufgewacht als üblich und ins Dorf gegangen, mit Burt, der Mühe hatte hinterherzukommen. Sobald er die Zustellbenachrichtigung auf seinem Handy gelesen hatte, ging er in die Poststelle, zu ungeduldig, um abzuwarten, bis ihm das Päckchen nach Hause gebracht würde. Noch bevor er zur Tür hinaus war, hatte er es aufgerissen.

»Aber den Anfang der Geschichte habe ich in eine Blechschachtel eingeschlossen. Ich habe Luce gesagt, dass sie mir vertrauen könne, aber stattdessen habe ich sie hintergangen, weil ich wollte, dass sie mir folgte. Sie sollte nur den Zauber sehen, der in dem war, was wir taten.«

»Sie hat dich immer gerngehabt.«

Pa war es nie leichtgefallen, über Gefühle zu sprechen, er verbarg sie hinter Metaphern, sprach von Flüssen oder dem Himmel, um sich zu schützen.

»Ich glaube, wir beide sind uns ähnlich«, sagte er und blickte auf seine Berge, die im Abendrot erglühten. »Wir haben unsere Verletzungen versteckt und geglaubt, dass sie von selbst heilen.«

»Vielleicht war es auch ein bisschen so.«

Doch jetzt war es an der Zeit, ihm die Wahrheit zu erzählen.

Pa hörte ihm zu. Sie saßen im Zimmer eines Altenheims. Oder unter den Sternen – er noch ein Kind, Pa ein Mann, in dessen Gesicht die Zeit schon ihre Spuren gezeichnet hatte – vor einem Himmel, der sie förmlich aufsaugte. Die ganze Welt rückte in den Hintergrund, und die Wirklichkeit zerbarst in Abermillionen Splitter.

Wilma hatte sie allein gelassen. Was die beiden sich zu sagen hatten, ging sie nichts an. Seit Jan ihr sein Geheimnis anvertraut hatte, vermied er jedes Gespräch darüber, so als hätte er mit der Sache abgeschlossen. Zuerst fühlte sie sich ausgeschlossen, war gekränkt, weil sie wusste, dass dem nicht so war. Doch seit jener Nacht wurde der Schlaf ihres Mannes nicht mehr von Albträumen heimgesucht. An die Stelle des Bildes der Frau und des Kindes, die für immer zwischen den Winden und den dunklen Felsen des alten Hofes verloren waren, trat das glückliche Bild eines Jungen, den der Wald verschluckt hatte und der jetzt zurück bei seiner Mutter war.

Wilma wusste nicht, ob das ausreichte. Sie fragte sich oft, ob es einen Weg gab, wirklich zu heilen, damit der Verlust weniger schmerzte, der sich im Laufe der Zeit in das Getrappel von Geistern und schlaflose Nächte verwandelt hatte. Und wie Pa sagte, sollte man mit den Geistern besser Frieden schließen. Vielleicht würden sie bleiben, für immer am Fuße des Bettes tanzen, aber so, dass sie einem nichts mehr anhaben konnten.

Wilma ging in den Park, einen Wald aus gezähmten Bäumen, der in dem alten Mann eine große Sehnsucht nach seinen Bergen auslösen musste.

Sie hingegen empfand beim Gedanken an die Vergangenheit keine Sehnsucht.

Sie dachte an Katharina, der es bei all der Tragik in jener Nacht zumindest erspart geblieben war, mit anzusehen, wie ihr Sohn gestorben war.

Wie viele andere Dinge hatte sie nicht gesehen, diese Kindsfrau von Paul, die nie vom Hof weggekommen war, so gut wie keine Schulbildung besessen hatte? Und wie viele Dinge hatte sie nicht sehen und nicht hören wollen, von denen, die auf dem Hof passiert waren, und sie mit der Musik aus ihrem Radio übertönt?

Wie viel hatte Jan versucht, ihr zu verheimlichen? Und sie ihm? Doch daraus war die Welt entstanden, die sie heute so sehr liebte. Vielleicht musste es so sein.

Wilma war glücklich, dass Jan den Alten besuchte, dass sie endlich miteinander sprachen. Jan hatte ihr so viel gegeben, und sie gab ihm jetzt etwas zurück, indem sie ihn zum Heim begleitete.

Als Wilma die beiden herauskommen sah, stellte sie fest, dass sie dasselbe ungleiche Paar waren wie eh und je: der Alte, der Geschichten erzählte, und der Junge, der sie nicht glauben wollte.

Obwohl der Alte all die Jahre beharrlich an seinem Gelübde festgehalten hatte, den Jungen aus seinem Leben zu verbannen, hatte er ihn jetzt empfangen. Hier auf diesem Boden, der keinem von beiden gehörte, in diesem Niemandsland. Als verliefe zwischen den beiden eine unsichtbare Grenze, und es reiche ein Schritt, um sie für immer aufzuheben.

Doch es bedarf des Schrittes eines Suchenden, eines Wanderers, der den Mut hat, die Nacht zu durchqueren. Eines Jägers, der den Schnee riecht und der keine Beute, sondern Leben nach Hause bringt.

»Er hieß Gabriel«, murmelte Pa leise, als sie wieder zu dritt waren. »Wie dein Sohn.«

»Namen bewahren unsere Geschichte.«

»Ich habe mich schon gefragt, wann du es mir erzählen würdest«, sagte Pa und blieb kurz vor den Tischen stehen, auf denen gerade die Kerzen angezündet wurden. Einige alte Herren spielten Karten, lachten und unterhielten sich.

»Ich wollte ganz von vorne beginnen.«

Vielleicht musste er erst ein Kind wiederfinden, das verlorengegangen war, so wie er damals. Es bei der Hand nehmen und vom Abgrund wegziehen. Wenn er schon Hasenohr und Katharina nicht hatte zurückbringen können. Vielleicht genügte es, sich weniger falsch zu fühlen und die Freiheit in einem Wald zu finden, der im eigenen Herzen wuchs.

Der Alte lächelte ihn an. Er würde ihn erwarten, um sich mit ihm über die Köder aus seinem Laden zu unterhalten, um die alle so ein Aufheben machten. Über den Enkel, die Sterne. Die Bedeutung von Löffeln, die an der Wand hingen.

»Ich war überzeugt, dass es einfacher wäre, wenn ihr nichts von alledem wüsstet.«

Pa wiegte den Kopf, hielt seinen Stock am Griff und ließ ihn in der Luft kreisen. Bevor er zu seinen Freunden ging, um mit ihnen eine Partie Watten zu spielen, sagte er: »Luce war nicht die Erste, die das Auto gefunden hat.«

Die glänzende alte Dame hatte ihn genau an den richtigen Ort gebracht, auch wenn er das damals noch nicht hatte wissen können. Dafür liebte er ihr Blechherz und die zerbeulte Karosserie.

Pa drehte sich ein letztes Mal um und war wieder der Mann, der ihn hochgehoben und ins Bett getragen hatte, als er unter Luces Fenster eingeschlafen war, während er ihrer Musik gelauscht hatte.

»Du bist in einem Haus von Schmugglern gelandet«, lachte der Alte. »Wir beschützen alle, die sich verstecken und ein Obdach suchen. Wir haben dich bei uns aufgenommen, obwohl wir wussten, dass du nie lernen würdest, einem Huhn den Hals umzudrehen. Du wärst eher verhungert, als ihm weh zu tun, hättest dich mit dem Tier angefreundet und es durch den Wald geführt.« Als er sich an den Tisch seiner Freunde setzte, lachte er immer noch, und vielleicht würde er es ihnen erzählen. Oder die Geschichte in einer weiteren Blechschachtel verstecken. Aber darauf kam es nicht mehr an. Jan war glücklich. Und der Alte auch.

»Er hat es die ganze Zeit gewusst! Er wusste, dass ich der verschwundene Junge vom Gamper-Hof war.«

Sie stiegen ins Auto. Wilma setzte sich ans Steuer und

legte eine CD von Deep Purple ein, Jan setzte sich neben sie. Zwischen ihnen der wilde Geruch eines Wolfes, der den Wind mit sich trug.

Ein Stechen in der Seite ließ Jan das Gesicht verziehen.

»Das liegt an diesen alten Schuhen. Sind das immer noch die, die Klaus dir gegeben hat?«

»Es hat nichts mit den Schuhen zu tun. Aber mit Klaus. Mit dem Sensenhieb, mit dem er mich begrüßt hat, als wir uns kennengelernt haben. Erinnerst du dich?«

»Ich weiß nicht, meinst du beim ersten oder beim zweiten Mal, als du den Hühnern hinterhergejagt bist?«, fragte Wilma schmunzelnd. »Ich glaube, da ist noch etwas, was du mir nicht erzählt hast.«

Er verstand nicht.

»Hilde lässt dich grüßen«, sagte sie, um seinem Gedächtnis auf die Sprünge zu helfen.

Als sie sich auf dem Markt wiedergetroffen hatten, beschlossen sie, zusammen wegzugehen und ein eigenes, gemeinsames Leben zu beginnen. Anders, wild. Das hatte sie in ein Dorf gebracht, in dem beide fremd waren. Mit Namen, die nicht ihre waren. Sie standen auf den Ausweisen, die ihnen Hilde besorgt hatte. »Als Dankeschön«, hatte sie lächelnd gesagt. Schließlich, mit fast zwanzig Jahren Verspätung, hatte sich die Hoffnung der Frau doch noch erfüllt: »Das Paket« war endlich vollständig umgesetzt worden. Die gerechten Gesetze, die sie so lange gefordert hatte, ebneten den mühsamen Weg für einen Neubeginn und ermöglichten allen, die dazu bereit waren, mit dem vergangenen Unrecht abzuschließen. Vielleicht wäre es auch ohne die letzten Demonstrationen so weit gekommen. Doch das Mädchen, das Hilde beauftragt hatte, die Flugblätter zu verteilen, hatte innegehalten. Inmitten des Staubs der Explosion hatte sie den Ort vor sich gesehen, an dem sie eigentlich sein wollte. Zwischen einem Hirschrudel und einem Gebirgsbach. Und es war ihr vorgekommen, als wäre es Hasenohr, der sie aufhob. Aber es war ein Freund von Hilde gewesen, und zusammen hatten sie sich während all der Wochen im Krankenhaus um sie gekümmert.

»Warum hast du dich damals entschieden zu gehen?«

Von Jans Frage überrascht, antwortete sie instinktiv: »Weil ich etwas wollte, das nur mir gehörte.« Außerdem war der Moment gekommen, sich der kaputten Dinge anzunehmen. Mit denen musste sie anfangen, um etwas Neues aufzubauen.

Vor Jahren, als sie das Haus im Wald verlassen hatte, zog sie Pas Wut auf sich, weil sie ihm anvertraute, dass sie ihre Mutter gefunden hatte.

Am Tag danach war sie mit Jan Hand in Hand durch die Straßen der Stadt gelaufen. Jan hatte draußen gewartet, während sie den kuriosesten Laden betrat, den sie je gesehen hatte, und von hellen Neonlichtern empfangen wurde. Das kleine von Rundbögen eingerahmte Schaufenster ließ nicht vermuten, dass sich der Laden über zwei Etagen erstreckte. Die Auslagen und Regale waren vollgestopft mit allerlei Krimskrams und seltsamen Gegenständen, ohne erkennbare Logik angeordnet und kunterbunt aufeinandergestapelt. Als sie die Rolltreppe betrat, verlor sie fast das Gleichgewicht und klammerte sich an den Handlauf. Eine derartig lange Treppe hatte sie noch nie gesehen und auch nicht damit gerechnet, dass die Stufen sich bewegen könnten und man ganz ohne Mühe nach oben gelangte. Dann war sie in der Hutabteilung angekommen, wo eine Frau, die sie nicht erwartete und das gleiche widerspenstige Haar wie sie hatte, eine andere Kundin bediente.

Luce betrachtete sie eingehend aus der Ferne, bis die Kundin ging und sie allein waren.

Ihr Herz pochte wild, als die Frau ihr in die Augen sah, ohne sie zu erkennen. Luce war näher getreten, fragte sie nach dem erstbesten Hut in der Auslage, und als sie ihr das altmodische Modell reichte, war der Fluchtinstinkt so stark, dass sie zitterte. Doch sie war geblieben. Und sie hatte mit ihrer Mutter gesprochen. Zum allerersten Mal.

Sie hatten das Gespräch in einem Café fortgesetzt, in dem es nach Oma Ebes Gebäck duftete. In schlaflosen Nächten hatte Luce sich oft ausgemalt, wie ihr Treffen aussehen würde, und sich dabei jedes Mal eine neue und noch einfallsreichere Variante vorgestellt. Sie hatte sich gesagt, dass es nicht anders sein würde, als einem Fremden im Zug gegenüberzusitzen, und sich geschworen, die Ruhe zu bewahren, nicht mehr als nötig von sich preiszugeben. Schließlich war es ihre Mutter, die ihr eine Erklärung schuldete. Und wie war es dann tatsächlich gewesen? Sie erinnerte sich daran, wie sie beide an dem kleinen Tisch gesessen hatten. Letztendlich sprachen sie über den Hut, den die dummen Hühner durchlöchert hatten und der im darauffolgenden kalten Winter repariert worden war. Und Luce stellte fest, dass sie keine Antworten mehr brauchte, weil sie sich nicht länger für die Vergangenheit interessierte. Pa hatte sich getäuscht. Manche kaputten Dinge lassen sich reparieren, andere bleiben beschädigt, um an die Strudel des Lebens zu erinnern, in denen sie sich für eine Zeit verlieren, aber überleben. Das, worauf es ankommt, ist, was man dann mit ihnen macht. Ob man sie wegwirft, vergisst oder sich um sie kümmert, sie als das akzeptiert, was aus ihnen geworden ist. Voraussetzung dafür ist, dass man seine Art, sie zu betrachten, verändert. So kann auch ein alter, zerlöcherter Hut, der auf den geblümten Stoff eines im dunklen Schrank vergessenen Kleides trifft, wieder vor der Sonne schützen, wenn man im Sommer entlang der von üppigem Grün gesäumten Pfade wandelt.

Sie spürte, dass Jan sie noch etwas fragen wollte, aber er senkte den Blick und wurde wieder zu dem unbeholfenen Jungen, den sie vor langer Zeit kennengelernt hatte. »Ich habe es nie bereut, gegangen zu sein«, flüsterte sie und suchte seinen Blick.

Jan lächelte. Manchmal verstanden sie sich ohne viele Worte, wie die Wölfe, die sich von weitem erkennen und lautlos, durch den im Nebel verborgenen Wald, in dieselbe Richtung laufen.

»Ich will den Namen von dir hören.«

»In Ordnung. Ich sage dir meinen wahren Namen, aber du musst mir etwas versprechen.«

»Einverstanden.« Sie nickte.

Jan fand sie schön mit ihrem korallenroten Lippenstift, dem langen geblümten Rock. »Deine Geige muss aus dem Laden verschwinden. Von diesem Kreischen der Saiten kriege ich noch einen Herzinfarkt.« Sie hatte auf vielen Geigen gespielt, aber diese hatte sie seit Gabrieles Geburt nicht mehr angerührt. Und so war ihr die Idee gekommen, sie quer über die Ladentür zu hängen. Jedes Mal wenn ein Kunde den Laden betrat oder verließ, wurde durch eine spezielle Konstruktion ein Draht über die Saiten gezogen.

Sie seufzte laut und nickte schließlich. »Angenehm«, sagte sie und streckte die Hand aus, als träfen sie sich gerade zum ersten Mal und als hätte es ihre Begegnung im Wald nie gegeben. Auch nicht das Wiedersehen auf dem Markt, als sie ein Huhn einfing, das dem Jungen entwischt war, den sie sofort als Hase erkannte, obwohl Monate seit der Nacht vergangen waren, in der er ihr das Geheimnis aus der Blechschachtel offenbart hatte. »Ich heiße Luce.«

Er zog sie an sich und hielt sie ganz fest, während Burt vom Rücksitz rutschte, sich zwischen sie presste und seine feuchte Nase gegen ihre Wangen drückte. Im Gedächtnis des Tieres war die Erinnerung an all die Pfade seiner Vorfahren seit Anbeginn der Zeit, als die Welt noch von Wäldern bedeckt gewesen war und der Mensch sie durchquert hatte, begleitet von einem wachsamen und stolzen Wolf. Vielleicht waren auch die Pfade von Hund dabei. Auch wenn Burts Augen nicht bernsteinfarben waren und sein kurzes Fell verriet, dass er von Jagdhunden abstammte.

Jan schloss die Augen und atmete tief durch. Auch Luce fühlte, wie die Empfindungen in ihr aufstiegen. Die Luft schmeckte noch nach Schnee und Rinde. Wenn sie sich konzentrierte, konnte sie das kalte Wasser spüren, das ihre Knöchel umspülte, bevor ihre Füße sich von den rutschigen Steinen lösten, um in das schäumende Wasser des Wildbachs zu springen. Der Wald wölbte sich über ihren Köpfen, rief nach ihnen. Der Junge aus der Wildnis öffnete die Augen.

»Sehr erfreut, Luce, ich heiße Thomas.« Doch er war auch Hasenohr. Und Jan. Ein Kind, das sich tief im Inneren der Berge verlaufen hatte. Er war keiner und alle zugleich. Er war ein Kind des Waldes. Genau wie sie.

Danksagung

Das Schreiben eines Romans ist oft von Zufällen und Zeichen geprägt, die sich in die Geschichte einschleichen oder sie inspirieren. Sie sind Begegnungen, Stimmen im Hintergrund, denen der Autor lauscht.

Die Stimmen der Frauen, die den Hinteren Seelenkogel und die anderen Berge bestiegen haben, sind so stolz wie der Wind. Hart und freundlich zugleich wie die fruchtbare Erde, in der die tausendjährigen Wälder wurzeln, in denen ich ihnen begegnet bin.

Mein Wissen über diesen Landstrich verdanke ich einem sehr lieben Menschen, Erich »Pubi« Pirpamer. Obwohl ich in dieser Gegend aufgewachsen bin, hält sie immer neue Überraschungen für mich bereit, verblüfft mich mit ihrer Weisheit, dem Wissen ihrer Menschen, das sich in den Falten der Zeit gesammelt hat, in den Händen, die unsere heutige Welt geschaffen und sich um sie gekümmert haben. Und sie haben die Pfade erschlossen, die die unwegsamsten Wälder und Felsen wie verästelte Venen durchziehen.

Meiner Mutter verdanke ich die Kraft, nach jedem Sturz auf die Wunde zu pusten und wieder aufzustehen, sie ist mein Licht im Schmerz, mein sicherer Hafen, in dem das Herz, vor jedem Sturm geschützt, zur Ruhe kommen kann. Meiner Schwester verdanke ich den Mut, an die Harmonie der Dinge zu glauben, darauf zu vertrauen, dass das Wasser die Erde fruchtbar macht, auch wenn es tief im dunklen Boden versteckt ist, und dass Dunkelheit nur bedeutet, die Augen zu schließen, während um einen herum Licht ist. Ich danke meinen Neffen Loki und Nilak, die mich die Bedeutung des Wortes »glänzend« lehrten.

Danke, Edoardo, dass du immer an meiner Seite bist, nie einen Schritt voraus, nie einen hintendran.

Und ich danke meinem Vater, der nicht aufhört, mich zu lesen und mich zu inspirieren, in einer Dimension, in der die Zeit keine Rolle spielt.

Isabella und Max, dass ihr von Anfang an dabei wart.

Dem Istituto Comprensivo Merano 1, das für immer mein zweites Zuhause ist.

Dem Gespräch mit der Historikerin Ingrid Runggaldier, ihrer Arbeit über die Frauen und die Alpine Gesellschaft verdanke ich viele Erkenntnisse, die mir geholfen haben, die Geschichte von Luce und den Frauen zu erzählen, die in diesem Grenzland mit all seinen mühseligen Herausforderungen immer den Weg des Mutes und des Lebens, des Stolzes und der Unabhängigkeit wählten.

Ein Dank an Johann Rieder und »seine« Schmuggler für die Arbeit, all die mündlichen Überlieferungen zusammenzutragen und zu bewahren.

An Elisabetta Migliavada und Adriana Salvatori, weil sie mich bei dieser Herausforderung mit ihrer Kraft und der Fähigkeit, hinter den Schleier zu sehen, ermutigt haben. Ihr seid meine Gefährtinnen auf dieser Reise, Polarsterne, die auch die dunkelsten Himmel erhellen.

An Vicki Satlow, ihren Funken, der alles entzündet und verändert hat. Diese Geschichte verdankt dir viel.

An die Buchhändlerinnen und Buchhändler, denen ich

begegnen durfte, die mich mit ihrer Leidenschaft begleitet haben, die Geschichten sammeln und bewahren und diese Welt so zu einer besseren machen.

An euch, Leserinnen und Leser, die ihr mit mir den Wald durchquert habt, ohne euch von den Wölfen abschrecken zu lassen. Denn es gibt keinen sichereren Ort als zwischen den Wurzeln eines Baumes, von dem aus man, eingehüllt in den Duft des Blütenstaubs, in den Himmel schauen kann.

Und wenn es einmal zu dunkel sein sollte, um irgendetwas zu sehen, genügt es, sich mit einem Fuchs anzufreunden, der den Weg kennt, und mutig weiterzugehen, weiterzuleben und auf den Sonnenaufgang zu warten.

Romina Casagrande

Als wir uns die Welt versprachen

Roman

Zwei Kinder, tausend Schicksale und eine herrlich ungewöhnliche Reise über die Alpen.

Als die Südtirolerin Edna in einer deutschen Zeitschrift ein Bild ihres Kinderfreundes Jacob sieht, macht sie sich auf den Weg über die Berge, um eine alte Schuld zu begleichen. Vor einem ganzen Leben mussten Edna und Jacob unter härtesten Bedingungen bei schwäbischen Landbesitzern schuften, wie Tausende arme Bergbauernkinder vor ihnen. Mit ihrem Papagei Emil im Gepäck, beginnt Edna eine Reise voller berührender und überraschender Begegnungen.

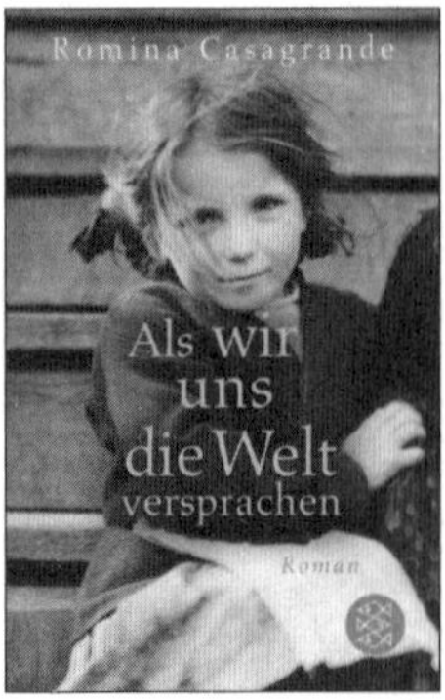

Aus dem Italienischen von
Katharina Schmidt und Barbara Neeb
unter Mitarbeit von Lisa Grüneisen
480 Seiten, broschiert